JN310387

ゴーシェ病UpDate
Gaucher disease

責任編集

衞藤義勝 一般財団法人脳神経疾患研究所先端医療研究センター センター長／東京慈恵会医科大学 名誉教授

井田博幸 東京慈恵会医科大学小児科 教授

編集（五十音順）

大橋十也 東京慈恵会医科大学総合医科学研究センター センター長

奥山虎之 国立成育医療研究センターライソゾーム病センター センター長

酒井規夫 大阪大学大学院医学系研究科保健学専攻成育小児科学 教授

髙柳正樹 帝京平成大学地域医療学部看護学科 教授

成田　綾 鳥取大学医学部脳神経小児科 助教

難波栄二 鳥取大学生命機能研究支援センター遺伝子探索分野 教授

診断と治療社

ゴーシェ病 UpDate
巻頭カラー口絵

- 巻頭カラー口絵は，本文中のモノクロ画像のうち，カラー画像として提示すべきものを出現順にまとめたものである．
- 図タイトルの後ろに記載したページ番号は，当該画像および図の本文掲載ページを示す．

ゴーシェ細胞 ⇒ 免疫不全 ⇒ 癌化
マクロファージからゴーシェ細胞が作られる⇒種々のサイトカインを放出し，炎症をきたす．ゴーシェ細胞には未熟なものから成熟したものまであり，成熟したゴーシェ細胞は炎症性サイトカイン[例：腫瘍壊死因子-α (TNF-α) や単球走化性活性因子-1 (MCP-1) 等]を放出しない．

マクロファージの種類
1. 骨髄
2. 肝 Kupffer 細胞
3. 脾マクロファージ
4. 脳ミクログリア細胞
5. 肺マクロファージ

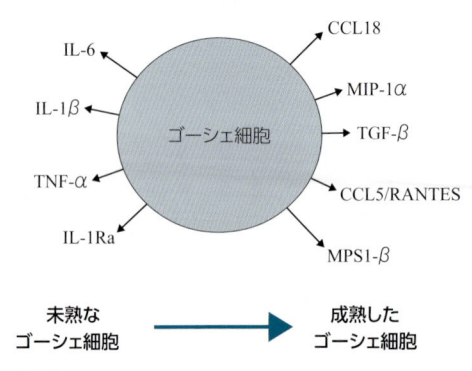

ゴーシェ細胞からのサイトカイン：IL-6、IL-1β、TNF-α、IL-1Ra、CCL18、MIP-1α、TGF-β、CCL5/RANTES、MPS1-β

未熟なゴーシェ細胞 → 成熟したゴーシェ細胞

骨髄マクロファージにおける成熟したゴーシェ細胞

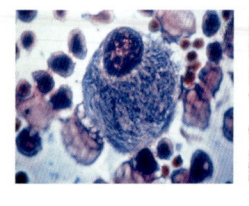

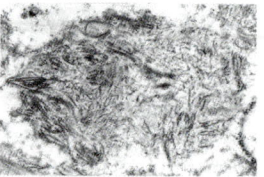

口絵1 ゴーシェ細胞とサイトカイン産生 (p.9)
(Boven LA, *et al*: *Am J Clin Pathol* 2004; **122**: 359-369 より改変)

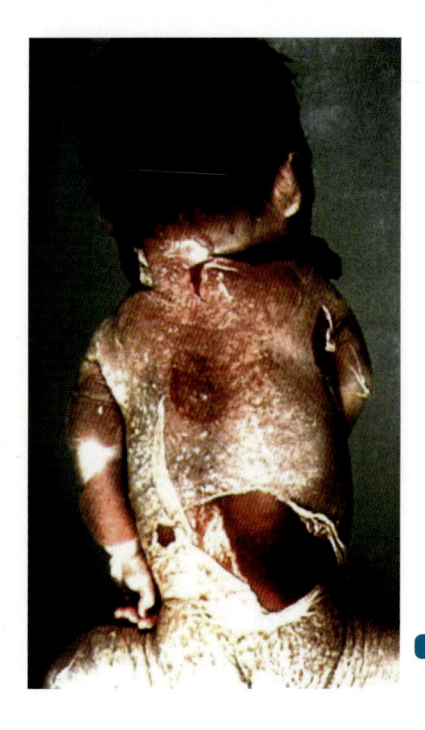

口絵2 コロジオンベビー（セロファン様皮膚）(p.43)

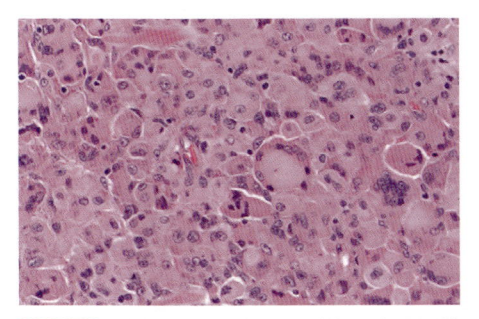

口絵3 症例の腹腔内リンパ節の病理組織所見（p.59）
PAS染色陰性．中心部は壊死し，一部に石灰化がみられる．泡沫状の細胞質を有するマクロファージと異物巨細胞の増殖が認められる．

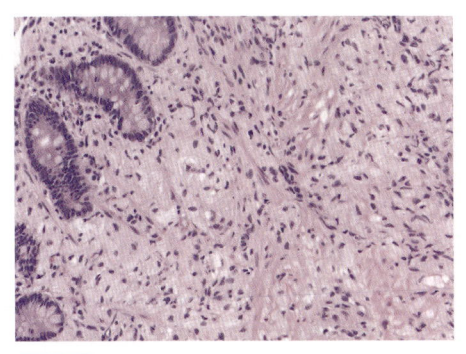

口絵4 症例の十二指腸の病理組織所見（p.60）
HE染色．絨毛構造は正常に保たれているが，粘膜固有層にゴーシェ細胞の浸潤を認める．

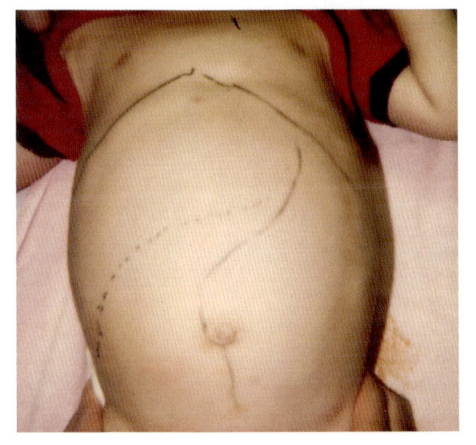

口絵5 症例4でみられた巨大な肝脾腫（p.67）

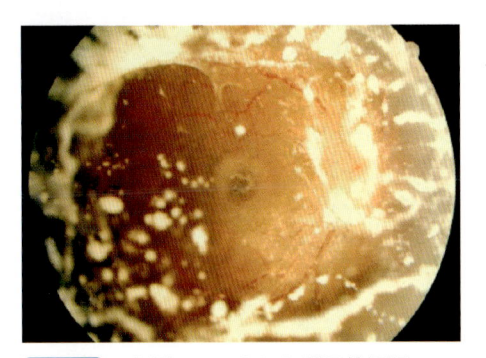

口絵6 症例2でみられた硝子体混濁（p.68）

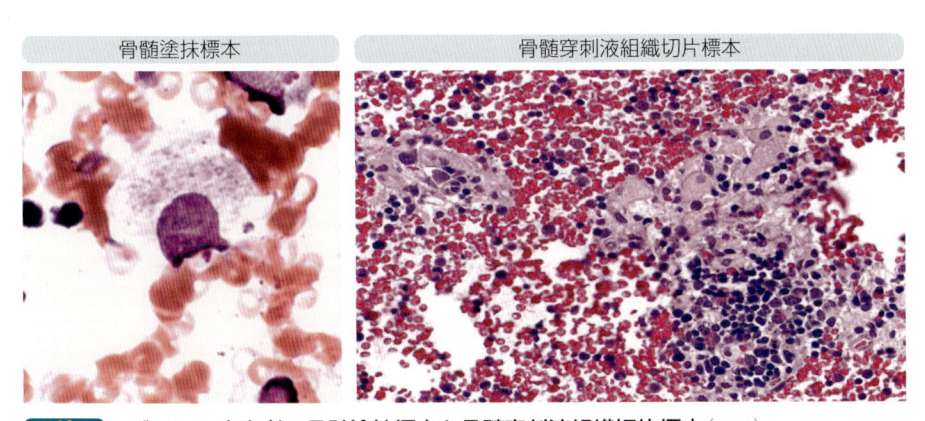

骨髄塗抹標本　　骨髄穿刺液組織切片標本

口絵7 ゴーシェ病患者の骨髄塗抹標本と骨髄穿刺液組織切片標本（p.71）
骨髄塗抹標本では1つのゴーシェ細胞を確認できる．骨髄穿刺液組織切片標本ではゴーシェ細胞が集簇しているのがわかる．

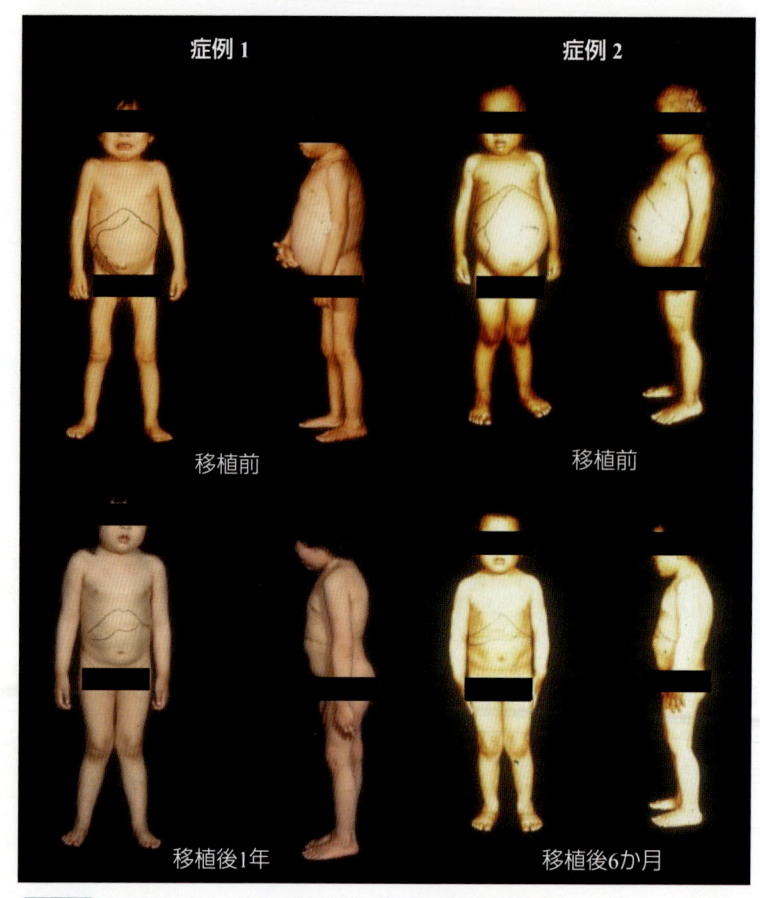

口絵8　自験例における移植前後の体型の変化（p.111）

序　文

　ゴーシェ病（Gaucher disease）は，グルコセレブロシダーゼ活性の低下により，その基質であるグルコセレブロシドが細網内皮系に蓄積するために発症するライソゾーム病（lysosomal storage disease）である．

　1882年にPhillipe Gaucher氏が初めて臨床例を報告し，その後，蓄積物質の同定，欠損酵素の証明，遺伝子の単離，治療法の開発が行なわれ，現在に至っている．ゴーシェ病は神経症状の有無と重症度により1型（慢性非神経型），2型（急性神経型），3型（亜急性神経型）の3つの病型に分類される．さらに，同じ病型においても臨床表現型に差異があったり，亜型が存在したりと臨床的異質性の強い疾患である．これら臨床的異質性については，遺伝子型/表現型の解析によりその一部が明らかにされている．治療法については，1990年に酵素補充療法（enzyme replacement therapy；ERT）が開発されたことで，患者さんの予後が改善した．しかしながら，ERTにも課題が存在する．造血幹細胞移植も一部の患者さんに行われている．最近では基質合成抑制療法（substrate reduction therapy；SRT）が日本でも認可され，実地臨床の場で用いられるようになった．さらに神経型ゴーシェ病に対する化学的シャペロン療法のヒト臨床治験が進んでいる．

　このように，ゴーシェ病は歴史ある疾患であるが，最近の診断・治療の進歩が目覚ましい疾患である．しかしながら，ゴーシェ病に関する症例集・ガイドブックなどは刊行されているものの，ゴーシェ病の歴史・生化学・遺伝子などの基本知識，臨床的異質性に関する視点からの症例報告のまとめ，生化学診断・遺伝子診断の進歩，治療法の最新情報などを包括的にまとめた書籍は存在しなかった．そこで今回，この1冊を読めばゴーシェ病のすべてがわかるような成書を企画した．本書を通じ，ゴーシェ病に対する理解が深まり，適切な診断・治療がなされ，その結果，患者さんの予後やQOLが改善することを切に願っている．

　末筆になりましたが，本書の出版にあたり，お忙しい中，編集と執筆の労をお取りいただいた先生方，ならびに編集・制作にご尽力いただいた診断と治療社の方々に感謝申し上げます．

2016年7月吉日

井田博幸
東京慈恵会医科大学小児科 教授

衞藤義勝
一般財団法人脳神経疾患研究所先端医療研究センター センター長 / 東京慈恵会医科大学 名誉教授

編集・執筆者一覧

■ 責任編集

衞藤義勝　一般財団法人脳神経疾患研究所先端医療研究センター　センター長／東京慈恵会医科大学　名誉教授

井田博幸　東京慈恵会医科大学小児科　教授

■ 編　集（五十音順）

大橋十也　東京慈恵会医科大学総合医科学研究センター　センター長
奥山虎之　国立成育医療研究センターライソゾーム病センター　センター長
酒井規夫　大阪大学大学院医学系研究科保健学専攻成育小児科学　教授
髙柳正樹　帝京平成大学地域医療学部看護学科　教授
成田　綾　鳥取大学医学部脳神経小児科　助教
難波栄二　鳥取大学生命機能研究支援センター遺伝子探索分野　教授

■ 執 筆 者（執筆順，肩書略）

衞藤義勝　一般財団法人脳神経疾患研究所先端医療研究センター／東京慈恵会医科大学
檜垣克美　鳥取大学生命機能研究支援センター遺伝子探索分野
難波栄二　鳥取大学生命機能研究支援センター遺伝子探索分野
井田博幸　東京慈恵会医科大学小児科
大橋十也　東京慈恵会医科大学総合医科学研究センター
酒井規夫　大阪大学大学院医学系研究科保健学専攻成育小児科学
坪井一哉　名古屋セントラル病院ライソゾーム病センター・血液内科
若林太一　東京慈恵会医科大学小児科
成田　綾　鳥取大学医学部脳神経小児科
小林正久　東京慈恵会医科大学小児科
重松秀夫　独立行政法人国立病院機構　静岡てんかん・神経医療センター小児科
河野　智　浜松医科大学第一内科
平岩里佳　東部島根医療福祉センター脳神経小児科
前垣義弘　鳥取大学医学部脳神経小児科
本郷輝明　医療法人社団白梅会白梅県居ケアホーム
平野恵子　磐田市立総合病院小児科
谷岡書彦　磐田市立総合病院病理診断科
髙柳正樹　帝京平成大学地域医療学部看護学科
苛原　香　大阪大学大学院医学系研究科小児科学
足立香織　鳥取大学生命機能研究支援センター遺伝子探索分野
奥山虎之　国立成育医療研究センターライソゾーム病センター
小須賀基通　国立成育医療研究センター遺伝診療科
加藤俊一　東海大学医学部再生医療科学
阿部哲士　帝京大学医学部整形外科学
横井貴之　東京慈恵会医科大学小児科
小野寺　綾　日本ゴーシェ病の会

ゴーシェ病 UpDate
CONTENTS

巻頭カラー口絵　　　　　　　　　　　　　　　　　　　　　　　　　　　　ii
序　文　　　　　　　　　　　　　　　　　　　　井田博幸，衞藤義勝　　v
編集・執筆者一覧　　　　　　　　　　　　　　　　　　　　　　　　　vii

A　ゴーシェ病の歴史
1　ゴーシェ病の歴史　　　　　　　　　　　　　　　　　衞藤義勝　　2

B　病因と病態
1　病態生理　　　　　　　　　　　　　　　　　　　　　衞藤義勝　　6
2　生化学　　　　　　　　　　　　　　　　　檜垣克美，難波栄二　13
3　遺伝子変異　　　　　　　　　　　　　　　　　　　　井田博幸　17
4　分子生物学的病態　　　　　　　　　　　　　　　　　大橋十也　23

C　臨床症状
1　総論　　　　　　　　　　　　　　　　　　　　　　　酒井規夫　26
2　1型ゴーシェ病　　　　　　　　　　　　　　　　　　坪井一哉　29
3　2型ゴーシェ病　　　　　　　　　　　　　　　　　　若林太一　34
4　3型ゴーシェ病　　　　　　　　　　　　　　　　　　成田　綾　38
5　新生児型ゴーシェ病　　　　　　　　　　　　　　　　小林正久　42
6　進行性ミオクローヌスてんかん（PME）を呈するゴーシェ病
　　　　　　　　　　　　　　　　　　　　　　　　　　重松秀夫　46
7　若年性パーキンソン病を呈するゴーシェ病　　　　　　河野　智　51
8　3c型ゴーシェ病　　　　　　　　　　　　　　平岩里佳，前垣義弘　55
9　腹腔内リンパ節腫大と石灰化，難聴，腸管浮腫を呈したゴーシェ病
　　　　　　　　　　　　　　　　　　本郷輝明，平野恵子，谷岡書彦　58

D 診断

1. 臨床診断　　　　　　　　　　　　　　　　　　　　　　　　高柳正樹　*66*
2. 生化学的診断　　　　　　　　　　　　　　　　　苛原　香，酒井規夫　*73*
3. 遺伝子診断　　　　　　　　　　　　　　　　　難波栄二，足立香織　*77*
4. 出生前診断　　　　　　　　　　　　　　　　　　　　　　　酒井規夫　*83*
5. 新生児マススクリーニング　　　　　　　　　　　　　　　　奥山虎之　*86*

E 治療

1. 酵素補充療法（ERT）　　　　　　　　　　　　　　　　　小須賀基通　*90*
2. 基質合成抑制療法（SRT）　　　　　　　　　　　　　　　　井田博幸　*96*
3. シャペロン療法　　　　　　　　　　　　　　　　　　　　　成田　綾　*101*
4. 造血幹細胞移植　　　　　　　　　　　　　　　　　　　　加藤俊一　*106*
5. 遺伝子治療　　　　　　　　　　　　　　　　　　　　　　大橋十也　*116*
6. 整形外科的治療　　　　　　　　　　　　　　　　　　　　阿部哲士　*120*
7. 対症療法―呼吸管理，栄養管理，痙攣コントロール　　　　成田　綾　*124*

F 遺伝カウンセリング

1. 遺伝カウンセリング　　　　　　　　　　　　　　　　　　奥山虎之　*130*

G 附録

1. 診断施設　　　　　　　　　　　　　　　　　　　　　　　横井貴之　*134*
2. 患者会　　　　　　　　　　小野寺　綾，日本ゴーシェ病の会会員一同　*138*

和文索引　　*142*
欧文 - 数字索引　　*146*

A ゴーシェ病の歴史

A　ゴーシェ病の歴史

1　ゴーシェ病の歴史

一般財団法人脳神経疾患研究所先端医療研究センター／東京慈恵会医科大学　**衞藤義勝**

病態の歴史

　ゴーシェ病（Gaucher disease）は，1882年にフランス人皮膚科医のPhillippe Gaucherが脾腫を認める32歳の女性について，脾臓の上皮腫，悪性腫瘍として初めて報告した疾患である[1]（図1，図2）．その後，同様の症状を有する6歳の男児が報告されている．1901年と1905年には，Brillがゴーシェ病は遺伝病であり，両親が病気を起こす因子を有すること，遺伝形式は常染色体劣性遺伝であることを報告し，初めて「ゴーシェ病」の病名を用いた[2,3]．1920年には現在でいう2型ゴーシェ病（急性神経型）の症例が報告され，1927年にも同様の症例が報告された[4,5]．1959年には，Hillborgらが3型（亜急性神経型）ゴーシェ病を"Norbottnian type"として報告した[6]．

診断の歴史

　1916年に「蓄積物質は脂質様の物質ではないか」との報告[7]があり，1932年には蓄積物質がグルコセレブロシド（glucocerebroside）であることが明らかにされた[8]．1965年にはBradyらによってゴーシェ病患者の脾臓においてグルコセレブロシダーゼ（glucocerebrosidase）［酸性β-グルコシダーゼ（acid β-glucosidase）］の酵素欠損が報告されている[9,10]．同年，Wiedemannらはゴーシェ細胞を患者骨髄で見出した[11]．1971年，Beutlerらはゴーシェ病患者の皮膚線維芽細胞でグルコセレブロシダーゼの酵素欠損を見出した[12]．1984年，Ginnsらによりグルコセレブロシダーゼの遺伝子座位が染色体の1番にあることが明らかにされ，その後，遺伝子がクローニングされた[13-17]．

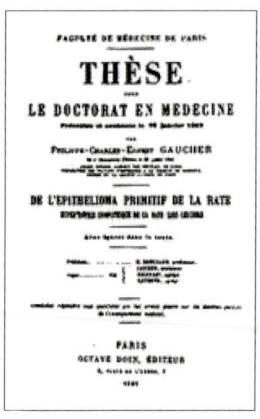

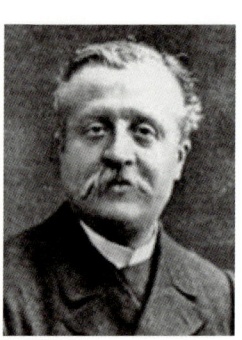

図1　ゴーシェ病の最初の報告
今から130年以上前の1882年（明治15年），フランス人皮膚科医Phillippe Gaucherは博士論文においてゴーシェ病患者について初めて報告した．当時はゴーシェ病の症状である脾腫は腫瘍と考えられており，診断は「症例：32歳女性，所見：脾腫，細胞のうっ血，診断：原発性の脾臓上皮腫」というものであった．

Phillippe C. E. Gaucher（1854〜1918年）

治療の歴史

　1973年にBradyらが15歳の3型ゴーシェ病患者にヒトの胎盤から精製した酵素を静脈注射したのが酵素補充療法（enzyme replacement therapy；ERT）の第1例である[18,19]．2日後には肝生検で肝臓のグルコセレブロシド濃度は26％減少していた．2例目も同様に26％の減少，3例目は8％の減少を認めたが，この時点ではERTの有効性について誰も信じなかった．その後，Furbishらは7例の患者に対してERTを施行し，うち4例ではグルコセレブロシド濃度の減少を認めなかった．その原因は，投与した酵素が肝臓のマクロファージに届かず，肝細胞に取り込まれたことによる[20]．BarrangerならびにBradyのグループは，グルコセ

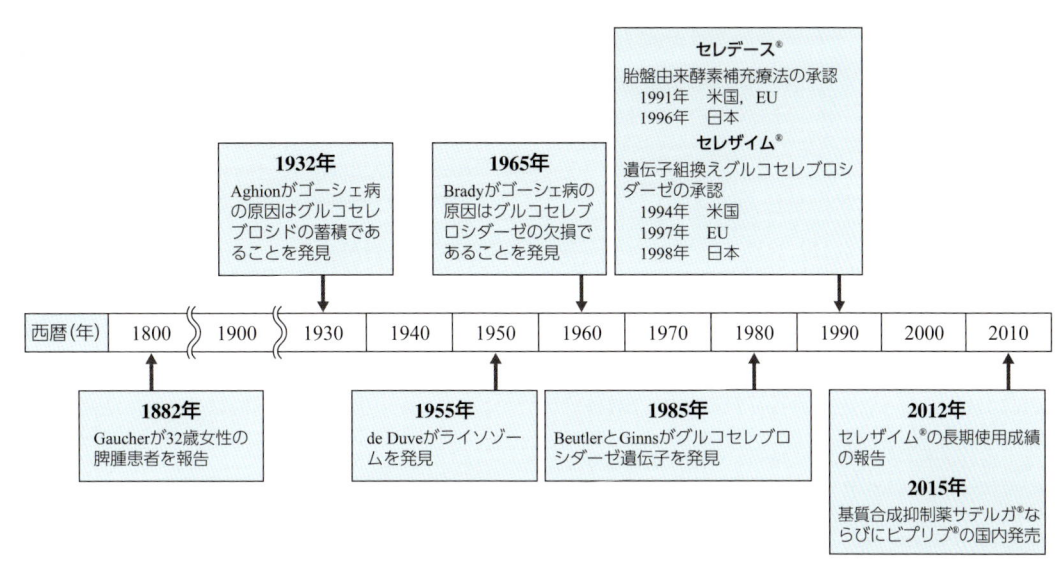

図2 ゴーシェ病と治療薬の歴史

1882年: Gaucherが32歳女性の脾腫患者を報告
1932年: Aghionがゴーシェ病の原因はグルコセレブロシドの蓄積であることを発見
1955年: de Duveがライソゾームを発見
1965年: Bradyがゴーシェ病の原因はグルコセレブロシダーゼの欠損であることを発見
1985年: BeutlerとGinnsがグルコセレブロシダーゼ遺伝子を発見

セレデース® 胎盤由来酵素補充療法の承認
- 1991年 米国，EU
- 1996年 日本

セレザイム® 遺伝子組換えグルコセレブロシダーゼの承認
- 1994年 米国
- 1997年 EU
- 1998年 日本

2012年: セレザイム®の長期使用成績の報告
2015年: 基質合成抑制薬サデルガ®ならびにビプリブ®の国内発売

レブロシドの糖鎖を高マンノース型にするとマクロファージへの取り込みが増加することを見出した[21]．8例の患者に対してERTを施行し，1例にヒト胎盤由来の修飾精製酵素を13 U/kg/週で投与したところ，貧血，血小板数が改善し，脾腫も軽減した[22,23]．Bartonらはジェンザイム社の協力で12例の患者の治験を行い，60 U/kg/隔週で投与したところ，全例で臨床症状の改善がみられ[22,24]，1991年にセレデース®として米国で商品化された．わが国では1996年に承認されている．1994年には遺伝子組換えグルコセレブロシダーゼ酵素製剤セレザイム®が米国で承認され，わが国では1998年に承認された．その後，2014年にシャイアー社からベラグルセラーゼアルファ（velaglucerase alfa）（ビプリブ®）が発売され[23]，わが国では2015年に承認された．また，基質合成抑制療法（substrate reduction therapy；SRT）としてエリグルスタット（eliglustat）（サデルガ®）がサノフィ・ジェンザイム社から発売された[25]．

ゴーシェ病の病態，診断，治療の進歩は，ライソゾーム病（lysosomal storage disease）を含む先天代謝異常症の歴史に大きく貢献した．

文 献

1) Gaucher PCE: De l'epithelioma primitive de la rate, hypertrophie idiopathique del la rate sans leucemie. M. D. Thesis, Paris, 1882.
2) Brill NE: Primary splenomegaly with a report of three cases occurring in one family. *Am J Med. Sci* 1901; **121**: 377.
3) Brill NE, Mandelbaum FS, Libman E: Primary splenomegaly-Gaucher type. Report on one of few cases occurring in a single generation of one family. *Am J Med Sci* 1905; **129**: 491.
4) Kraus EJ: Zur Kenntnis der Splenomegalie Gaucher, insbensondere der Histogenese der rosszellenwucherung. *Z Angew Anat* 1920; **7**: 186.
5) Oberling C, Woringer P: La maladie de Gaucher chez la nourrison. *Rev Franc de Pediat* 1927; **3**: 475.
6) Hiiiborg PO: Morbus Gaucher: Norbotten. *Nord Med* 1959; **61**: 303.
7) Mendelbaum FS, Downey H: The histopathology and biology of Gaucher's disease（large-cell splenomegaly）. *Folia Haemat* 1916; **20**: 139.
8) Aghion H: La maladie de Gaucher dans l'enfance. Ph. D. Thesis. Paris, 1934.
9) Brady RO, Kanfer JN, Shapiro D: Metabolism of Glucocerebrosides. Ii. Evidence of an Enzymatic Deficiency in Gaucher's Disease. *Biochem Biophys Res Commum* 1965; **18**: 221.
10) Patrick AD: Short communications: A deficiency of glucocerebrosidase in Gaucher's disease. *Biochem J* 1965; **97**: 17C.
11) Wiedemann HR, Gerken H, Graucob E, et al: Recognition of heterozygosity in sphingolipidoses.（Letter）*Lancet* 1965; **285**: 1283.
12) Beutler E, Kuhl W, Trinidad F, Teplitz, et al: Beta-glucosidase activity in fibroblasts from homozygotes and heterozygotes for Gaucher's disease. *Am J Hum Genet* 1971; **23**: 62-66.
13) Barneveld RA, Keijzer W, Tegelaers FP, et al: Assignment of the gene coding for human-glucocerebrosidase to the region q21-q31 of chromosome 1 using monoclonal antibodies. *IIum Genet* 1983; **64**: 227.
14) Ginns EI, Choudary PV, Tsuji S, et al: Gene mapping and leader polypeptide sequence of human glucocerebrosidase:

implications for Gaucher disease. *Proc Natl Acad Sci USA* 1985; **82**: 7101.

15) Ginns EI, Choudary PV, Martin BM, *et al*: Isolation of cDNA clones for human β-glucocerebrosidase using the lambda gt11 expression system. *Biochem Biophys Res Commun* 1984; **123**: 574.

16) Sorge J, West C, Westwood B, *et al*: Molecular cloning and nucleotide sequence of human glucocerebrosidase cDNA. *Proc Natl Acad Sci USA* 1985; **82**: 7289.

17) Tsuji S, Choudary PV, Martin BM, *et al*: Nucleotide sequence of cDNA containing the complete coding sequence for human lysosomal glucocerebrosidase. *J Biol Chem* 1986; **261**: 50.

18) Brady RO, Tallman JF, Johnson WG, *et al*: Replacement therapy for inherited enzyme deficiency. Use of purified ceramidetrihexosidase in Fabry's disease. *N Engl J Med* 1973; **289**: 9.

19) Beutler E, Dale GL, Guinto DE, *et al*: Enzyme replacement therapy in Gaucher's disease: Preliminary clinical trial of a new enzyme preparation. *Proc Natl Acad Sci USA* 1977; **74**: 4620.

20) Furbish FS, Blair HE, Shiloach J, *et al*: Enzyme replacement therapy in Gaucher's disease: large-scale purification of glucocerebrosidase suitable for human administration. *Proc Natl Acad Sci USA* 1977; **74**: 3560-3563.

21) Murray GJ, Doebber TW, Shen TY, *et al*: Targeting of synthetically glycosylated human placental glucocerebrosidase. *Biochem Med* 1985; **34**: 241.

22) Barton NW, Brady RO, Dambrosia JM, *et al*: Replacement therapy for inherited enzyme deficiency--macrophage-targeted glucocerebrosidase for Gaucher's disease. *N Engl J Med* 1991; **324**: 1464-1470.

23) Hughes DA, Gonzalez DE, Lukina EA, *et al*: Velaglucerase alfa(VPRIV)enzyme replacement therapy in patients with Gaucher disease: Long-term data from phase Ⅲ clinical trials. *Am J Hematol* 2015; **90**: 584-591.

24) Barton NW, Furbish FS, Murray GJ, *et al*: Therapeutic response to intravenous infusions of glucocerebrosidase in a patient with Gaucher disease. *Proc Natl Acad Sci USA* 1990; **87**: 1913-1916.

25) Lukina E, Watman N, Dragosky M, *et al*: Eliglustat, an investigational oral therapy for Gaucher disease type 1: Phase 2 trial results after 4 years of treatment. *Blood Cells Mol Dis* 2014; **53**: 274-276.

B 病因と病態

B 病因と病態

1 病態生理

一般財団法人脳神経疾患研究所先端医療研究センター／東京慈恵会医科大学　**衛藤義勝**

酵素欠損

ゴーシェ病（Gaucher disease）はライソゾーム酸性グルコセレブロシダーゼ（glucocerebrosidase）［酸性 β-グルコシダーゼ（acid β-glucosidase）］の欠損により発症する遺伝性疾患である．最近，グルコセレブロシダーゼには3種類の酵素の存在が明らかにされている．すなわち，ゴーシェ病患者で欠損しているGBA1，細胞質に局在するGBA2，GBA3であり（図1）[1]，hereditary spastic paraplegia（HSP）患者ではGBA2が欠損している[1,2]．

ゴーシェ病では *GBA1* 変異によりグルコセレブロシダーゼの酵素活性が低下し，グルコセレブロシド（glucocerebroside）ならびにグルコシルスフィンゴシン（glucosylsphingosine）が蓄積する．グルコセレブロシドは肝臓，脾臓などの細網内皮系組織

グルコセレブロシダーゼにはGBA1，GBA2，GBA3の3種類がある
1. ライソゾーム酸性グルコセレブロシダーゼ（GBA1）：ゴーシェ病で欠損．
2. 細胞質に局在する中性グルコセレブロシダーゼ（GBA2）：hereditary spastic paraplegia（HSP）で欠損（知能障害，白内障，運動失調，性腺機能低下症，脳萎縮等）．
3. 細胞質に局在する中性グルコセレブロシダーゼ（GBA3）．

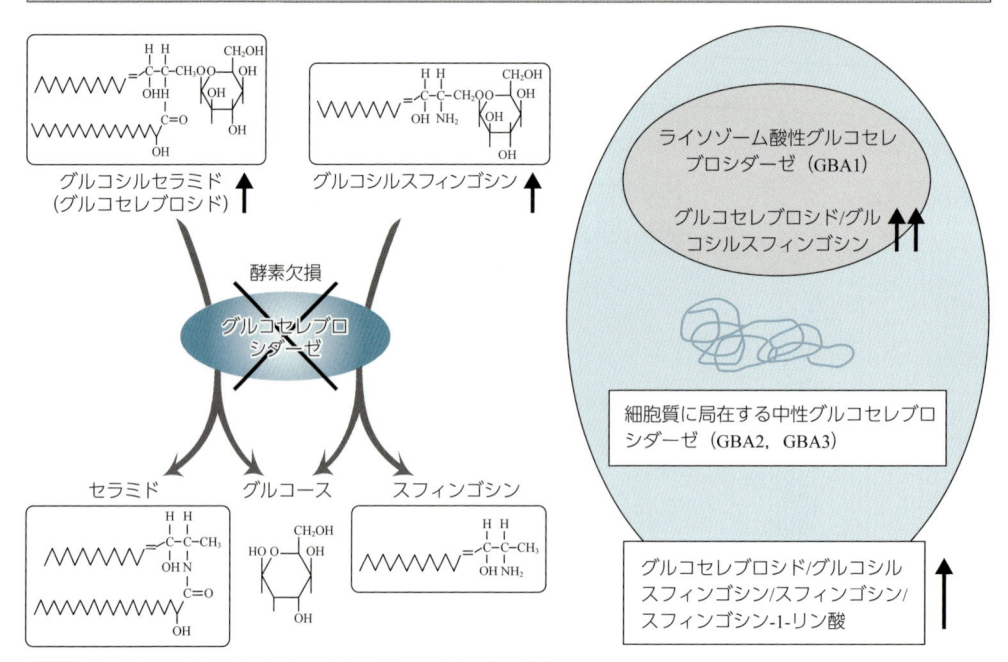

図1　ゴーシェ病における酵素欠損と細胞内代謝異常
（Mistry PK, *et al*: *Proc Natl Acad Sci USA* 2014; **111**: 4934-4939）

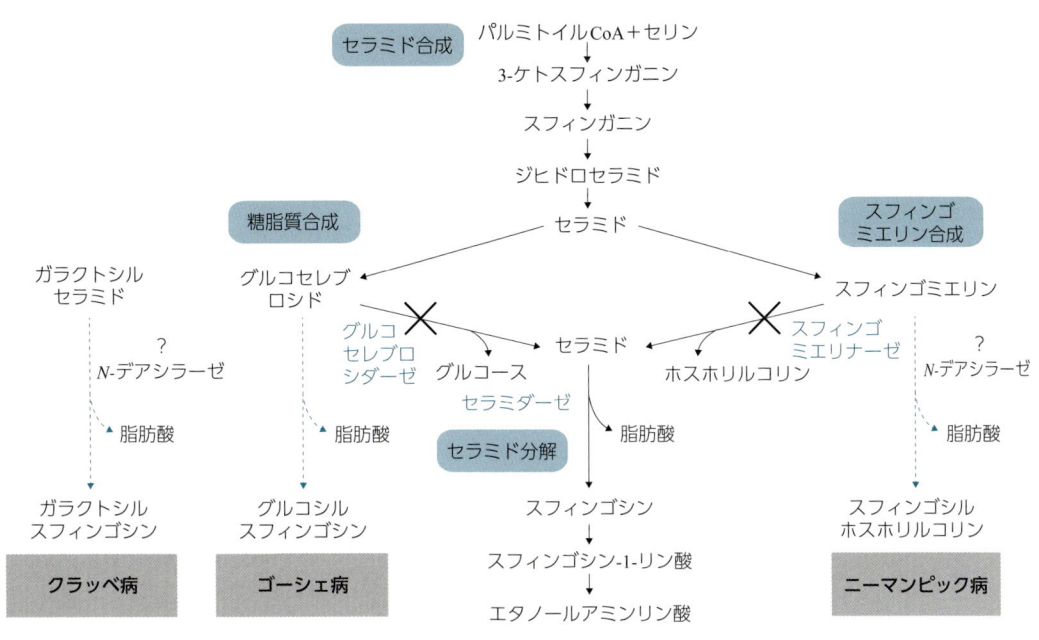

図2 ゴーシェ病，クラッベ病，ニーマンピック病の酵素欠損部位

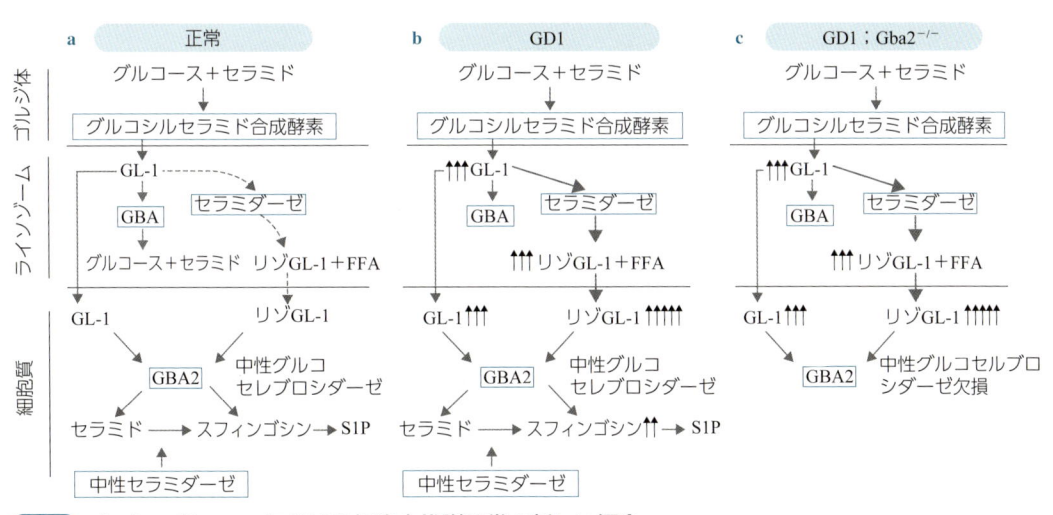

図3 ゴーシェ病，HSPにおける細胞内代謝異常の新しい概念
GD：ゴーシェ病，FFA：遊離脂肪酸，S1P：スフィンゴシン-1-リン酸.
(Mistry PK, et al: Proc Natl Acad Sci USA 2014; **111**: 4934-4939)

に，神経毒性を有するグルコシルスフィンゴシンは脳内に蓄積する．図2はゴーシェ病，クラッベ病(Krabbe disease)，ニーマンピック病(Niemann-Pick disease)における酵素欠損によるリゾ体の蓄積を示している．ゴーシェ病ではグルコシルスフィンゴシンはバイオマーカーとして重要である．

近年，ライソゾーム内に蓄積しているグルコシルスフィンゴシン，細胞質内でのグルコシルスフィンゴシンならびにその誘導体でセカンドメッセンジャーであるスフィンゴシン-1-リン酸などのゴーシェ病の病態代謝における重要性が指摘されている[1]．

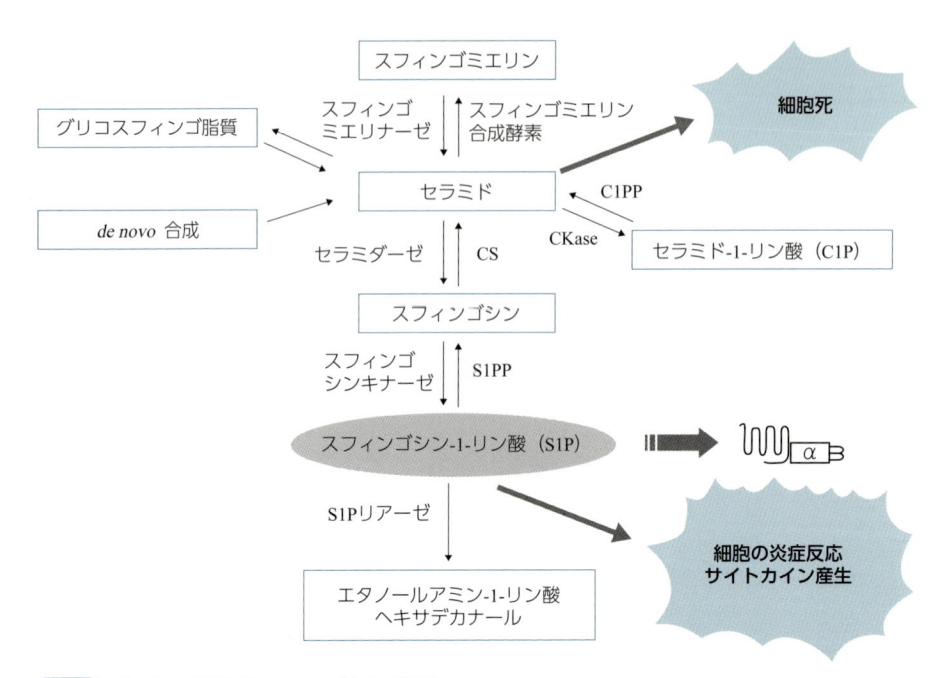

図4 ゴーシェ病とスフィンゴシン代謝
C1PP：セラミド-1-リン酸ホスファターゼ，CKase：セラミドキナーゼ，CS：セラミド合成酵素，S1PP：スフィンゴシン-1-リン酸ホスファターゼ．
GL-1の増加はスフィンゴシン-1-リン酸，セラミドの増加は炎症反応などを増強させる．
(Maceyka M, et al: Nature 2014; **510**: 58-67 より改変)

細胞内代謝異常

ゴーシェ病の病態として新しい概念が提唱されている．すなわち，図3[1]において，ライソゾーム内にグルコセレブロシド(GL-1)，グルコシルスフィンゴシン(リゾGL-1)が蓄積して細胞質で増加する．細胞質では中性GBA2によりGL-1とリゾGL-1が増加し，セカンドメッセンジャーとして細胞機能に重要なスフィンゴシン-1-リン酸，スフィンゴシンが増加する（図3b)[1]．図3c[1]において，GBA2の欠損症であるHSPでは細胞質でGL-1，リゾGL-1が蓄積する．GD1とGba2$^{-/-}$のダブルノックアウトマウスでは，スフィンゴシン-1-リン酸が増加せず，炎症反応などを呈さず治療効果が認められている．したがって，スフィンゴシン-1-リン酸などが増加すると，細胞の炎症反応，サイトカイン産生が増加し，結果として細胞死(apoptosis)をきたす（図4)[3]．

リゾGL-1はゴーシェ病患者の血清で増加しており，GL-1よりも有用なバイオマーカーとして知られる．リゾGL-1は肝臓，脾臓などにおいて

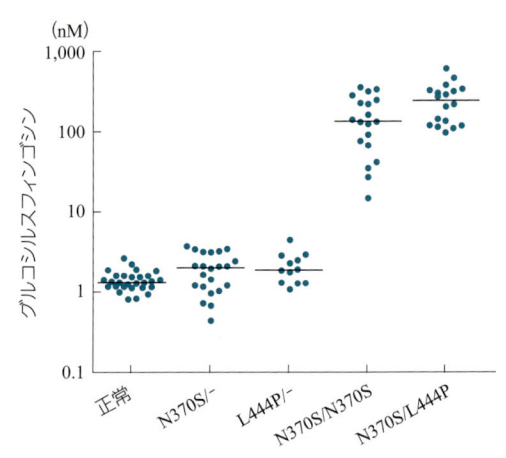

図5 ゴーシェ病における遺伝子変異と血漿グルコシルスフィンゴシン(リゾGL-1)値の関係
L444P変異で高値を示した．
(Dekker N, et al: Blood 2011; **118**: e118-127)

も増加している．神経型(2型，3型)ゴーシェ病では脳においても増加が認められ，中枢神経障害の機序と関わっているとされる．さらに，血漿リゾGL-1値は神経型に多いL444P変異で高く，遺伝

1 病態生理

B 病因と病態

1. 神経型ゴーシェ病患者の脳ではグルコシルスフィンゴシンが 100 倍蓄積，血清では遺伝型で蓄積程度が異なる（L444P＞N370S）．
2. 細胞毒であり，神経毒性を有する．グルコシルスフィンゴシンは培養神経細胞でも毒性あり．
3. 細胞でのシグナル伝達障害をきたす（特にスフィンゴシン-1-リン酸）．

その他の生物活性のある脂質
・スフィンゴシン
・スフィンゴシン-1-リン酸

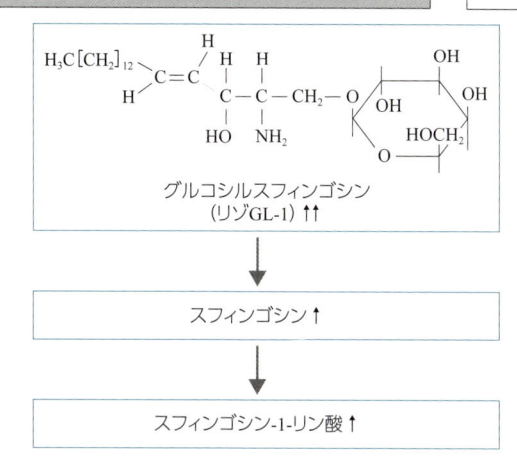

グルコシルスフィンゴシン（リゾGL-1）↑↑
↓
スフィンゴシン↑
↓
スフィンゴシン-1-リン酸↑

図6 ゴーシェ病の病態とグルコシルスフィンゴシン（リゾGL-1）の関係

ゴーシェ細胞 ⇒ 免疫不全 ⇒ 癌化
マクロファージからゴーシェ細胞が作られる⇒種々のサイトカインを放出し，炎症をきたす．ゴーシェ細胞には未熟なものから成熟したものまであり，成熟したゴーシェ細胞は炎症性サイトカイン［例：腫瘍壊死因子-α（TNF-α）や単球走化性活性因子-1（MCP-1）等］を放出しない．

マクロファージの種類
1. 骨髄
2. 肝Kupffer細胞
3. 脾マクロファージ
4. 脳ミクログリア細胞
5. 肺マクロファージ

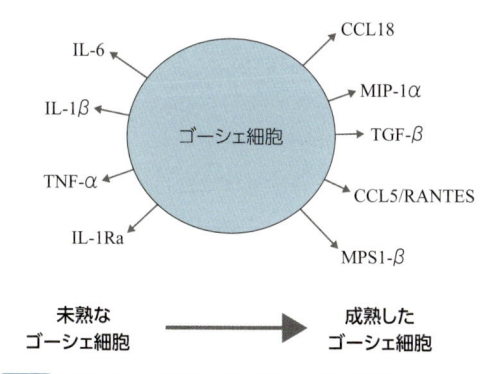

ゴーシェ細胞：IL-6, IL-1β, TNF-α, IL-1Ra, CCL18, MIP-1α, TGF-β, CCL5/RANTES, MPS1-β

未熟なゴーシェ細胞 → 成熟したゴーシェ細胞

骨髄マクロファージにおける成熟したゴーシェ細胞

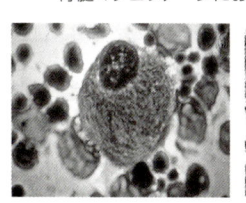

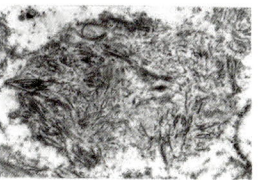

図7 ゴーシェ細胞とサイトカイン産生
（Boven LA, *et al: Am J Clin Pathol* 2004; **122**: 359-369 より改変）
［巻頭カラー口絵 1］

子変異との相関が認められている[4-7]（図5）．
　このように，ゴーシェ病の病態とリゾGL-1の蓄積は緊密に関係している．また，リゾGL-1は神経毒性を有するのみならず，セカンドメッセンジャーとしても重要である．ゴーシェ病の病態とリゾGL-1の関係を図6にまとめた[5-7]．

病態代謝と臨床症状

　ゴーシェ病の臨床症状である肝脾腫，骨障害，貧血，血小板数減少，中枢神経障害などには，グ

B 病因と病態

ルコセレブロシド，グルコシルスフィンゴシンの蓄積が関わっている（本書「C-1 総論」の図1を参照）．残存酵素活性が高い1型（慢性非神経型）ゴーシェ病では神経症状をきたさないが，残存酵素活性が低い2型および3型（神経型）ゴーシェ病では神経症状を呈する[8,9]．ゴーシェ細胞から放出されるサイトカインなどの炎症性物質が臨床症状と関係すると報告されている．

ゴーシェ病の病態代謝については最近詳細に研究されており，ゴーシェ細胞の特徴，中枢神経障害のメカニズム，骨障害のメカニズムなどに関する報告が多数みられる．

ゴーシェ細胞はマクロファージ由来であるが，脳では「ミクログリア細胞」，肝臓では「Kupffer細胞」，骨髄，脾臓など他の組織では「ゴーシェ細胞」と呼ばれている．また近年では，ゴーシェ細胞にも未熟な小型のものから成熟したものまで存在し，それぞれ放出されるサイトカインの種類，程度が異なることが示されている[10-13]（図7）[10]．

ゴーシェ細胞は様々な組織において炎症反応による細胞障害を引き起こす．骨，中枢神経，肝臓，脾臓などにおける臓器障害，貧血，血小板数減少など，いずれもゴーシェ細胞によるサイトカイン放出が関わっている[14,15]．また，ゴーシェ細胞の悪性化は，悪性リンパ腫をはじめとしたゴーシェ病に合併する癌化のメカニズムとも関連する[16-18]．ゴーシェ病の晩期合併症を表1に示す．

表1 ゴーシェ病の晩期合併症

1	末梢神経障害
2	パーキンソン病
3	癌
	a 多発性骨髄腫
	b 悪性リンパ腫
	c 肝細胞癌
	d アミロイドーシス
4	肺高血圧症
5	低コレステロール血症
6	インスリン抵抗性糖尿病
7	骨障害
8	中枢神経障害（痙攣，嚥下障害，知能障害，眼症状等）

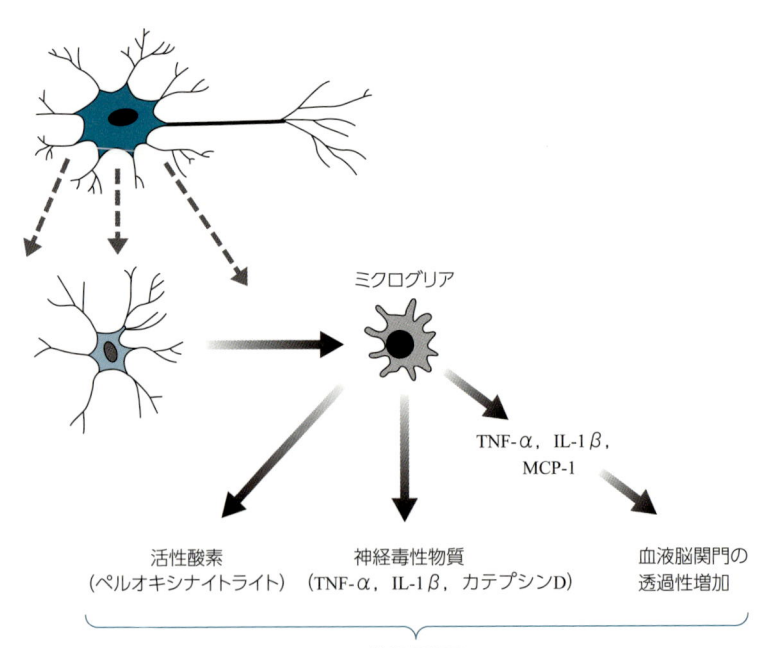

図8 ゴーシェ病における中枢神経障害の機序
神経細胞でのグルコシルスフィンゴシンの蓄積によりミクログリア細胞から種々のサイトカイン，活性酸素が放出される．
（Vitner EB, *et al*: *Brain* 2012; **135**: 1724-1735）

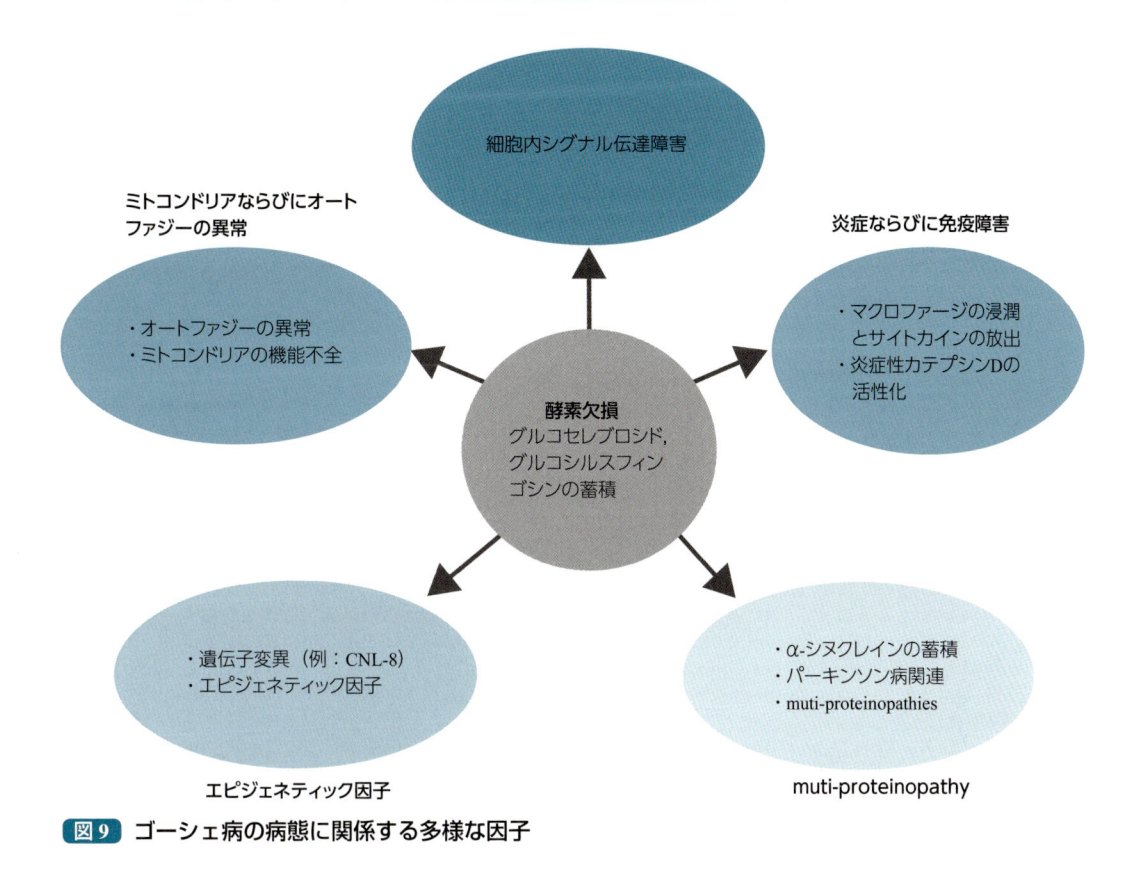

図9 ゴーシェ病の病態に関係する多様な因子

中枢神経障害の機序

　ゴーシェ病の中枢神経障害の機序については不明な点が多いが，図8[19)]に示す機序が提唱されている[19,20)]．活性酸素，サイトカインの脳内増加，神経細胞伝達障害などがグルコシルスフィンゴシンの蓄積と関係する．事実，神経型の脳実質細胞内ではミクログリア細胞の浸潤が著しいが，非神経型ではほとんどみられない．新生児型（周産期致死型）の脳では大量のゴーシェ細胞の浸潤が認められ，同時に多量のサイトカインが放出されており，脳細胞の細胞死をきたしている．

　また，神経障害のメカニズムとしてパーキンソン病（Parkinson disease）との関係が示唆されており，α-シヌクレインの蓄積に関連した病態代謝も論じられている．加えて，ゴーシェ細胞におけるミトコンドリア，オートファジーの異常もゴーシェ病の病態との関係が論じられている[21-23)]．

　これらゴーシェ病の病態に関係する多様な因子は図9にまとめる．

文　献

1) Mistry PK, Liu J, Sun L, et al: Glucocerebrosidase 2 gene deletion rescues type 1 Gaucher disease. *Proc Natl Acad Sci USA* 2014; **111**: 4934-4939.
2) Hammer MB, Eleuch-Fayache G, Schottlaender LV, et al: Mutations in GBA2 cause autosomal-recessive cerebellar ataxia with spasticity. *Am J Hum Genet* 2013; **92**: 245-251.
3) Maceyka M, Spiegel S: Sphingolipid metabolites in inflammatory disease. *Nature* 2014; **510**: 58-67.
4) Dekker N, van Dussen L, Hollak CE, et al: Elevated plasma glucosylsphingosine in Gaucher disease: relation to phenotype, storage cell markers, and therapeutic response. *Blood* 2011; **118**: e118-127.
5) Nilsson O, Svennerholm L: Accumulation of glucosylceramide and glucosylsphingosine (psychosine) in cerebrum and cerebellum in infantile and juvenile Gaucher disease. *J Neurochem* 1982; **39**: 709-718.
6) Orvisky E, Park JK, LaMarca ME, et al: Glucosylsphingosine accumulation in tissues from patients with Gaucher disease: correlation with phenotype and genotype. *Mol Genet Metab* 2002; **76**: 262-270.
7) Schueler UH, Kolter T, Kaneski CR, et al: Toxicity of glucosylsphingosine (glucopsychosine) to cultured neuronal cells: a

8) Dandana A, Ben Khelifa S, Chahed H, *et al*: Gaucher Disease: Clinical, Biological and Therapeutic Aspects. *Pathobiology* 2016; **83**: 13-23.
9) Baris HN, Cohen IJ, Mistry PK: Gaucher disease: the metabolic defect, pathophysiology, phenotypes and natural history. *Pediatr Endocrinol Rev* 2014; **12**(suppl 1): 72-81.
10) Boven LA, van Meurs M, Boot RG, *et al*: Gaucher cells demonstrate a distinct macrophage phenotype and resemble alternatively activated macrophages. *Am J Clin Pathol* 2004; **122**: 359-369.
11) Pandey MK, Grabowski GA: Immunological cells and functions in Gaucher disease. *Crit Rev Oncog* 2013; **18**: 197-220. Review.
12) Aflaki E, Stubblefield BK, Maniwang E, *et al*: Macrophage models of Gaucher disease for evaluating disease pathogenesis and candidate drugs. *Sci Transl Med* 2014; **6**: 240ra73.
13) Aflaki E, Moaven N, Borger DK, *et al*: Lysosomal storage and impaired autophagy lead to inflammasome activation in Gaucher macrophages. *Aging Cell* 2016; **15**: 77-88.
14) Grabowski GA: Gaucher disease and other storage disorders. *Hematology Am Soc Hematol Educ Program* 2012: 13-18.
15) Dandana A, Ben Khelifa S, Chahed H, *et al*: Gaucher Disease: Clinical, biological and therapeutic aspects. *Pathobiology* 2016; **83**: 13-23.
16) Taddei TH1, Kacena KA, Yang M, *et al*: The underrecognized progressive nature of N370S Gaucher disease and assessment of cancer risk in 403 patients. *Am J Hematol* 2009; **84**: 208-214.
17) Mistry PK, Taddei T, vom Dahl S, *et al*: Gaucher disease and malignancy: a model for cancer pathogenesis in an inborn error of metabolism. *Crit Rev Oncog* 2013; **18**: 235-246. Review.
18) Mucci JM, and Rozenfeld P. Pathogenesis of bone alterations in Gaucher Disease: The Role of Immune System. *J Immunol Res* 2015; **2015**: 192761.
19) Vitner EB, Farfel-Becker T, Eilam R, *et al*: Contribution of brain inflammation to neuronal cell death in neuronopathic forms of Gaucher's disease. *Brain* 2012; **135**: 1724-1735.
20) Farfel-Becker T, Vitner EB, Kelly SL, *et al*: Neuronal accumulation of glucosylceramide in a mouse model of neuronopathic Gaucher disease leads to neurodegeneration. *Hum Mol Genet* 2014; **23**: 843-854.
21) Ortega RA, Torres PA, Swan M, *et al*: Glucocerebrosidase enzyme activity in GBA mutation Parkinson's disease. *J Clin Neurosci* 2016; **28**: 185-186.
22) Blanz J, Saftig P: Parkinson's disease: acid-glucocerebrosidase activity and alpha-synuclein clearance. *J Neurochem* 2016. doi:10.111/jnc.13517[Epub ahead of print]
23) Gegg ME, Schapira AH: Mitochondrial dysfunction associated with glucocerebrosidase deficiency. *Neurobiol Dis* 2016; **90**: 43-50.

B 病因と病態

2 生化学

鳥取大学生命機能研究支援センター遺伝子探索分野 　檜垣克美
同 　難波栄二

本項では、ゴーシェ病（Gaucher disease）においてライソゾーム内に蓄積する基質グルコセレブロシド（glucocerebroside）の生合成経路と、ゴーシェ病患者における脂質蓄積についてまとめる．また、ゴーシェ病の欠損酵素であるグルコセレブロシダーゼ（glucocerebrosidase）［酸性 β-グルコシダーゼ（acid β-glucosidase）］について概説する．

グルコセレブロシドの生合成

ゴーシェ病では、グルコセレブロシダーゼ（GBA1；glucosylceramide-b-glucosidase, GCase, EC 3.2.1.45）の酵素活性低下により、グルコセレブロシドを主とした基質が肝臓、脾臓、骨髄などの細網内皮系に蓄積する（図1）[1]．脳組織ではグルコセレブロシドのリゾ体であるグルコシルスフィンゴシン（glucosylsphingosine）が蓄積し、神経症状の原因となっている[2]．グルコセレブロシドはセラミド（ceramide）とUDPグルコースを基質とし、グルコシルセラミド合成酵素（glucosylceramide synthase）により cis-ゴルジ体で合成される．その後、グルコセレブロシドは phosphoinositol 4-phosphate adaptor protein 2（FAPP2）により trans-ゴルジ体への輸送を介して細胞膜に局在する．この生合成系は脳を含むすべての臓器で認められるが、正常組織おいてグルコセレブロシドはスフィンゴ糖脂質（sphingoglycolipid）代謝の中間体として局在し、通常は検出感度以下である．

グルコセレブロシドは神経細胞を含む様々な細胞に対して、細胞増殖・分化に関する効果が報告されているが[3]、ゴーシェ病の病態との関わりは明らかでない．しかし、グルコシルセラミド合成酵素遺伝子ノックアウトマウスは胎生致死で、コンディショナルノックアウトマウスの成体において重篤な中枢神経障害を示すとの報告[4]から、グルコセレブロシドが成体に必須の機能を有することが示唆される．

ゴーシェ病におけるグルコセレブロシドの蓄積

正常および脂質代謝異常症患者、モデル動物におけるグルコセレブロシドを含むスフィンゴ糖脂質の組織分布についてはインターネットサイト「SphinGOMAP©」（www.sphingomap.org）にまとめられている．

ゴーシェ病患者の血中ではグルコセレブロシド含量が健常者の2〜20倍に上昇しているが、病型との明確な関連は認められていない[5]．ゴーシェ病患者の肝臓、脾臓ではグルコセレブロシドが20〜100倍に上昇しており、正常の5〜50倍程度の肥大がみられる．また、C_{20}, C_{24}脂肪酸と短鎖のスフィンゴ脂質の蓄積も顕著にみられる[6,7]．一方、神経型（2型、3型）ゴーシェ病患者の脳では、グルコセレブロシド含量が正常に比べて、大脳で20〜80倍、小脳で4〜40倍の蓄積がみられる[2,8]．また、グルコシルスフィンゴシンは正常脳では検出されないのに対して、ゴーシェ病患者の脳ではすべてで検出され、特に2型で顕著な蓄積を示す．

グルコセレブロシダーゼ酵素蛋白質

グルコセレブロシダーゼは、O-グリコシド型の糖加水分解酵素のアミノ酸配列に基づく分類ではグリコシダーゼヒドロラーゼA（glycosidase hydrolase A；GH-A）を含むグリコシドヒドロラーゼファミリー30（GH30）に属するライソゾーム加水分解酵素で、活性化蛋白質サポシンC（PSAP,

13

B 病因と病態

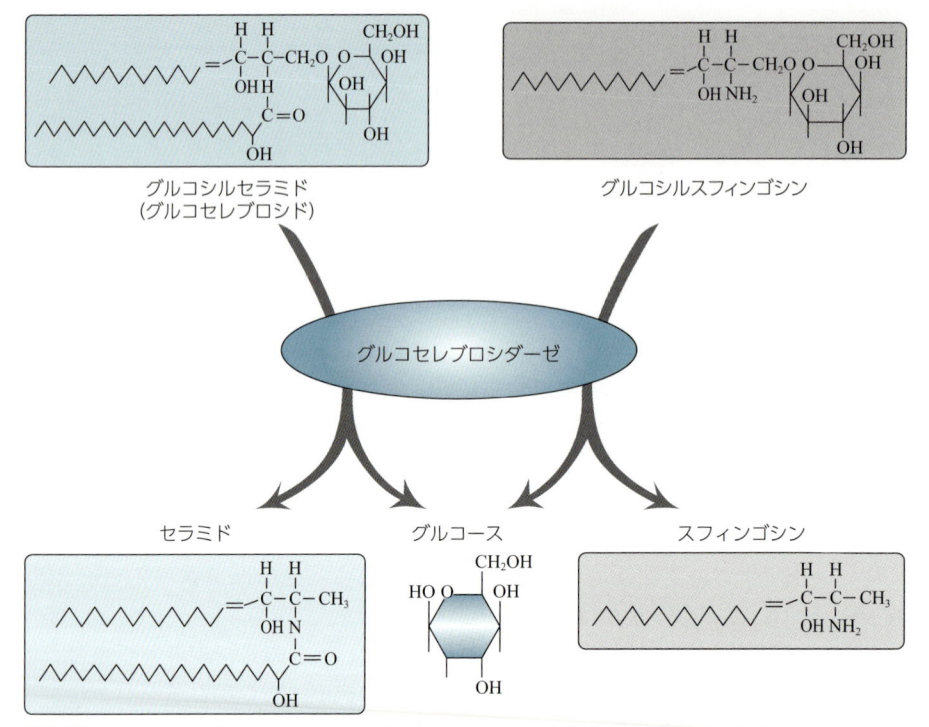

図1 グルコセレブロシダーゼの加水分解反応
グルコセレブロシダーゼはライソゾーム内酸性条件下で，グルコセレブロシドとリゾ体であるグルコシルスフィンゴシンを基質とし，グルコース残基を認識し，それぞれセラミドとグルコース，スフィンゴシンとグルコースに加水分解する．
（Sidransky E: *Mol Genet Metab* 2004; **83**: 6-15）

10q22.1）と結合し，ライソゾーム内でグルコセレブロシドなどの基質のグルコース残基を加水分解反応する（図1）[9]．グルコセレブロシダーゼをコードするヒト *GBA1* 遺伝子は1番染色体1q21にコードされ，11エクソンからなる．現在まで200種類以上の遺伝子変異が同定されており，患者の残存酵素活性は病型や測定基質などにより異なるが，正常活性の5〜25％を示す．グルコセレブロシダーゼ蛋白質は515アミノ酸残基の前駆体が合成後，粗面小胞体でN末19アミノ酸残基からなる分泌シグナル領域が除去され，糖鎖修飾などの翻訳修飾後，ライソゾームに運ばれ，サポシンCと結合して酵素活性を発揮する．

2003年，Futermanらはヒトグルコセレブロシダーゼの結晶構造を解析し報告した（図2）[10]．グルコセレブロシダーゼは3つのドメインからなり，ドメインI（アミノ酸残基1〜27と383〜414）は2つの逆行性β-シート構造を形成し，2つのジスルフィド結合（アミノ酸残基4〜16と18〜23）により結ばれており，蛋白質の折り畳み（フォールディング）に必要な領域とされている．ドメインII（アミノ酸残基30〜75と431〜497）は2つの独立した免疫グロブリン様β-シート構造を構成し，ドメインIII（アミノ酸残基76〜381と416〜430）は触媒活性をもつTIMバレル（TIM barrel）領域を構成し，GH-Aに相同性をもつ基質結合活性中心部位が含まれる．

ゴーシェ病に比較的多くみられる変異のうち，N370S変異はドメインIIIのTIMバレル領域のα-ヘリックス（helix 7）に位置し，L444P変異はドメインIIの免疫グロブリン様β-シート構造に位置することが示されたが，各変異の蛋白質構造に与える影響と臨床症状との相関は明らかにされていない．また，活性化蛋白質サポシンCの結晶構造も解析され，ライソゾーム内でのグルコセレブロシダーゼとサポシンCの複合体の基質認識機構お

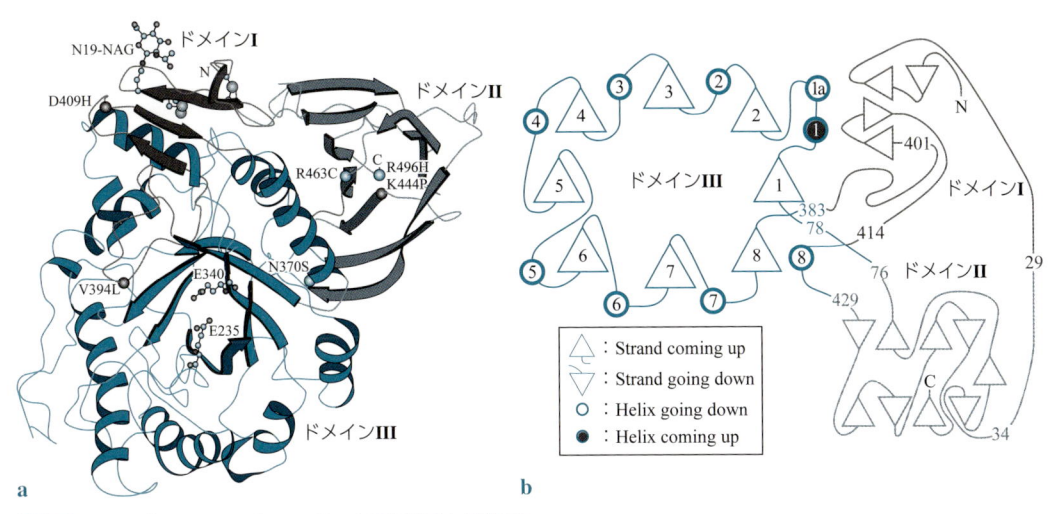

図2 ヒトグルコセレブロシダーゼ酵素蛋白質構造
a：ヒトグルコセレブロシダーゼ酵素蛋白質の結晶構造解析と主要なアミノ酸部位．b：ヒトグルコセレブロシダーゼ酵素蛋白質の二次構造．3つのドメインからなる．
（Dvir H, *et al*: *EMBO Rep* 2003; **4**: 704-709）

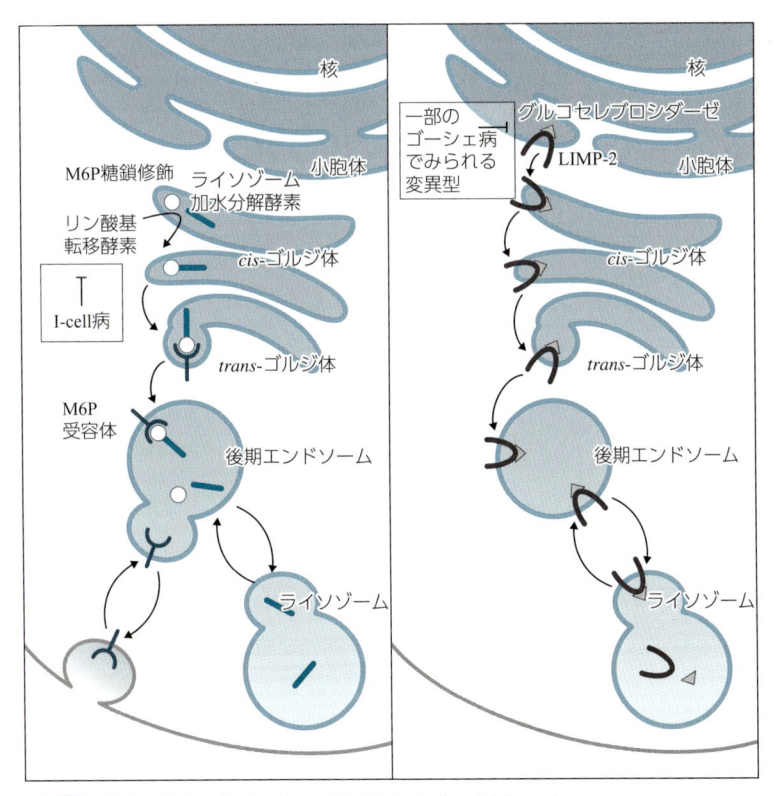

図3 グルコセレブロシダーゼのライソゾーム輸送系
M6P：マンノース6-リン酸．
多くのライソゾーム加水分解酵素蛋白質はM6P認識系によりライソゾームへ輸送されるのに対して，グルコセレブロシダーゼはLIMP-2蛋白質により運ばれる．
（Reczek D, *et al*: *Cell* 2007; **131**: 770-783）

および活性化に関するモデルが提唱されている[11,12]。さらに，酵素活性中心に結合し，変異酵素蛋白質の構造を補正することのできるシャペロン化合物について，グルコセレブロシダーゼとの共結晶構造が解明され，蛋白質構造情報に基づく新規治療薬の開発に応用されている[13]。

一方，細胞内蛋白質輸送については，多くのライソゾーム加水分解酵素がマンノース6-リン酸経路を介しライソゾームへ輸送されるのに対して，グルコセレブロシダーゼのライソゾーム輸送機構については明らかでなかった．2007年，Reczekらはライソゾーム膜に局在する蛋白質の1つであるlysosomal integral membrane protein-2（LIMP-2）がコイルドコイル（coiled-coil）ドメインを介して結合し，グルコセレブロシダーゼのライソゾームへの輸送を担っていることを明らかにした（図3）[14]．さらに最近では，神経変性疾患であるパーキンソン病（Parkinson disease）の原因蛋白質α-シヌクレインがライソゾーム内でグルコセレブロシダーゼと相互作用し，酵素活性を阻害する可能性が示されており，パーキンソン病の分子病態との関連性が注目されている[15]．

今後は，グルコセレブロシダーゼの蛋白質構造，修飾，細胞内輸送などに関する詳細な解析がさらに進むことで，酵素補充療法（enzyme replacement therapy；ERT）の改良や，新規治療薬の開発などに幅広く応用されることが期待される．

文献

1) Sidransky E: Gaucher disease: complexity in a "simple" disorder. *Mol Genet Metab* 2004; **83**: 6-15.
2) Nilsson O, Svennerholm L: Accumulation of glucosylceramide and glucosylsphingosine（psychosine）in cerebrum and cerebellum in infantile and juvenile Gaucher disease. *J Neurochem* 1982; **39**: 709-718.
3) Schwarz A, Futerman AH: Distinct roles for ceramide and glucosylceramide at different stages of neuronal growth. *J Neurosci* 1997; **17**: 2929-2938.
4) Yamashita T, Wu YP, Sandhoff R,, *et al*: Interruption of ganglioside synthesis produces central nervous system degeneration and altered axon-glial interactions. *Proc Natl Acad Sci USA* 2005; **102**: 2725-2730.
5) Gornati R, Bembi B, Tong X, *et al*: Total glycolipid and glucosylceramide content in serum and urine of patients with Gaucher's disease type 3 before and after enzyme replacement therapy. *Clin Chim Acta* 1998; **271**: 151-161.
6) Nilsson O, Svennerholm L: Characterization and quantitative determination of gangliosides and neutral glycosphingolipids in human liver. *J Lipid Res* 1982; **23**: 327-334.
7) Nilsson O, Grabowski GA, Ludman MD, *et al*: Glycosphingolipid studies of visceral tissues and brain from type 1 Gaucher disease variants. *Clin Genet* 1985; **27**: 443-450.
8) Conradi N, Kyllerman M, Månsson JE, *et al*: Late-infantile Gaucher disease in a child with myoclonus and bulbar signs: neuropathological and neurochemical findings. *Acta Neuropathol* 1991; **82**: 152-157.
9) Grabowski GA, Gatt S, Horowitz M: Acid beta-glucosidase: enzymology and molecular biology of Gaucher disease. *Crit Rev Biochem Mol Biol* 1990; **25**: 385-414.
10) Dvir H, Harel M, McCarthy AA, *et al*: X-ray structure of human acid-beta-glucosidase, the defective enzyme in Gaucher disease. *EMBO Rep* 2003; **4**: 704-709.
11) Alattia JR, Shaw JE, Yip CM, *et al*: Molecular imaging of membrane interfaces reveals mode of beta-glucosidase activation by saposin C. *Proc Natl Acad Sci USA* 2007; **104**: 17394-17399.
12) Rossmann M, Schultz-Heienbrok R, Behlke J, *et al*: Crystal structures of human saposins C andD: implications for lipid recognition and membrane interactions. *Structure* 2008; **16**: 809-817.
13) Liou B, Kazimierczuk A, Zhang M, *et al*: Analyses of variant acid beta-glucosidases: effects of Gaucher disease mutations. *J Biol Chem* 2006; **281**: 4242-4253.
14) Reczek D, Schwake M, Schröder J, *et al*: LIMP-2 is a receptor for lysosomal mannose-6-phosphate-independent targeting of beta-glucocerebrosidase. *Cell* 2007; **131**: 770-783.
15) Yap TL, Jiang Z, Heinrich F, *et al*: Structural features of membrane-bound glucocerebrosidase and α-synuclein probed by neutron reflectometry and fluorescence spectroscopy. *J Biol Chem* 2015; **290**: 744-754.

B 病因と病態

3 遺伝子変異

東京慈恵会医科大学小児科　**井田博幸**

グルコセレブロシダーゼ遺伝子の概要

　グルコセレブロシダーゼ（glucocerebrosidase）［酸性 β-グルコシダーゼ（acid β-glucosidase）］の遺伝子は1番染色体の長腕（1q21）に存在し，11のエクソンからなる全長7kbの遺伝子である．グルコセレブロシダーゼ遺伝子には偽遺伝子が近接して存在しており，グルコセレブロシダーゼ遺伝子をポリメラーゼ連鎖反応（polymerase chain reaction；PCR）法で増幅する際には偽遺伝子を増幅しないようなプライマー設計が重要である．偽遺伝子はグルコセレブロシダーゼ遺伝子と非常に相同性が高いが，イントロン2，4，6，7やエクソン9の一部に欠失が存在するほか，エクソン内に1塩基置換によって生じるアミノ酸置換が存在する．グルコセレブロシダーゼ遺伝子と偽遺伝子の構造を図1に示す．

遺伝子変異

1　遺伝子変異の局在

　代表的なグルコセレブロシダーゼ遺伝子変異の局在を図2に示す．図中「*」を付けた変異は欧米人ゴーシェ病（Gaucher disease）患者に高頻度に認められる変異である．また，F213I は日本人ゴーシェ病患者において頻度の高い変異である．したがって，筆者らの研究室では84GG，IVS2＋1，F213I，N370S，D409H，L444P，R463C を common mutation として，日本人ゴーシェ病の遺伝子診断の際にはまずこれら7つの変異の存在の有無を PCR 法と制限酵素切断片長多型（restriction fragment length polymorphosm；RFLP）法を組み合わせて検索している．この方法で変異が同定されない場合は PCR-single strand conformation polymorphism（PCR-SSCP）法を用いて変異の存在するエクソンを検索し，シークエンス法にて変異を同定している．

2　リコンビネーション変異

　前述したようにグルコセレブロシダーゼ遺伝子と偽遺伝子は近接して存在しているため，偽遺伝子とのリコンビネーションによって生じる遺伝子変異がゴーシェ病を引き起こすことがある．その代表例が Rec*TL* 変異と Rec*Nci*I 変異である（図3）．これらの変異では L444P 変異を含むいくつかの変異が同一アレル上に存在する．後述するように L444P 変異と Rec*Nci*I 変異は遺伝子型/表現型相関の観点からは異なった変異なので，L444P 変異が同定された場合はそれが単なる点変異なのか，リコンビネーションの一部なのかを同定することが重要である．

3　遺伝子変異の人種差

　日本人ゴーシェ病とユダヤ人ゴーシェ病の遺伝子変異分布を図4に示す[1,2]．ユダヤ人ゴーシェ病では N370S 変異が全変異の約70％を占めており，7つの変異のスクリーニングで同定できない変異の割合は約12％にすぎない．これに対して，日本人ゴーシェ病では N370S 変異は全く認められず，L444P 変異と F213I 変異が common mutation である．全変異の約54％がこれら2つの変異であり，また同定できない変異が約39％とその頻度は極めて高く，ユダヤ人ゴーシェ病の遺伝子変異分布とは全く異なっている．

B 病因と病態

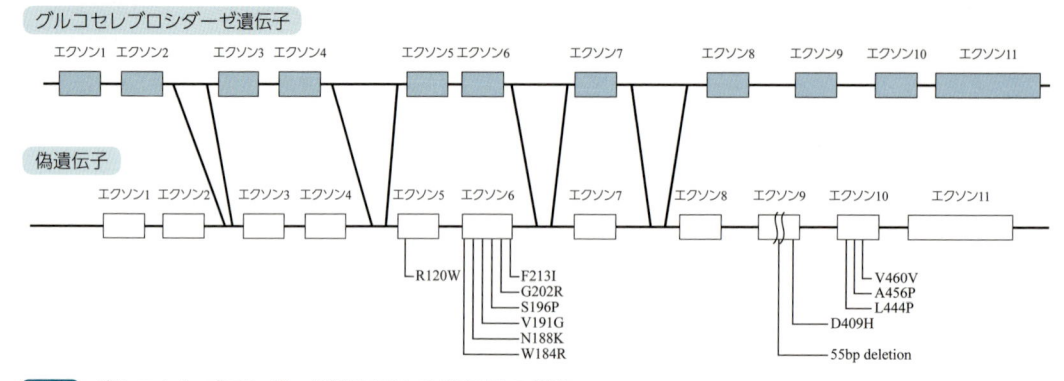

図1 グルコセレブロシダーゼ遺伝子と偽遺伝子の構造

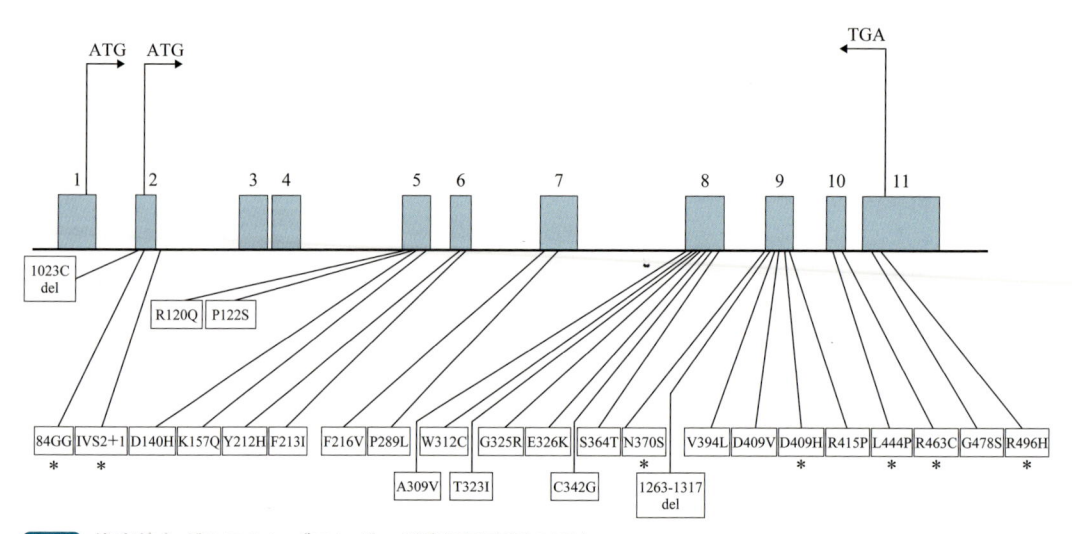

図2 代表的なグルコセレブロシダーゼ遺伝子変異の局在

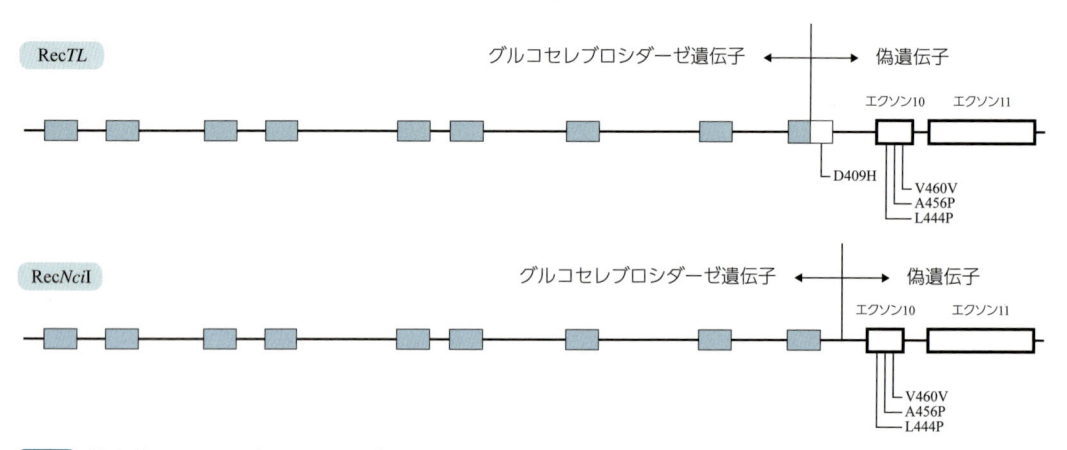

図3 代表的なリコンビネーション（Rec*TL*，Rec*Nci*I）の構造

18

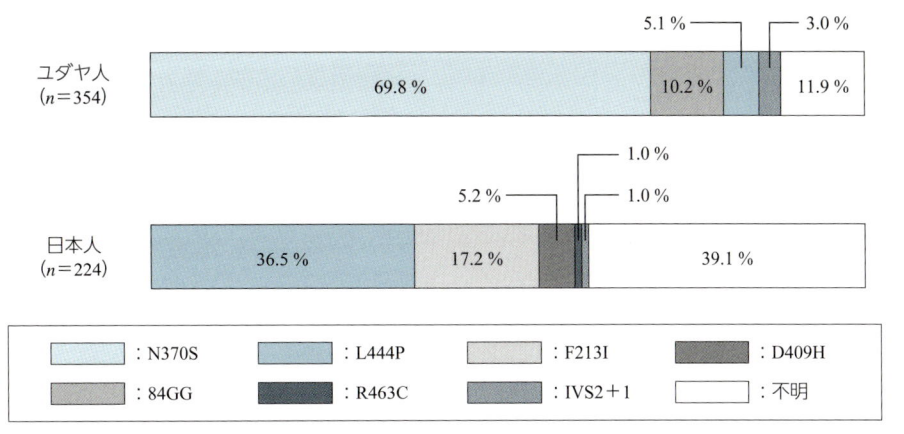

ユダヤ人 (n=354): 69.8 %　10.2 %　5.1 %　3.0 %　11.9 %

日本人 (n=224): 36.5 %　17.2 %　5.2 %　1.0 %　1.0 %　39.1 %

凡例：N370S、L444P、F213I、D409H、84GG、R463C、IVS2+1、不明

図4 日本人ゴーシェ病とユダヤ人ゴーシェ病の遺伝子変異分布

表1 日本人 L444P/L444P 症例の臨床歴

No.	診断年齢	評価時主訴	経過観察期間	神経症状	遺伝子型	初診診断	最終診断
1	2歳4か月	貧血	6年8か月	―	L444P/L444P	1型	1型
2	2歳10か月	肝脾腫	9年2か月	―	L444P/L444P	1型	1型
3	1歳1か月	肝脾腫	9年11か月	―	L444P/L444P	1型	1型
4	2歳11か月	肝脾腫	12年	斜視　脳波異常	L444P/L444P	1型	3型
5	1歳4か月	肝脾腫	1年8か月	水平性核上性注視麻痺　喉頭痙攣	L444P/L444P	1型	3型
6[t]	1歳	肝脾腫	5年	水平性核上性注視麻痺　喉頭痙攣	L444P/L444P	1型	3型
7[t]	1歳	肝脾腫	5年	水平性核上性注視麻痺　喉頭痙攣	L444P/L444P	1型	3型
8[s]	2歳	肝脾腫	35年	水平性核上性注視麻痺　喉頭痙攣	L444P/L444P	1型	3型
9[s]	2歳	肝脾腫	31年	水平性核上性注視麻痺　聴力障害	L444P/L444P	1型	3型
10	5歳3か月	肝脾腫	21年	水平性核上性注視麻痺　うつ病	L444P/L444P	1型	3型
11	4歳	肝脾腫	25年	水平性核上性注視麻痺　聴力障害	L444P/L444P	1型	3型
12	1歳4か月	肝脾腫	18年	水平性核上性注視麻痺　知能障害	L444P/L444P	1型	3型
13	5か月	痙攣	6か月	痙攣，球麻痺　異常眼球運動	L444P/RecNciI	2型	2型
14	3か月	後弓反張	1年5か月	後弓反張，球麻痺　痙攣，異常眼球運動	L444P/RecNciI	2型	2型
15	4か月	斜視	11か月	斜視，球麻痺　喉頭痙攣，異常眼球運動	L444P/RecNciI	2型	2型

[t]：双生児，[s]：兄弟例．
(Ida, et al : *J Inherit Metab Dis* 1997; **20**: 67-73)

B 病因と病態

表2 水頭症を合併した日本人3型ゴーシェ病症例（自験例）

No.	診断年齢	他の臨床症状	転帰	治療	遺伝子型
1	8か月	なし	死亡（7歳）	ERT	D409H/RecNciI
2	1歳7か月	心弁膜症*	死亡（15歳）	ERT, V-Pシャント	D409H/?
3	1歳3か月	心弁膜症*	死亡（7歳）	ERT	D409H/?
4	31歳	心弁膜症, 角膜混濁	死亡（32歳）	無治療	D409H/D409H
5	3歳1か月	心弁膜症*, 血管石灰化*	生存（13歳）	ERT, V-Pシャント	D409H/?
6	1歳9か月	角膜混濁*, 心弁膜症*, 血管石灰化*	生存（8歳）	ERT	D409H/R120W

*：経過フォロー中に出現した症状．ERT：enzyme replacement therapy（酵素補充療法），V-Pシャント：脳室-腹腔シャント．

表3 N188S変異を有し，かつ進行性ミオクローヌスてんかん（PME）を呈したゴーシェ病症例

No.	診断年齢（歳） ゴーシェ病	PME	他の症状	脳症状	脳波所見	MRI所見	遺伝子型
1	18	29	重篤な骨症状, 肝障害, 血尿	HSNP, 垂直性注視麻痺	DBS, 多棘波・徐波パターン	正常	N188S/RecNciI
2	14	14	軽微な骨症状, 血尿	HSNP	DBS, 多棘波・徐波パターン	異常	N188S/RecNciI
3	3	6	軽微な骨症状	HSNP	DBS, 多焦点発作波, 鋭波群発	正常	N188S/RecNciI
4	22	12	NA	NA	NA	正常	N188S/Rec5b
5	14	12	軽微な骨症状	HSNP, 眼瞼のミオクローヌス	DBS, 突発性速波	正常	N188S/84GG

HSNP：horizontal supranuclear palsy（水平性核上性注視麻痺），DBS：diffuse background slowing（背景活動のびまん性除波化），NA：情報なし．
（Kowarz L, et al: Hum Mutat; **26**: 271-275 より改変）

遺伝子型/表現型相関

1 L444P変異

L444P変異は，1987年にゴーシェ病の原因遺伝子として同定された重症型にリンクする変異である．スウェーデンの3型ゴーシェ病の大多数はL444P変異のホモ接合体である．日本人ゴーシェ病において最も頻度の高い変異であり，そのホモ接合体は1型ゴーシェ病にリンクすると報告されていたが，その後の筆者らの研究により，日本人のL444P変異ホモ接合体も欧米人と同様に3型にリンクすること，そしてL444P変異とRecNciI変異の複合ヘテロ接合体（compound heterozygote）は2型にリンクすることが明らかになった（**表1**）[3]．

2 D409H 変異

D409H 変異は，1990 年に重症型のゴーシェ病にリンクする変異として報告された．3 型ゴーシェ病は 3a，3b，3c 型の 3 つの亜型に分類されるが，このうち 3c 型はアラブ人で報告された水頭症，心弁膜石灰化，角膜混濁を主症状とするゴーシェ病である[4]．その後，D409H 変異のホモ接合体がこのユニークな病型にリンクしていることが，世界各国の症例で報告された．自験例により，D409H 変異のヘテロ接合体でも 3c 型，3c 型類似の表現型あるいは水頭症を呈することがわかっている（**表 2**）．

3 N188S 変異

N188S 変異は，1996 年に韓国人 1 型ゴーシェ病患者で同定され，軽症型にリンクする変異として報告された．その後，進行性ミオクローヌスてんかん（progressive myoclonus epilepsy；PME）を呈するゴーシェ病患者は高頻度に N188S 変異を有していることが明らかにされた．5 症例のまとめを**表 3** に示す[5]．全例で水平性核上性注視麻痺を呈し，かつ全例で N188S 変異を一方のアレルに有していた．

4 N370S 変異

N370S 変異は，1987 年にゴーシェ病の原因遺伝子として同定された軽症型にリンクする変異である．前述のように本変異はユダヤ人ゴーシェ病に高頻度に認められる変異であり，臨床表現型との相関が詳細に検討されている[6]．まず，N370S 変異は極めて密接に 1 型にリンクしている．言い換えると，N370S 変異の存在は神経型ゴーシェ病を否定できる（**表 4**）．また，N370S 変異のホモ接合

表 4 ゴーシェ病の各病型による遺伝子変異の頻度

病型	N370S	L444P	その他
1 型	439/704 (62.4 %)	79/635 (12.4 %)	107/352 (30.4 %)
2 型	0/30	55/115 (47.8 %)	12/18 (66.7 %)
3 型	0/69	55/80 (68.8 %)	8/24 (33.3 %)

（Sibille A, et al: Am J Hum Genet 1993; **52**: 1094-1101）

表 5 日本人とユダヤ人 1 型ゴーシェ病臨床症状の比較

パラメータ	日本人 ($n = 35$)	ユダヤ人 ($n = 53$)
発症年齢	10.7 歳	20.3 歳
脾摘率	57 %	9 %
骨合併率	39 %	9 %
重症度スコア	12.8	10.6

（Ida H, et al: Blood Cells, Mol Dis 1998; **24**: 73-78）

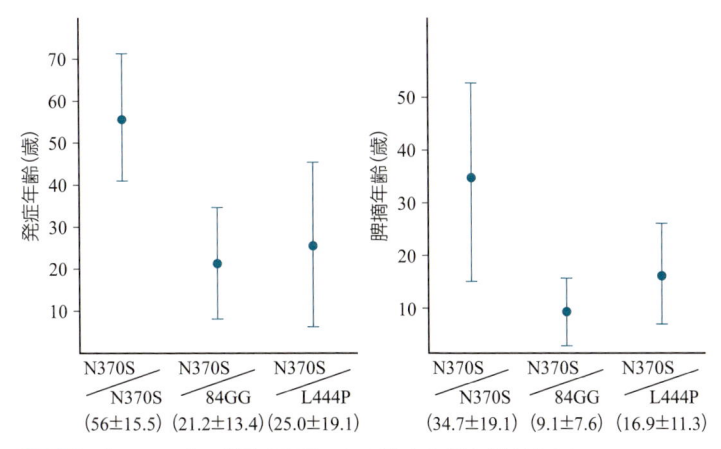

図 5 ゴーシェ病の遺伝子型による発症年齢と脾摘年齢

（Sibille A, et al: Am J Hum Genet 1993; **52**: 1094-1101）

B 病因と病態

表6 日本人1型ゴーシェ病の自然歴（n＝35）

	ベースライン	評価時	平均観察期間
平均ヘモグロビン濃度(g/dL)	9.9±2.6	9.4±1.6[*1]	4年10か月
平均血小板数(×10⁴/μL)	11.5±7.9	7.7±5.5[*2]	4年10か月
平均重症度スコア	8.1±2.7	12.0±4.6[*3]	6年10か月
平均体重(SD)	－0.7±1.1	－1.2±0.8[*2]	5年
平均身長(SD)	－1.9±1.0	－2.7±1.3[*2]	5年2か月

[*1]：NS，[*2]：$p<0.01$，[*3]：$p<0.001$．
(Ida H, et al: Blood Cells, Mol Dis 1998; **24**: 73-78)

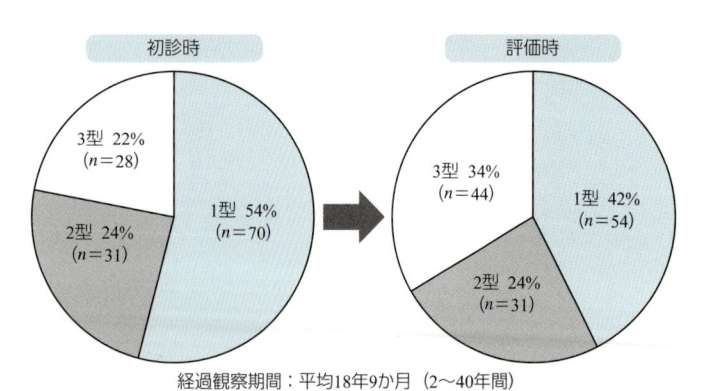

図6 日本人ゴーシェ病の初診時と評価時の臨床病型の変化（n＝129）
（Tajima A, et al: Mol Genet Metab 2009; **97**: 272-277）

初診時: 1型 54%（n＝70）, 2型 24%（n＝31）, 3型 22%（n＝28）
評価時: 1型 42%（n＝54）, 2型 24%（n＝31）, 3型 34%（n＝44）
経過観察期間：平均18年9か月（2～40年間）

体は極めて軽微な1型にリンクすることが明らかにされている（図5）．

先に述べたように日本人ゴーシェ病においてはN370S変異が全く同定されないことが特徴である．この遺伝子学的特徴は日本人ゴーシェ病のユニークな臨床表現型の要因と考えられている．日本人1型ゴーシェ病はユダヤ人1型ゴーシェ病に比べて重症であり，かつ進行性である（表5, 表6）．すなわち，発症年齢が低く，脾摘率・骨合併症率が高く，重症度スコアが高く，かつ比較的短期間に血小板数，重症度スコア，発育が統計的有意差をもって悪化していることが報告されている[7]．そして，日本人ゴーシェ病においては神経型ゴーシェ病の頻度が圧倒的に高く，かつ診断時に1型と診断されても経過観察中に神経症状を発症し，3型に再分類される症例が存在することが明らかにされている（図6）[8]．

おわりに

ここまで述べてきたように，ゴーシェ病においては多くの遺伝子変異が同定され，かつ遺伝子型/表現型相関について明らかにされていることが多い．したがって，ゴーシェ病においては生化学的診断だけでなく，遺伝子変異解析を行ない，表現型を見据えた遺伝子カウンセリングを行うとともに，最適な治療法を選択することが重要である．

文献

1) Horowitz M, Tzuri G, Eyal N, et al: Prevalence of nine mutationd among Jewish and non-Jewish Gaucher disease patients. Am J Hum Genet 1993; **53**: 921-930.
2) Ida H, Rennert OM, Kawame H, et al: Mutation prevalence among 47 unrelated Japanese patients with Gaucher disease: identification of four novel mutations. J Inherit Metab Dis 1997; **20**: 67-73.
3) Ida H, Rennert OM, Iwasawa K, et al: Clinical and genetic studies of Japanese homozygotes for the Gaucher disease L444P mutation. Hum Genet 1999; **105**: 120-126.
4) Abrahamov A, Elstein D, Gross-Tsur V, et al: Gaucher's disease variant characterized by progressive calcification of heart valves and unique genitype. Lancet 1995; **346**: 1000-1003.
5) Kowarz L, Goker-Alpan O, Banerjee-Basu S, et al: Gaucher mutation N188S is associated with myoclonic epilepsy. Hum Mutat 2005; **26**: 271-275.
6) Sibille A, Eng CM, Kim SJ, et al: Phenotype/genotype correlation in Gaucher disease type 1: clinical and therapeutic implications. Am J Hum Genet 1993; **52**: 1094-1101.
7) Ida H, Rennert OM, Ito T, et al: Type 1 Gaucger disease: Phenotypic expression and natural history in Japanese patients. Blood Cells, Mol Dis 1998; **24**: 73-78.
8) Tajima A, Yokoi T, Ariga M, et al: Clinical and genetic study of Japanese patients with type 3 Gaucher disease. Mol Genet Metab 2009; **97**: 272-277.

B 病因と病態

4 分子生物学的病態

東京慈恵会医科大学総合医科学研究センター　**大橋十也**

　ゴーシェ病（Gaucher disease）は非常に稀な疾患であり，日常診療で遭遇することはほとんどない．ユダヤ人で比較的多くみられる疾患であるが，他人種では極めて少ない．しかし，本書の他項目で触れられているように多様な合併症を引き起こすため，医学的には非常に興味深い病態を呈する．希少疾患がより一般的な病気の病態生理の解明に役立ったよい例である．近年では，特にB細胞系の悪性腫瘍やパーキンソン病（Parkinson disease）との関連が話題となっている[1,2]．

　本項では，ゴーシェ病とB細胞系の悪性腫瘍およびパーキンソン病との関連について述べる．

B 細胞系の悪性腫瘍

　ゴーシェ病ではγグロブリンがポリクローナル，モノクローナルに上昇することが知られているが[3,4]，このγグロブリンの上昇に臨床上どのような意味があるのかは不明であった．また，多くの疫学研究から，ゴーシェ病では多発性骨髄腫，肝細胞癌，B細胞性非ホジキンリンパ腫などを好発することが報告されている．特にB細胞系の悪性腫瘍である多発性骨髄腫，B細胞性非ホジキンリンパ腫とゴーシェ病の関係は注目を集めた．これらの関連については世界的なゴーシェ病の登録システムである The Inernational Collaborative Gaucher Group（ICGG）Gaucher Registry[5]や他の疫学調査でも確認されており[6]，その頻度は一般人口の5.9〜50倍とされている[5-7]．

　これらB細胞系の悪性腫瘍の発癌メカニズムは現時点で解明されていないが，いくつかの仮説が立てられている．たとえば，グルコセレブロシダーゼ（glucocerebrosidase）[酸性β-グルコシダーゼ（acid β-glucosidase）] 欠損の結果，グルコセレブロシド（glucocerebroside）から脂肪酸が脱アシル化されたグルコシルスフィンゴシン（glucosylsphingosine）も蓄積する．その際の副産物であるスフィンゴシン（sphingosine）も細胞内で上昇し，これが発癌シグナルを直接活性化して発癌に寄与しているという説である[8]．その他の仮説として，グルコセレブロシドを貪食したマクロファージ（ゴーシェ細胞）は様々な炎症性/非炎症性のサイトカイン，ケモカイン，水解酵素などを分泌し，その中でもインターロイキン（IL）-6は多発性骨髄腫発症の細胞内シグナル伝達系を活性化するとされている[9]．そのほか，特定のナチュラルキラー（NK）細胞[10]や脾摘も発癌に関与しているとの報告[11]もあるが，結論的なものは出ていない．

　マウスによる研究ではあるが，基質合成抑制薬エリグルスタット（eliglustat）がB細胞系の悪性腫瘍を減少させたことが報告されている[12]．

パーキンソン病

　これについては他項目で触れられるので詳細は避けるが，グルコセレブロシダーゼ遺伝子にホモ接合でもヘテロ接合でも変異が入るとパーキンソン病の発症頻度や病気の進行度を高めることが示されている．その分子生物学的病態は不明であるが，少なくともゴーシェ病の発症メカニズムとは異なっていると予測される．すなわち，ゴーシェ病の場合は遺伝子変異によりグルコセレブロシダーゼの活性が低下してマクロファージにグルコセレブロシドが蓄積することが一義的な発症要因であるが，パーキンソン病の場合は遺伝子変異による活性低下だけでなく，異常グルコセレブロシ

ダーゼの機能獲得が発症に関与している可能性がある．たとえば，変異を起こしたグルコセレブロシダーゼ遺伝子を細胞で大量発現させると α-シヌクレインの蓄積を生じるが，正常のグルコセレブロシダーゼを発現させると α-シヌクレインの蓄積は生じないことなどが報告されている[13]．

そのほかにもいくつかの可能性が示唆されている．たとえば，黒質の神経細胞における活性低下によりオートファジー（自食作用）のプロセスが障害され，その結果として α-シヌクレインの凝集が起こるという説がある[14]．また，直接もしくは間接的にオートファジーの機能不全がミトコンドリアの機能不全を起こすとの説もある[15]．グルコセレブロシダーゼの遺伝子変異により酵素蛋白はミスフォールディングを起こす．通常，そのようなミスフォールディング蛋白は小胞体内でユビキチン化を受け，細胞質内にあるプロテアソームで分解されて排除される．これはミスフォールディング蛋白が小胞体に蓄積して小胞体ストレスが生じるのを防ぐために細胞に備わった防御機能であり，「小胞体関連分解」と呼ばれる．グルコセレブロシダーゼの遺伝子変異が直接この小胞体関連分解を阻害するとの説もある[16]．この小胞体関連分解が阻害されることで小胞体ストレスがかかり，結果としてドパミン神経細胞の細胞死へとつながる．

おわりに

希少疾患の病態を解析することにより一般的な疾患の治療に結びつくことがある．ゴーシェ病における悪性腫瘍やパーキンソン病はそのよい例である．

文献

1) Cox TM, Rosenbloom BE, Barker RA: Gaucher disease and comorbidities: B-cell malignancy and parkinsonism. *Am J Hematol* 2015; **90**(suppl 1): 25-28.
2) Schapira AH: Glucocerebrosidase and Parkinson disease: Recent advances. *Mol Cell Neurosci* 2015; **66**: 37-42.
3) Brautbar A, Elstein D, Pines G, et al: Effect of enzyme replacement therapy on gammopathies in Gaucher disease. *Blood Cells Mol Dis* 2004; **32**: 214-217.
4) de Fost M, Out TA, de Wilde FA, et al: Immunoglobulin and free light chain abnormalities in Gaucher disease type I: data from an adult cohort of 63 patients and review of the literature. *Ann Hematol* 2008; **87**: 439-449.
5) Rosenbloom BE, Weinreb NJ, Zimran A, et al: Gaucher disease and cancer incidence: a study from the Gaucher Registry. *Blood* 2005; **105**: 4569-4572.
6) Zimran A, Liphshitz I, Barchana M, et al: Incidence of malignancies among patients with type I Gaucher disease from a single referral clinic. *Blood Cells Mol Dis* 2005; **34**: 197-200.
7) de Fost M, Vom Dahl S, Weverling GJ, et al: Increased incidence of cancer in adult Gaucher disease in Western Europe. *Blood Cells Mol Dis* 2006; **36**: 53-58.
8) Hannun YA, Obeid LM: Principles of bioactive lipid signalling: lessons from sphingolipids. *Nat Rev Mol Cell Biol* 2008; **9**: 139-150.
9) Cheung WC, Van Ness B: Distinct IL-6 signal transduction leads to growth arrest and death in B cells or growth promotion and cell survival in myeloma cells. *Leukemia* 2002; **16**: 1182-1188.
10) Nair S, Boddupalli CS, Verma R, et al: Type II NKT-TFH cells against Gaucher lipids regulate B-cell immunity and inflammation. *Blood* 2015; **125**: 1256-1271.
11) Fleshner PR, Aufses AH, Jr, Grabowski GA, et al: A 27-year experience with splenectomy for Gaucher's disease. *Am J Surg* 1991; **161**: 69-75.
12) Pavlova EV, Archer J, Wang S, et al: Inhibition of UDP-glucosylceramide synthase in mice prevents Gaucher disease-associated B-cell malignancy. *J Pathol* 2015; **235**: 113-124.
13) Cullen V, Sardi SP, Ng J, et al: Acid beta-glucosidase mutants linked to Gaucher disease, Parkinson disease, and Lewy body dementia alter alpha-synuclein processing. *Ann Neurol* 2011; **69**: 940-953.
14) Westbroek W, Gustafson AM, Sidransky E: Exploring the link between glucocerebrosidase mutations and parkinsonism. *Trends Mol Med* 2011; **17**: 485-493.
15) Cleeter MW, Chau KY, Gluck C, et al: Glucocerebrosidase inhibition causes mitochondrial dysfunction and free radical damage. *Neurochem Int* 2013; **62**: 1-7.
16) Kurzawa-Akanbi M, Hanson PS, Blain PG, et al: Glucocerebrosidase mutations alter the endoplasmic reticulum and lysosomes in Lewy body disease. *J Neurochem* 2012; **123**: 298-309.

C 臨床症状

C 臨床症状

1 総　論

大阪大学大学院医学系研究科保健学専攻成育小児科学　**酒井規夫**

ゴーシェ病（Gaucher disease）は全身の細胞におけるライソゾーム内のグルコセレブロシダーゼ（glucocerebrosidase）［酸性 β-グルコシダーゼ（acid β-glucosidase）］酵素の欠損または活性低下のため，様々な臓器で障害を引き起こす．細胞としては単球・マクロファージ系の細胞が主たる病変であり（図1），様々な臓器においてグルコセレブロシド（glucocerebroside）を貪食したマクロファージであるゴーシェ細胞として観察される．障害臓器は臨床病型によって大きく異なり，また同じ病型でも重症度により臨床症状は異なる．

本項では，ゴーシェ病の病型分類の記載と，主たる臨床症状について臓器別に記載する．病型ごとの詳しい症状については次項以下を参照されたい．

臨床病型

ゴーシェ病の臨床病型は，神経症状の有無とその重症度により，1型（慢性非神経型），2型（急性神経型），3型（亜急性神経型）の3つに分類される（表1）．ただし，この分類は絶対的なものではなく，1型と思われた症例が3型へ進行することもある．また，2型のなかでも最重症型とされる新生児期に発症する「新生児型（周産期致死型）」と呼ばれる症例もある．1型，2型，3型という命名から誤解されやすいが，1型は最も軽症で神経症状のない病型，2型は最も重症で神経症状の重度な病型であり，3型はいわばその中間に位置する病型と考えられ，さらに各境界線上にある症例も

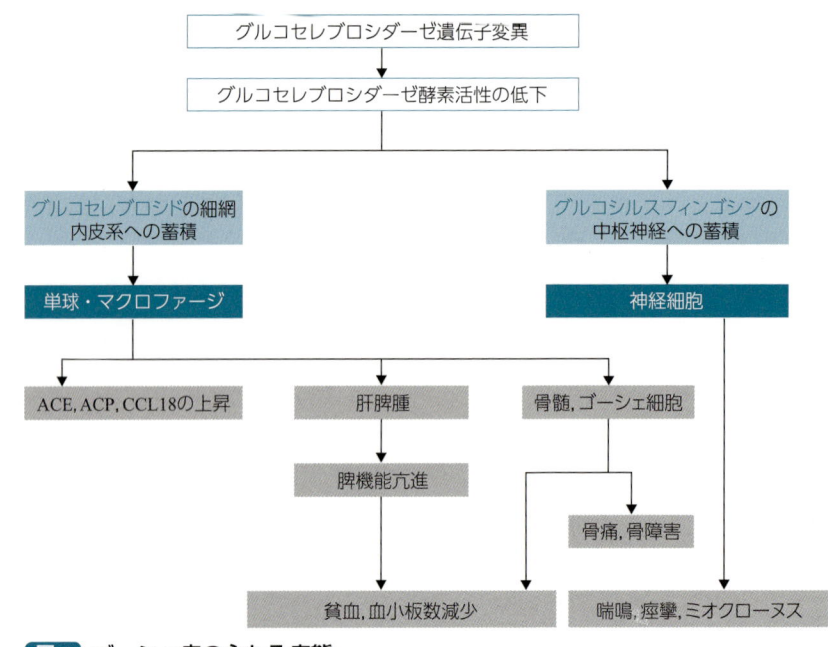

図1　ゴーシェ病の主たる病態

表1 ゴーシェ病の臨床病型

	1型 (非神経型)	3型 (亜急性神経型)	2型 (急性神経型)
神経症状	(−)	(+)	(+++)
発症時期	幼少期～ 成人期	乳児期～ 成人期	乳児期
肝脾腫	(−)～ (+++)	(+)～ (+++)	(+)
骨症状	(−)～ (+++)	(−)～ (+++)	(−)
予後	良好	良好～不良	不良

存在する．表1は，それを考慮した分類表である．

臓器別の臨床症状(図2)

1 肝腫大

肝臓における細網内皮系細胞としてはKupffer細胞，伊東細胞(肝星細胞)があり，グルコセレブロシドの蓄積により細胞だけでなく臓器としても腫大する．腫大の程度は様々である．1型ゴーシェ病においても軽度な肝腫大から腹腔内を占拠するような巨大な肝腫大を示す症例まである．肝機能は軽度亢進を示すが，重度な肝障害に至ることは少ない．コレステロール胆石症から黄疸をきたすこともある．また，肝障害からくる凝固障害，ビタミンB_{12}欠乏をきたすこともある[1]．

2 脾腫大

脾臓もグルコセレブロシドの蓄積により腫大をきたし，脾機能亢進から貧血の進行を引き起こす．また，局所的な髄外造血をきたし，悪性腫瘍を疑われる画像所見を呈することがある．時に脾腫が巨大となるが，酵素補充療法(enzyme replacement therapy；ERT)が確立していない時代は唯一の治療手段として脾摘が行われていた．しかしながら，脾摘により門脈圧亢進をきたすことがあり，骨症状も悪化するため，現在は勧められない．

3 血液学的異常

造血機能の低下から貧血や血小板数の減少をきたす．白血球の減少もしばしば認められ，また好中球機能障害を伴う．骨髄穿刺の所見では異常マクロファージとしてのゴーシェ細胞を多数認め

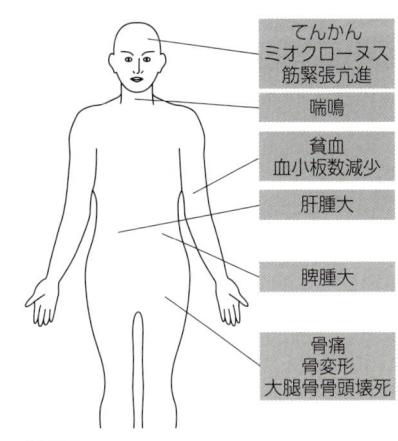

図2 ゴーシェ病の主たる臨床症状

る．貧血から易疲労感，顔色不良などの症状により気づかれる．また，血小板数の減少から鼻出血などをきたしやすく，止血しにくくなる[2]．

4 骨症状

骨髄由来の破骨細胞がマクロファージ系の細胞として機能不全をきたし，正常な骨のリモデリングが障害される．骨密度が低下し，慢性の骨痛が出現し，骨折しやすくなる(脊椎骨，大腿骨頭，踵骨等)．また，大腿骨遠位部の骨変形(エルレンマイヤーフラスコ変形)をきたし，大腿骨頭壊死などを合併することもある．小児の低身長にも関与する．骨髄浸潤，骨髄梗塞や「骨クリーゼ」と呼ばれる激しい痛み[高熱，悪寒，白血球増加症，赤血球沈降速度(erythrocyte sedimentation rate；ESR)の増加を伴う]をきたすこともある[1]．

5 神経症状

神経型(2型，3型)に限られる症状である．発症時期や重症度により症状は様々である．

a 喘鳴

2型では生後2～3か月から感冒に罹患していなくとも普段から喘鳴があり，気道感染症を疑われたり，気管・気管支軟化症や胃食道逆流症(gastroesophageal reflux disease；GERD)の診断を受けていることがある．

b 喉頭痙攣

時に急な呼吸困難をきたして窒息状態となることがあるが，喉頭痙攣の場合があり，救急現場で

蘇生処置を要することがある．

c 水平性眼球運動障害

2型では生後半年頃から気づかれる追視障害で，水平性の眼球運動が障害される．これを補正するために患者は見ようとする方向に頭を振る動作（head thrift）をする．斜視として気づかれることがある．

d 精神運動発達遅滞

乳児期の発達遅滞を認めたり，しばしば退行を認める．3型では発症が遅く，軽症であり，知的障害，認知症として認めることもある．

e 痙　攣

全身性強直間代性痙攣，特に進行性ミオクローヌスてんかん（progressive myoclonus epilepsy；PME）を呈する鑑別疾患としてあげられるように，難治性のミオクローヌスを認めることが多い．

f 錐体路徴候

筋緊張亢進，後弓反張，開口障害などを認める．

g 嚥下障害

球麻痺症状として嚥下障害を認める．

h パーキンソン症状

70歳以上の高齢1型患者の5〜7%がパーキンソン症状を示すことが知られている．また，ヘテロ接合体の保因者においてもパーキンソン症状の発症は一般人口より高頻度とされる[3]．

6 肺症状

神経型（2型，3型）患者において，ゴーシェ細胞の浸潤により進行性の肺病変をきたす．特に2型では肺胞にゴーシェ細胞が浸潤し，「脂肪肺炎」と呼ばれる肺胞性肺炎像を示す．脾摘を行った場合に肺高血圧をきたしやすいことが知られる．

7 免疫異常

免疫担当細胞はグルコセレブロシドの蓄積により機能異常をきたすが，多クローン性高γグロブリン血症を示すことが多い．しかしながら，意義不明の単クローン性高γグロブリン血症（monoclonal gammopathy of undetermined significance；MUGS）や多発性骨髄腫，自己免疫性溶血性貧血（autoimmune hemolytic anemia；AIHA）のリスクも高い．これら以外の自己免疫疾患のリスクも高いことが知られる．

8 悪性腫瘍

多発性骨髄腫とそれ以外の造血器腫瘍（非ホジキンリンパ腫）は一般集団より頻度が高いことが知られる．特に多発性骨髄腫は約6倍のリスクがあるとされる．そのほかにも肝細胞癌，悪性黒色腫，膵臓癌のリスクも高い[2]．

9 心症状

特殊な病型（特にD409H変異を有する患者）において，心弁膜の石灰化を認めることがある．この変異を有する患者は角膜混濁を示すこともある[2]．

10 皮膚症状

特に重症の新生児型（周産期致死型）では「コロジオンベビー（collodion baby）」と呼ばれる，全身皮膚の剥離を認めることがある．致死的な症例でしばしば認められる．また，2型においても新生児期に軽度の皮膚剥離を認めることがある．

おわりに

ゴーシェ病は非常に多彩な臨床症状を示すため，診断時にも治療開始後にも多角的視点をもって診察する必要がある．また，近年の治療法の開発によりさらに寿命が延びたことで，特に神経症状や悪性腫瘍など高年齢になってから出現する症状の継続的な観察が重要になってくると思われる．

文献

1) Baris HN, Cohen IJ, Mistry PK.: Gaucher disease: the metabolic defect, pathophysiology, phenotypes and natural history. *Pediatr Endocrinol Rev* 2014; **12**（suppl 1）: 72-81.
2) Pagon RA, Adam MP, Ardinger HH, et al: Gaucher Disease, editors. GeneReviews®［Internet］. Seattle（WA）: University of Washington, Seattle; 1993-2015.
3) Mistry PK, Belmatoug N, vom Dahl S, et al: Understanding the natural history of Gaucher disease. *Am J Hematol* 2015; **90**（suppl 1）: S6-11. doi: 10.1002/ajh. 24055.

C 臨床症状

2　1型ゴーシェ病

名古屋セントラル病院ライソゾーム病センター・血液内科　**坪井一哉**

臨床症状

　ゴーシェ病（Gaucher disease）は，本来分解されるべき糖脂質［おもにグルコセレブロシド（glucocerebroside）］が蓄積することにより，肝臓，脾臓などの臓器の腫大や，骨髄ではゴーシェ細胞（図1）の増加が認められる．また，脾腫に伴って赤血球，血小板の破壊が亢進し，貧血，血小板減少症などがみられる．骨病変としては，骨髄にゴーシェ細胞が蓄積し，骨髄内の機械的閉塞や，血管攣縮，血栓症，血流障害などによる激しい痛み，局所的虚血性壊死や骨形成プロセスの障害による構造の変形がみられ，骨皮質が菲薄化し，そのため病的骨折や骨髄炎などが発症する．神経症状としては，精神運動発達遅滞，痙攣，項部後屈，開口困難，斜視，呼吸不全などが認められる．

　ゴーシェ病は発症時期，臨床経過，神経症状の有無により，1型（慢性非神経型），2型（急性神経型），3型（亜急性神経型）に臨床分類される．特に1型は幼児期から成人期にわたり発症し，2型および3型に比べて慢性的に経過する．1型では神経症状を伴わず，肝脾腫（図2），骨病変（図3）が主症状であり，臨床的に幅広い異質性（個人差）を認める．

発症頻度

　ゴーシェ病はアシュケナージ系ユダヤ人（Ashkenazi-Jewish）においては600～2,500人に1人と高い頻度が確認されているが，民族性や遺伝性疾患であることが深く関わっており，正確な統計は現在のところ不明である．しかし，2010年のThe Inernational Collaborative Gaucher Group（ICGG）による報告では[1]，ゴーシェ病の登録症例数は5,710名であり，国別にみると米国1,942名（34%），イスラエル725名（13%），ブラジル551名（10%），英国258名（5%），エジプト207名（4%）であった．正確な統計は得られていないものの，全世界のゴーシェ病患者数は約5,000～10,000名と推定され，わが国では約150名の患者が確認されている．

　患者の基本属性は，ICGGの報告（$n = 5,710$名）では，男性が2,669名（47%），女性が3,041名（53%）と男女比はほぼ同等であった[1]．病型分類（$n = 5,458$名）は，1型が5,005名（92%），2型が62名（1%），3型が391名（7%）であり，全体として9割以上が1型であった[1]．これに対して，わが国では1型が35.3%，2型が31.4%，3型が33.3%という報告があり[2]，諸外国に比べて1型の割合が低く，神経症状を伴う2型および3型の

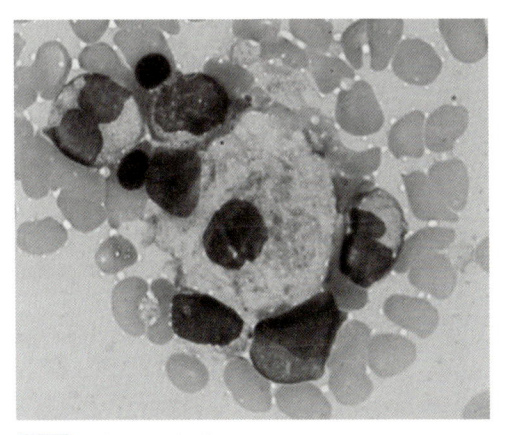

図1　ゴーシェ細胞
メイギムザ（MG）染色（×1,000）．細胞内のライソゾームにグルコセレブロシドなどの糖脂質が蓄積し，細胞質が濃青色に染まる大型の細胞である．特に細胞質にはひっかき傷のようなシワや，白く淡く抜けるような所見が認められる．

C 臨床症状

割合が高いと考えられる[3]．

遺伝子異常

グルコセレブロシダーゼ（glucocerebrosidase）［酸性 β-グルコシダーゼ（acid β-glucosidase）］遺伝子は1番染色体の長腕（1q21）に存在している．

遺伝子変異については地域や人種による違いが報告されており[1]，各国における特徴として，アルゼンチン，イスラエル，米国ではN370S/N370Sが最も多く報告されている[1,4]．また，オーストラリア，ブラジルではN370S/L444Pが多くみられ，ギリシャではN370S/D409Hが，エジプト，日本，メキシコ，ポーランドではL444P/L444Pが，韓国ではL444P/D409Hが報告されている[1]．ゴーシェ病における遺伝子変異と臨床症状の相関は多くの症例で検討されており，ある程度の相関性が報告されている．ゴーシェ病全体では62%にN370Sの変異がみられ，すべて神経症状を伴わない1型である．また，ユダヤ人の多くは1型であり，69.8%にN370Sの変異を認め，肝脾腫や骨症状な

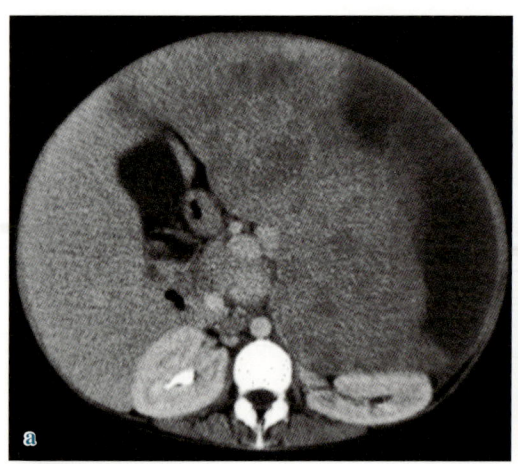

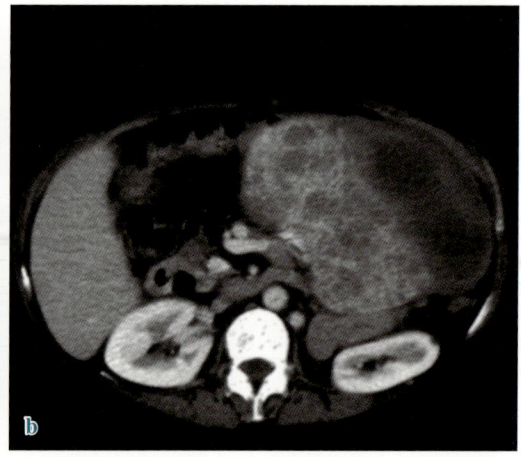

図2 腹部CT所見
a：ERT施行前の所見．腹腔から骨盤腔にまで腫大した著明な脾腫を認める．b：ERT施行3年経過時の所見．脾臓の一部に線維化が認められるものの，ERT開始後，脾腫の著明な縮小を認める．

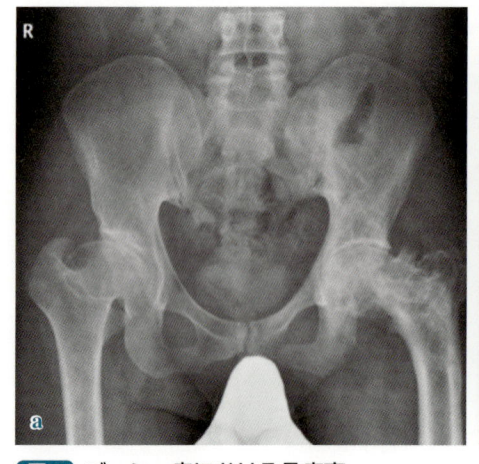

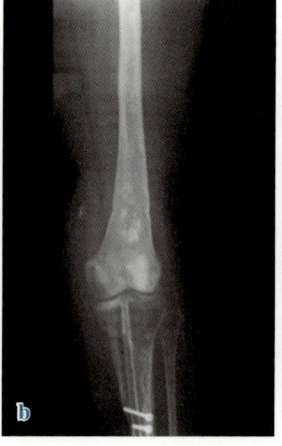

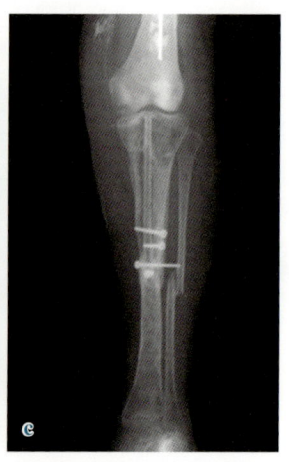

図3 ゴーシェ病における骨病変
両側の大腿骨頭の変形を認める（a）．ゴーシェ病における骨病変には骨痛，骨壊死（大腿骨頭部に最も多い），骨変形［特に遠位大腿骨，エルレンマイヤーフラスコ変形（b）］，骨膜反応，骨クリーゼ，骨膜炎，関節痛，病的骨折（c）などがある．

どの臨床症状は比較的軽度と報告されている[5]．この変異において神経症状は稀である．わが国では重篤な臨床症状を引き起こす L444P の変異が 40.6 % にみられ，また日本人に特有の F213I の変異が 10.9 % に認められたと報告されている[6]．ともに神経症状を伴う重篤な臨床症状を引き起こし，遺伝子変異と臨床症状の相関は現在多くの症例で検討され，徐々に明らかにされてきている[1,5,6]．

治　療

1　酵素補充療法（ERT）

ゴーシェ病は，細胞内ライソゾーム内の加水分解酵素であるグルコセレブロシダーゼが遺伝的に欠損，または活性が低下しているために糖脂質（おもにグルコセレブロシド）を分解できなくなり，肝臓，脾臓，骨髄などにグルコセレブロシドが蓄積する疾患である．酵素補充療法（enzyme replacement therapy；ERT）は，この欠損している酵素を製剤化して体外から点滴で補充し，蓄積したグルコセレブロシドを分解，代謝する治療法である．

現在，わが国では治療薬としてイミグルセラーゼ（imiglucerase）（セレザイム®，ジェンザイム社）とベラグルセラーゼアルファ（velaglucerase alfa）（ビプリブ®，シャイアー社）の2つの薬剤が承認され，これまでに約 150 名の患者が治療を受け，ヘモグロビン濃度，血小板数，肝臓・脾臓容積の改善が認められている[4]．特に 1 型ゴーシェ病においては標準的治療法として確立されてきている[7]．しかし，骨病変に関しては一部で改善が報告されているものの，骨痛や病的骨折などを含め，十分な治療効果は得られていない．今後のさらなる検討が必要であると考えられる．

2　骨髄移植

わが国では，1986 年にゴーシェ病患者（2歳女児）に対して，初めて骨髄移植が実施された．その後，1992 年に国内で骨髄移植が保険適用となり，現在までに 4 例で実施されている．先天代謝異常症の骨髄移植はすでに症状が進行している成人例では効果を期待できないことが多く，移植が行われた 4 例はいずれも低年齢時に行われている．骨髄移植が成功すれば肝脾腫，血小板減少，骨痛などの症状の改善が期待されるが，1 型ゴーシェ病に関しては ERT の安全性，有効性が認められており，移植療法の適応については慎重な検討が必要である．

3　基質合成抑制療法（SRT）

基質合成抑制療法（substrate reduction therapy；SRT）は内因性酵素の活性の低下と基質とのバランスをとるために基質合成を阻害する治療法であり，1 型ゴーシェ病に対して臨床試験が実施され，ミグルスタット（miglustat）（Zavesca®，アクテリオン社）として，2003 年に EU とカナダ，2004 年に米国で承認された．ミグルスタットの適応は，症状が軽〜中等度の 1 型ゴーシェ病の成人例で，何らかの理由（アレルギーや過敏症，静脈確保が困難等）により ERT が適応とならない患者に限局されているものの，イミグルセラーゼによる ERT との併用療法での効果が確認された．ミグルスタット（ブレーザベス®）は日本ではニーマンピック病 C 型（Niemann-Pick disease type C；NPC）への適応が承認されているが，ゴーシェ病に対しては未承認である．また，別の基質合成阻害薬であるエリグルスタット（eliglustat）（サデルガ®，ジェンザイム社）は 1 型ゴーシェ病患者に対する有効性，安全性が確認され，2014 年 8 月に米国で承認された．日本では 2015 年 3 月に承認されている．

1 型におけるモニタリング項目

1 型ゴーシェ病に対する ERT では，貧血，血小板減少症，肝脾腫などの改善を評価項目とし，これらに対するバイオマーカーや臨床検査値の指標を 3 か月毎にモニタリングする．骨病変については長期の治療が必要になるため，1〜3 年毎に検査する．その効果判定には単純 X 線検査だけでは不十分で，大腿骨などの MRI が有用である．また，骨密度測定，二重エネルギー X 線吸収測定法（dual energy X-ray absorptiometry；DXA 法）が有用な場合もある．治療を変更する場合（投与量を変更する場合）や個々の患者の状況によって，モニタリングの間隔を変更することがある．

C 臨床症状

日本人の1型ゴーシェ病はユダヤ人の1型に比べて，重症かつ進行型であることが報告されている[2,6]．また，日本人の1型ゴーシェ病の一部は経過中に3型ゴーシェ病へ移行することが報告されており，神経学的検査や眼球運動に対するチェックを継続的に行う必要がある[2,6]．

血液疾患との関連性

ゴーシェ病患者で悪性腫瘍を併発する危険性に関していくつかの報告があり，特に多発性骨髄腫との報告例[8-10]が多くみられる．Rosenbloomらの報告では，ゴーシェ病患者2,742例を解析した結果，多発性骨髄腫の合併が10例にみられ，基本属性をそろえた健常者との比較による相対危険度は5.9（95％ CI 2.8-10.8）であり，骨髄腫を併発する危険性を示唆する結果であった[8]．de Fostらは，1型ゴーシェ病患者131例のうち5例が血液腫瘍（骨髄腫）を発症し，相対危険度は12.7（95％ CI 17.1-510.5）であり，同様に骨髄腫を併発する危険性を報告している[9]．Zimranらの報告によると，1型ゴーシェ病患者505例のうち20例に悪性腫瘍の合併がみられ，おもな腫瘍としては悪性リンパ腫と骨髄異形成症候群が3例，多発性骨髄腫が2例であった[10]．骨髄腫のほかに悪性リンパ腫の合併も複数報告されており，B細胞性リンパ腫の報告がみられる．現時点，関連性は不明であるが，今後の研究の発展により病態の解明が期待される．

症例提示

症　例	41歳（ERT開始時），女性．	
家族歴	家族歴あり（姉がゴーシェ病）．	
既往歴	特記事項なし．	
現病歴	29歳時に感冒様症状があり，近医を受診した．このとき，脾腫，血小板減少症，貧血を指摘された．精査目的で血液内科に紹介され，骨髄検査，グルコセレブロシダーゼ活性よりゴーシェ病と診断した．以後，無治療で経過観察を行っていたが，36歳頃より脾腫の悪化を認め，貧血も進行してきたため，鉄剤を投与し赤血球輸血を行った．40歳頃より脾腫，腹部膨満感はさらに増悪し，41歳頃には腹壁静脈の怒脹，および両下肢の浮腫が認められ，治療目的での入院となった[7]．	
身体所見	身長/体重	157 cm/51.5 kg
	眼　部	結膜に貧血を認める．黄疸は認めない．
	頸　部	リンパ節，甲状腺の腫大を認めない．
	胸　部	心音，呼吸音に異常を認めない．
	腹　部	著明な脾臓の腫大を認める．腹壁静脈の怒張を認める．臍部腹囲106 cm．
	下　肢	両下肢に浮腫を認める．
	神経学的所見	異常を認めない．
検査所見	一般血液所見	WBC $3.3 \times 10^3/\mu L$（好中球52%，単球3%，リンパ球45%），RBC $2.36 \times 10^6/\mu L$，Hg 6.6 g/dL，Ht 20.6%，PLT $60 \times 10^3/\mu L$．
	血液生化学検査	T-Bil 1.1 mg/dL，AST 39 U/L，ALT 10 U/L，LDH 341 U/L，TC 81 mg/dL，BG 76 mg/dL，BUN 14 mg/dL，Cr 0.3 mg/dL，UA 6.5 mg/dL，Na 137 mEq/L，K 3.9 mEq/L，Cl 100 mEq/L，Ca 7.6 mEq/L，TP 5.9 g/dL，Alb 3.0 g/dL，血清酸性フォスファターゼ（ACP）94.7 IU/L，アンジオテンシン変換酵素（ACE）134.5 IU/L．
	骨髄検査	有核細胞数 $259 \times 10^3/\mu L$，ゴーシェ細胞（図1）を認める．
	酵素活性測定	培養皮膚線維芽細胞中のグルコセレブロシダーゼ活性の低下を認める（8.7 nmol/mg protein/hr，Control 81 nmol/mg protein/hr）．
	遺伝子解析	不明．
	腹部CT	肝臓の腫大と，脾臓の著明な腫大を認める（図2）．

確定診断	腹部CTで著明な脾腫を認め，血液検査で貧血や血小板数減少，生化学検査でACP，ACEの増加を認めた．骨髄検査でゴーシェ細胞を認め，培養皮膚線維芽細胞中のグルコセレブロシダーゼ活性の低下に加え，神経学的所見に異常を認めなかったこと，聴性脳幹反応（auditory brainstem response；ABR）検査，脳波などにも異常を伴わなかったことから1型ゴーシェ病と診断した．
治療	脾腫の悪化により，腹壁静脈の怒張や両下肢の浮腫が認められ，1995年9月（41歳），胎盤より抽出したグルコセレブロシダーゼ［アルグルセラーゼ（alglucerase）（セレデース®）］を使用しERTを開始した．1998年3月（43歳），薬剤切り替えのため，遺伝子組換え型グルコセレブロシダーゼ［イミグルセラーゼ（セレザイム®）］に変更し治療を継続した．投与量は両薬剤とも2週毎に60 U/kgにて行った． 　治療開始後，肝脾腫，腹部膨満感は徐々に改善し，腹囲は治療開始から1年で106 cmから104 cm（治療前値に対して98 %），3年で89 cm（84 %），約20年で84 cm（79 %）まで減少した．腹部CTにおいても同様に，肝臓の縮小と脾臓の著明な縮小が認められた（図2）．血液検査で，ヘモグロビン濃度，血小板数はそれぞれ改善を認め，ACP，ACEも治療開始とともに低下を認めた． 　約20年の全観察期間において，点滴投与時関連反応は認められず，またヒト免疫不全ウイルス（human immunodeficiency virus；HIV），C型肝炎ウイルス（hepatitis C virus；HCV）を含めた感染症検査，アルグルセラーゼ，イミグルセラーゼに対する抗体検査も陰性であった．

おわりに

　本項では1型ゴーシェ病について概説した．ゴーシェ病は極めて稀な疾患であるが，1型ゴーシェ病に対する治療法は確立されてきている．一般診療において，原因不明の肝脾腫や貧血，血小板減少症などをみた際には，ゴーシェ病も鑑別疾患として念頭に置く必要がある．

文　献

1) The International Collaborative Gaucher Group: Gaucher Registry 2010 Annual Report（Data cutoff 31 Dec. 2009）．Genzyme corp. 2010.
2) 井田博幸，衞藤義勝，田中あけみ，他：日本人Gaucher病（I型，II型およびIII型）患者に対するセレザイムの8年間の製造販売後調査結果による有効性と安全性の検討．小児科診療 2013; **8**: 1325-1334.
3) 坪井一哉：わが国におけるゴーシェ病の病態・診断・治療の現状．血液フロンティア 2015; **25**: 92-102.
4) Weinreb NJ, Goldblatt J, Villalobos J, *et al*: Long-term clinical outcomes in type 1 Gaucher disease following 10 years of imiglucerase treatment. *J Inherit Metab Dis* 2013; **36**: 543-553.
5) Zimran A, Gelbart T, Westwood B, *et al*: High frequency of the Gaucher disease mutation at nucleotide 1226 among Ashkenazi Jews. *Am J Hum Genet* 1991; **49**: 855-859.
6) 井田博幸：日本人ゴーシェ病の臨床的，分子生物学的研究．日先天代謝異常会誌 2002; **18**: 26-30.
7) Tsuboi K, Iida S, Kato M, *et al*: Improvement of splenomegaly and pancytopenia by enzyme replacement therapy against type 1 Gaucher disease: a report of sibling cases. *Int J Hematol* 2001; **73**: 356-362.
8) Rosenbloom BE, Weinreb NJ, Zimran A: Gaucher disease and cancer incidence: a study from the Gaucher Registry. *Blood* 2005: **105**: 4569-4572.
9) de Forst M, vom Dahl S, Weverling GJ, *et al*: Increased incidence of cancer in adult Gaucher disease in Western Europe. *Blood Cells Mol Dis* 2006; **36**: 53-58.
10) Zimran A, Liphshitz I, Barchana M, *et al*: Incidence of malignancies among patients with type 1 Gaucher disease from a single referral clinic. *Blood Cells Mol Dis* 2005; **34**: 197-200.

C 臨床症状

3　2型ゴーシェ病

東京慈恵会医科大学小児科　**若林太一**

　ゴーシェ病（Gaucher disease）は，ライソゾーム酵素であるグルコセレブロシダーゼ（glucocerebrosidase）［酸性 β-グルコシダーゼ（acid β-glucosidase）］酵素の活性低下により，基質であるグルコセレブロシド（glucocerebroside）が細網内皮系に蓄積して発症する遺伝性疾患である．臨床病型は神経症状の有無と重症度により分類され，1型は「慢性非神経型ゴーシェ病」，2型および3型は「神経型ゴーシェ病」と呼ばれる．神経型のうち，2型は「急性神経型」と呼ばれ，乳児期に発症し，精神運動発達遅滞，痙攣，筋緊張亢進など急速進行性の神経症状を特徴とする．2型における最重症型とされる新生児型（周産期致死型）は胎児水腫などにより周産期死亡を起こす．一方，3型は「亜急性神経型」と呼ばれ，発症時期は乳幼児から成人まで様々である．2型と3型の早期発症例についてはその後の臨床経過や症状から分けられるものであり，明確な基準はない（図1）[1]．

　欧米のゴーシェ病患者において，神経型（2型，3型）の頻度は6％であるが，2型のみではわずか1％である（図2）[2]．一方，日本人ゴーシェ病患者の神経型の頻度は58％と高く，2型のみでも24％を占める（図2）[3]．したがって，日本人のゴーシェ病を診療するにあたっては，神経型ゴーシェ病の特徴をよく理解しておくことが重要である．

　本項では，2型（急性神経型）ゴーシェ病における臨床症状，臨床検査，遺伝的背景，治療法について，過去の報告から引用し解説する．

臨床症状

1　新生児型（周産期致死型）

　最重症型では非免疫性胎児水腫を引き起こし，子宮内胎児死亡となる．胎児水腫の原因については諸説あるが，①脾腫や骨髄内のゴーシェ細胞の占拠から貧血が誘導され，高排出性心不全を起こすという説，②大量に発生したゴーシェ細胞が肝臓の微小血管を閉塞させ，肝機能障害から低蛋白血症を起こすという説などがある．

　子宮内胎児死亡とならず出生に至った場合は，いわゆる「コロジオンベビー（collodion baby）」と呼ばれる先天性魚鱗癬を引き起こす．グルコセレブロシドが異常蓄積した角質層は水分保持力が低下し，体液の喪失につながる．無呼吸発作や哺乳力低下，喘鳴，後弓反張，肝脾腫に伴う貧血や血小板数の減少，肺の低形成など多様な症状を引き起こし，通常は出生後3か月以内に死亡する．耳介低位や鞍鼻を認めることもある．

　新生児型の詳細については，本書「C-5 新生児型ゴーシェ病」を参照されたい．

2　非新生児型

　ゴーシェ病で最も頻度の高い症状は肝脾腫である．1型や3型と同様に2型においても肝脾腫は最も頻度の高い症状である．しかし，2型では肝脾腫に先行して眼球運動障害，斜視，筋緊張亢進が出現しやすく，さらに喉頭痙攣による喘鳴や嚥下障害なども主要な兆候である[4,5]．また，成長障害や発達障害を伴う．2型における様々な主要症状の出現時期は生後4〜8か月前後に集中してお

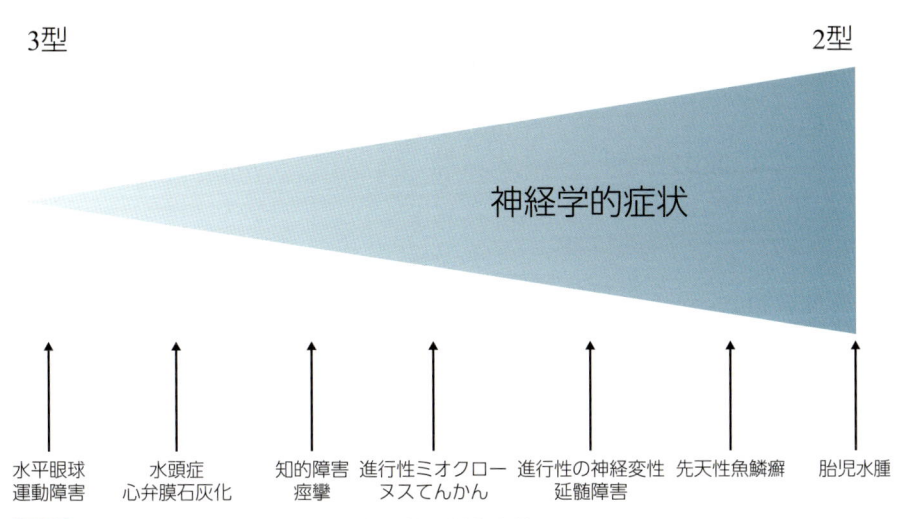

図1 神経型（2型，3型）ゴーシェ病の神経学的症状
（Goker-Alpan O, et al: J Pediatr 2003; **143**: 273-276 より改変）

神経学的症状（3型←→2型）：水平眼球運動障害／水頭症・心弁膜石灰化／知的障害・痙攣／進行性ミオクローヌスてんかん／進行性の神経変性・延髄障害／先天性魚鱗癬／胎児水腫

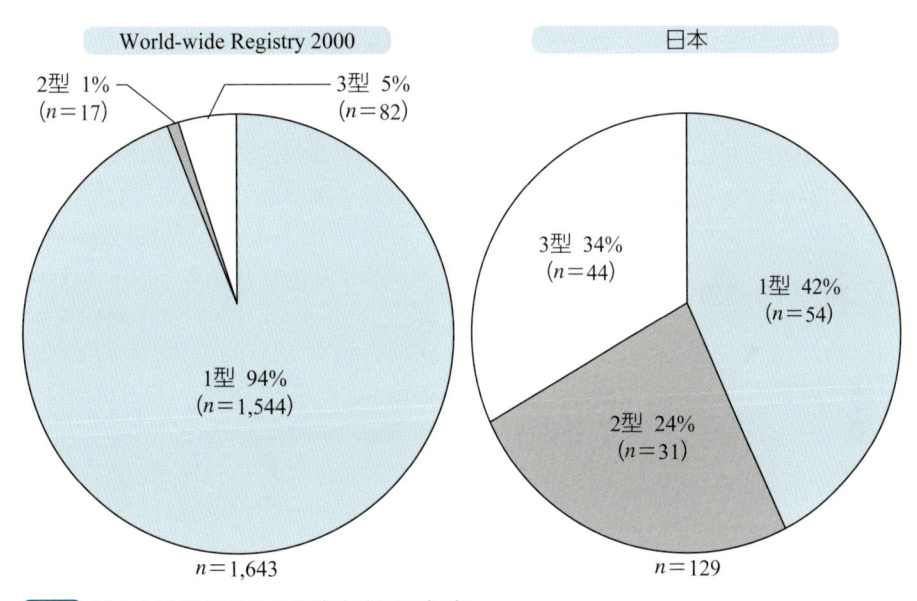

図2 日本と欧米における各臨床病型の頻度
（Charrow J, et al: Arch Intern Med 2000; **160**: 2835／Tajima A, et al: Mol Genet Metab 2009; **97**: 272-277）

World-wide Registry 2000
- 2型 1%（n＝17）
- 3型 5%（n＝82）
- 1型 94%（n＝1,544）
- n＝1,643

日本
- 3型 34%（n＝44）
- 1型 42%（n＝54）
- 2型 24%（n＝31）
- n＝129

り，肝脾腫のみに捉われずに注意深く観察することが早期診断につながる．進行性ミオクローヌスてんかん（progressive myoclonus epilepsy；PME）や小頭症は比較的遅い時期に出現するが，その頻度は低い．最終的には神経症状の一環として無呼吸発作が悪化し致命的となることが多い．

検査所見

1 初期検査

　ゴーシェ病では一般的に貧血や血小板数の減少を認める．その要因は脾腫に伴う脾機能亢進である．2型でも同様に貧血や血小板数の減少を認めるが，先に述べたように脾腫に先行する症状から

C 臨床症状

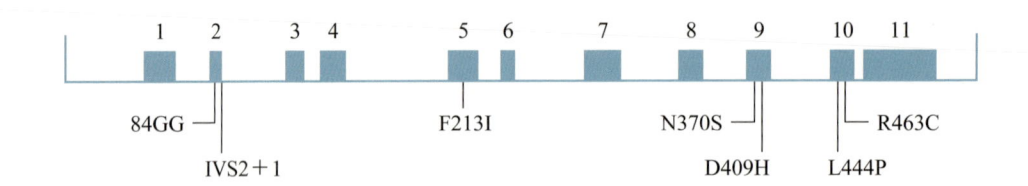

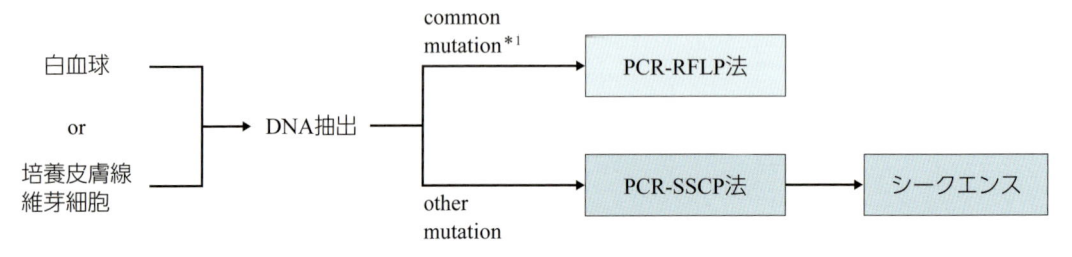

図3 グルコセレブロシダーゼ遺伝子の構造と common mutation
*1：84GG, IVS2+1, F213I, N370S, D409H, L444P, R463C.

2型ゴーシェ病を疑った場合はこの限りではない．ゴーシェ病ではアンジオテンシン変換酵素（ACE）値や血清酸性フォスファターゼ（ACP）値が上昇することが知られており，2型においても有用なマーカーと考えられるが，その上昇には一貫性がないとの見解もあり，慎重な評価が必要である．

2 確定診断のための検査

他の病型と同様に，確定診断には白血球もしくは培養皮膚線維芽細胞によるグルコセレブロシダーゼ活性の測定が必要である．また，骨髄中のゴーシェ細胞の同定も有用である．詳細については，本書「D 診断」の各項を参照されたい．

3 重症度評価，治療効果判定

ゴーシェ病の重症度評価，治療効果判定に有用なのが，キチン分解酵素であるキトトリオシダーゼ（chitotriosidase）である．これは基質であるグルコセレブロシドがマクロファージに蓄積すると過剰に分泌され，基質の蓄積量とキトトリオシダーゼの分泌量には相関性があるためである[6]．しかしながら，現在わが国では保険収載されておらず，測定することは困難である．

遺伝子変異

グルコセレブロシド遺伝子は1番染色体の長腕（1q21）に存在し，11のエクソンからなる．ゴーシェ病には7つの common mutation が存在する（84GG，IVS2+1，F213I，N370S，D409H，L444P，R463C）．筆者らの施設では，白血球または培養皮膚線維芽細胞から抽出したDNAよりポリメラーゼ連鎖反応（polymerase chain reaction；PCR）法と制限酵素切断片長多型（restriction fragment length polymorphosm；RFLP）法を用いて common mutation を検索している（PCR-RFLP法）．common mutation が確定されない場合は次にPCR法と single strand conformation polymorphism（SSCP）法で他の変異を検索する（PCR-SSCP法）（図3）．

過去の報告では非神経型にリンクするN370S変異は日本人において同定されておらず，このことがわが国において神経型ゴーシェ病の割合が高い要因となっている[7]．日本人ゴーシェ病患者で最も多くみられるL444P変異[7]は2型患者でも最多であり，2型では次いでIVS2+1 G>A変異，RecNciI変異*1，R120W変異も多い[4]．一方，日本人ゴーシェ病患者においてL444P変異に次いで多く同定されるF213I変異，D409H変異は3型で多く同定されている[3]．

治療

現時点，2型ゴーシェ病に対する根本的な治療法はない．

1 酵素補充療法（ERT）

　酵素補充療法（enzyme replacement therapy；ERT）の1型ゴーシェ病における有効性は既知の通りであるが，2型においても肝脾腫や貧血，血小板数減少などへの効果が期待される．しかしながら，酵素は血液脳関門を通過できないため，2型における神経症状に対しては無効である．また，同胞例において神経症状の出現前にERTを行うことも試みられたが，その有効性は否定されている．酵素を脳室内に直接投与する方法も神経症状への効果は得られなかった．

2 骨髄移植

　ライソゾーム病（lysosomal storage disease）の治療の選択肢として骨髄移植が選択されることがあるが，2型における有効性は否定的である．

3 対症療法

　前述の通り，2型ゴーシェ病では多様な症状が引き起こされる．特に喉頭痙攣や無呼吸発作はそれ自体が致命的となり，また病気の進行に伴って悪化していく．そのため，呼吸管理を含む全身的包括的な医療によるサポートが必要となる．

4 今後期待される治療法

a シャペロン療法

　低分子によるシャペロン療法（chaperone therapy）は血液脳関門を通過して中枢神経病変にも有効な可能性がある．しかしながらシャペロン療法はその特性から効果を期待できる遺伝子変異が限定されており，2型ゴーシェ病に対してどこまで臨床応用できるかは今後の課題である．現在わが国において，3型を中心に神経型ゴーシェ病に対するアンブロキソール（ambroxol）（ムコソルバン®）を用いたシャペロン療法の臨床試験が行われている．

b 基質合成抑制療法（SRT）

　蓄積する基質の合成自体を抑制することにより，病気の発症や進行を抑える目的で開発されたのが基質合成抑制療法（substrate reduction therapy；SRT）である．しかし，現時点では2型ゴーシェ病に対して臨床的に有効性が確立した薬剤はない．一方，モデルマウスを使用した研究では，SRTにより脳内での基質合成を抑制したとの報告[8]もあり，今後の発展が望まれる．

c 遺伝子治療

　様々なライソゾーム病に対する遺伝子治療の研究がなされ，その有効性が確認されている．特に異染性白質ジストロフィー（metachromatic leukodystrophy；MLD）では臨床治験が行われ，患者レベルでの治療効果が得られている．2型ゴーシェ病においても有効な治療法の1つとなる可能性がある．

文献

1) Goker-Alpan O, Schiffmann R, Park JK, et al: Phenotypic continuum in neuronopathic Gaucher disease: an intermediate phenotype between type 2 and type 3. J Pediatr 2003; **143**: 273-276.
2) Charrow J, Andersson HC, Kaplan P, et al: The Gaucher Registry. Arch Intern Med 2000; **160**: 2835.
3) Tajima A, Yokoi T, Ariga M, et al: Clinical and genetic study of Japanese patients with type 3 Gaucher disease. Mol Genet Metab 2009; **97**: 272-277.
4) Weiss K, Gonzalez AN, Lopez G, et al: The clinical management of type 2 Gaucher disease. Mol Genet Metab 2015; **114**: 110-122.
5) Mignot C, Doummar D, Maire I, et al: Type 2 Gaucher disease: 15 new cases and review of the literature. Brain Dev 2006; **28**: 39-48.
6) Aerts JM, van Breemen MJ, Bussink AP, et al: Biomarkers for lysosomal storage disorders: identification and application as exemplified by chitotriosidase in Gaucher disease. Acta Paediatr 2008; **97**（suppl）: 7-14.
7) Ida H, Rennert OM, Kawame H, et al: Mutation prevalence among 47 unrelated Japanese patients with Gaucher disease: identification of four novel mutations. J Inherit Metab Dis 1997; **20**: 67-73.
8) Cabrera-Salazar MA, Deriso M, Bercury SD, et al: Systemic delivery of a glucosylceramide synthase inhibitor reduces CNS substrates and increases lifespan in a mouse model of type 2 Gaucher disease. PLoS One 2012; **7**: 1-9.

---

*1：グルコセレブロシド遺伝子には偽遺伝子が存在する．偽遺伝子はグルコセレブロシド遺伝子に塩基配列が類似しており，かつグルコセレブロシド遺伝子に近接して存在している．これらは近接しているためにリコンビネーションが起こりやすく，それにより偽遺伝子に存在した変異が出現する．その1例がRecNciI変異であり，そのなかにはcommon mutationの1つであるL444P変異も含まれてくる（本書「B-3 遺伝子変異」の図1-3を参照）．

C 臨床症状

4　3型ゴーシェ病

鳥取大学医学部脳神経小児科　**成田　綾**

　ゴーシェ病（Gaucher disease）は，ライソゾームに存在する加水分解酵素の1つであるグルコセレブロシダーゼ（glucocerebrosidase）［酸性 β-グルコシダーゼ（acid β-glucosidase）］の遺伝子変異により発症する常染色体劣性遺伝形式の先天代謝異常症である．グルコセレブロシダーゼの活性低下または欠損により，グルコセレブロシド（glucocerebroside）がマクロファージなどの細網内皮系に進行性に蓄積する．中でも肝臓，脾臓，骨髄にグルコセレブロシドの顕著な蓄積を生じ，貧血や血小板数減少，骨症状を生じる．また，グルコセレブロシドのリゾ体であるグルコシルスフィンゴシン（glucosylsphingosine）などのメディエータが中枢神経変性に関与すると考えられているが，その神経変性機序の詳細は明らかにされていない．

　ゴーシェ病は原発性中枢神経症状の有無と重症度により，1型（慢性非神経型），2型（急性神経型），3型（亜急性神経型）に臨床分類される．2型と3型の臨床的区別は発症時期と神経症状の経過によって行われ，新生児期から乳児期に発症し，急速な神経症状の進行を呈するものを2型とし，3型は2型より発症年齢と神経症状の進行速度が緩徐であるとされるが，2型と3型の疾患経過には連続性があり，必ずしも明確に区分できるわけではない[1]．また，初診時の診断が1型であっても，経過観察中に神経症状を呈して3型に移行する症例が知られており[2]，初診時に神経症状がなくとも十分に注意して観察する必要がある．

疫　学

　ゴーシェ病はすべての人種で発症するが，その有病率や病型分布は人種により異なる．欧米では1型患者が全患者数の90％を占め，有病率は1.16人/10万人程度，神経型（2型，3型）は0.26人/10万人と推定されている[3]．一方，わが国におけるゴーシェ病の有病率は全体で1人/33万人で，その内訳は1型1人/56万人，2型1人/230万人，3型1人/117万人（神経型で1人/120万人）と推定され，神経型が約60％を占めることが特徴である[2,4]．

　この臨床病型の分布の違いはグルコセレブロシダーゼ遺伝子変異の分布の違いに起因すると考えられている．すなわち，欧米では1型の表現型と関連するとされるN370S変異を多く認めるが，わが国や韓国ではN370S変異の報告はこれまでなく，逆に神経型に関連するとされるL444P変異を高頻度に認める．したがって，このような遺伝子分布の特徴が，わが国における臨床病型の特徴の要因の1つと考えられている．

臨床病型

　3型の臨床像は，症状や発症時期，重症度など多くの点で2型よりも多様性に富むことが知られている（表1）．眼球運動障害や痙攣，ミオクローヌス，精神運動発達遅滞・退行，失調，不随意運動などを呈し，進行速度は2型と比して緩徐である．

　3型は3つの亜系に分類される．3a型は前述の多様な神経症状，特にミオクローヌスや知的退行を呈するものを指す．3b型は神経症状が眼球運動障害のみで，重篤な臓器症状と骨症状を呈するものを指す．眼球運動障害の評価は，診察協力の得られにくい小児の場合や，定量的測定法を用いないと判断がむずかしい軽微な症例もいるため，1型との鑑別が困難なことがある．3c型は上記の神

表1 神経型（2型，3型）ゴーシェ病の臨床病型

臨床病型	2型 新生児型（周産期致死型）	2型 古典型	3型 3a型	3型 3b型	3型 3c型
発症時期	出生時～新生児期	乳児期	幼児期～成人期		
魚鱗癬	＋＋＋＋	－	－	－	－
肝脾腫	＋＋＋	＋＋＋	＋→＋＋＋	＋＋＋＋	＋→＋＋
骨クリーゼ/骨折	－	－	＋	＋→＋＋	＋
心弁膜/大動脈石灰化	－	－	－	－	＋→＋＋＋＋
神経変性の経過	＋＋＋	＋＋＋＋	＋＋→＋＋＋	＋→＋＋	＋
生命予後	1か月未満	2歳未満	20～40代	10～40代	10～40代

〔Grabowski GA, et al: The Online Metabolic and Molecular Basis of Inherited Disease（OMMBID），2014より改変〕

経症状に加えて，心弁膜石灰化や角膜混濁，交通性水頭症を呈し，D409H変異に関連して認められる．

臨床症状

3型ゴーシェ病の発症年齢は様々で，乳児期から成人になって診断される症例まである．また神経症状も多様で，眼球運動障害や痙攣，ミオクローヌス発作，精神運動発達遅滞・退行，失調，不随意運動などを呈するが，神経症状の初発症状として重要なのが眼球運動障害である[5,6]．

1 眼球運動障害

眼球運動障害は神経型ゴーシェ病患者の約70％に認められ，発症年齢（中央値）は2歳で，水平性眼球運動障害が最も多い．滑動性眼球運動（smooth pursuit）は速度が緩徐になることもあるが概ね保たれるのに対して，衝動性眼球運動（saccade）がより障害されるため眼球運動失行を呈する．つまり，物をみるときに眼球運動に先行して頭部を横に振って目線を合わせようとする代償行為であり，この状態を"head thrusting"という．head thrustingは眼球運動失行の特徴的な所見であるが，神経型ゴーシェ病では約半数にしか認められず，その代わりに眼球運動直前の瞬目（blinking）や眼球を弓状に上転させながら水平性追視を行うことがある．また，水平性に加えて，垂直性眼球運動障害や斜視，眼瞼下垂などを伴うこともある．

2型ゴーシェ病では生後3か月位までの眼球運動は正常にみえるが，6か月頃から目線が合わない，追視をしなくなるなどの視覚刺激に対する退行や斜視を認めることが多く，退行して頸定不良となったあとでもhead thrustingを認めることがある．一方，3型ゴーシェ病では幼児期から症状が出現する場合もあるが，軽微なために成人期になって初めて指摘されることがある．眼球運動障害による自覚症状はないことが多い．眼球運動障害は1型の経過観察中に神経症状を呈して3型と再診断される移行型においても初発の神経症状として認められることから，継続的な評価が必要である．なお，乳幼児では眼球運動評価の診察協力を得ることがむずかしいことも多いが，視運動性眼振（生後1か月以上で通常はmanual spinningにて誘発可能）や前庭眼反射の消失（locking-up）が衝動性眼球運動障害の簡便な評価法として有用である．

2 痙攣，ミオクローヌスてんかん

3型ゴーシェ病ではてんかん発作（強直間代発作，強直発作，ミオクロニー発作等）を呈する．強直間代発作や強直発作に加えて，ミオクローヌス，知的退行や失調を伴う場合，臨床的に進行性ミオクローヌスてんかん（progressive myoclonus epilepsy；PME）と診断されることがある．PMEはミオクローヌス，てんかん発作を主症状とし，知的障害や小脳性運動失調をきたす疾患の総称であ

り，稀な病態であるが，遺伝学的診断法の進歩によって引き起こす疾患が明らかにされている．

その基礎疾患の1つとして，3型ゴーシェ病があげられる．その他の原因で生じるPMEと同様に，3型ゴーシェ病でみられるミオクロニー発作は刺激過敏性（光刺激で誘発される等）で随意運動により増悪する傾向がある．また，薬剤抵抗性でコントロールに難渋することが多い．3型ゴーシェ病のなかでも，複合ヘテロ接合変異の片アレルにN188S変異を有する患者は，14歳前後にPMEにて発症し，肝脾腫や血小板数減少などゴーシェ病に特徴的な全身所見は軽度で，残存酵素活性が比較的高値を示す傾向がある[7,8]．N188S変異の症例はアジア人から多く報告されている．全身症状からゴーシェ病を疑うことが困難な状況も想定されるので，鑑別の際には注意を要する．

検査所見

肝脾腫，貧血，血小板減少症やアンジオテンシン変換酵素（ACE），酸性フォスファターゼ（ACP）の上昇などは1型や2型と共通して認められる．一方で，診断時に貧血や血小板減少症を認めた神経型患者は約50〜60％であったとする報告もあり[6]，必ずしも神経症状と同時に顕著な血液学的異常を認めない場合もある．

神経学的評価で神経型ゴーシェ病に特徴的なものは聴性脳幹反応（auditory brainstem response；ABR）である．神経型ゴーシェ病では聴覚が正常に保たれている場合でもABRのI〜III波潜時の延長やIII波以降の波形消失を認めることが知られており，診断の一助となる．脳波は背景活動の徐波化と多焦点性の突発波を認め，光過敏性を呈することが多いが，疾患特異的な所見はない．体性感覚誘発電位（somatosensory evoked potentials；SEP）や視覚誘発電位（visual evoked potentials；VEP）では，潜時の遅延や皮質過敏性を反映した巨大電位（giant SEPやgiant VEP）を認めることがある．画像検査ではびまん性脳萎縮を呈するが，非特異的である．

診　断

神経型ゴーシェ病の診断はすべての病型で共通する．すなわち，リンパ球または培養皮膚線維芽細胞によるグルコセレブロシダーゼ活性測定で低下を認めることと，グルコセレブロシダーゼ遺伝子変異を認めることである．

鑑別診断

鑑別疾患としては，肝脾腫に神経症状を伴うほかのライソゾーム病（lysosomal storage disease）（ニーマンピック病C型，ニーマンピック病A型，GM_1ガングリオシドーシス等）やPMEを呈する病態［シアリドーシスI型，ガラクトシアリドーシス（若年・成人型），神経セロイドリポフスチン症，赤色ぼろ線維を伴うミオクローヌスてんかん（MEERF），歯状核赤核淡蒼球ルイ体萎縮症（DRPLA）等］，サポシンC欠損症，action myoclonus-renal failure syndrome（AMRF）などがある．

治療と予後

ゴーシェ病の治療として，現在わが国で承認されている特異的治療法は酵素補充療法（enzyme replacement therapy；ERT）と基質合成抑制療法（substrate reduction therapy；SRT）である．

ERTは1998年にわが国でも承認され，すべての病型に対して標準治療となっている．国内ではイミグルセラーゼ（imiglucerase）（セレザイム®）とベラグルセラーゼアルファ（velaglucerase alfa）（ビプリブ®）の2剤が使用可能であるが，血液脳関門の通過性に乏しいため，一般に中枢神経系への効果はないとされる．高用量のERTに関しても現時点では有効性を示すエビデンスはない．

SRTは，海外では1型患者に対してミグルスタット（miglustat）（ブレーザベス®）が承認されている．3型患者に対する神経学的有効性を評価する無作為化比較試験が行われたが，神経学的改善（エンドポイントは眼球運動障害）は得られなかったとされた[9]．一方，少数ではあるが，眼球運動障害の進行抑制や改善，ミオクローヌスや痙攣の改善などの報告もある．わが国では2015年にエリグルスタット（eliglustat）（サデルガ®）が承認されたが，血液脳関門の通過性の問題からERTと同様に中枢神経系への効果はないとされる．

ERTやSRTによって神経型ゴーシェ病患者の生

命予後は改善しつつあるものの，神経学的予後については依然として改善が乏しく，神経型ゴーシェ病の治療は対症療法（抗痙攣薬，抗痙縮薬，呼吸管理，栄養管理等）が中心である．現在，神経症状に対する治療法の研究が進められており，酵素製剤の中枢内投与（脳室内投与等）や遺伝子治療，シャペロン療法（chaperone therapy）などが検討されている．シャペロン療法に関しては，ERT 併用下でのアンブロキソール（ambroxol）（ムコソルバン®）を用いた臨床研究が国内で行われており，ミオクローヌスや対光反射異常の改善が報告されている[10]．

文献

1) Grabowski GA, Petsko GA, Kolodny EH: *The Online Metabolic and Molecular Basis of Inherited Disease*（*OMMBID*），2014.
2) Tajima A, Yokoi T, Ariga M, *et al*: Clinical and genetic study of Japanese patients with type 3 Gaucher disease. *Mol Genet Metab* 2009; **97**: 272-277.
3) Poorthuis BJ, Wevers RA, Kleijer WJ, *et al*: The frequency of lysosomal storage diseases in The Netherlands. *Hum Genet* 1999; **105**: 151-156.
4) 大和田 操，衞藤義勝，北川照男：わが国における Gaucher 病の実態．日本小児会誌 2000; **104**: 717-722.
5) Kraoua I, Sedel F, Caillaud C, *et al*: A French experience of type 3 Gaucher disease: Phenotypic diversity and neurological outcome of 10 patients. *Brain Dev* 2011; **33**: 131-139.
6) Tylki-Szymanska A, Vellodi A, El-Beshlawy A, *et al*: Neuronopathic Gaucher disease: demographic and clinical features of 131 patients enrolled in the International Collaborative Gaucher Group Neurological Outcomes Subregistry. *J Inherit Metab Dis* 2010; **33**: 339-346.
7) Park JK, Orvisky E, Tayebi N, *et al*: Myoclonic epilepsy in Gaucher disease: genotype-phenotype insights from a rare patient subgroup. *Pediatr Res* 2003; **53**: 387-395.
8) Tajima A, Ohashi T, Hamano S, *et al*: Gaucher disease patient with myoclonus epilepsy and a novel mutation. *Pediatric Neurology* 2010; **42**: 65-68.
9) Schiffmann R, FitzGibbon EJ, Harris C, *et al*: Randomized, controlled trial of miglustat in Gaucher's disease type 3. *Ann Neurol* 2008; **64**: 514-522.
10) Narita A, Shirai K, Itamura S, *et al*: Ambroxol chaperone therapy for neuronopathic Gaucher disease: A pilot study. *Ann Clin Transl Neurol* 2016; **3**: 200-215.

C 臨床症状

5 新生児型ゴーシェ病

東京慈恵会医科大学小児科　小林正久

新生児型（周産期致死型）の概念

　ゴーシェ病（Gaucher disease）の臨床病型は，一般的に神経症状の有無と発症時期により，1型（慢性非神経型），2型（急性神経型），3型（亜急性神経型）の3つに分類される．これらの臨床病型では2型が最も重症型であるが，1980年代後半から2型の最重症型として新生児型［周産期致死型（perinatal-lethal type）］が報告されるようになった[1-4]．典型的な2型では乳児期に肝脾腫，精神運動発達遅滞，痙攣を発症し，急速に神経症状が進行して幼児期に死亡するが，新生児型では出生時からコロジオンベビー（collodion baby），肝脾腫，胎児水腫，関節拘縮などの症状を認め，神経症状（最終的には体動が消失する），肝機能障害が進行して出生後数時間から3か月以内に死亡する．

　1992年に世界で初めて報告されたゴーシェ病のモデルマウスは，ゴーシェ病の原因酵素であるグルコセレブロシダーゼ（glucocerebrosidase）［酸性 β-グルコシダーゼ（acid β-glucosidase）］の酵素活性領域をコードするエクソン9と10をノックアウトし，酵素活性を完全に失活（null mutation）させたモデルマウスであった[5]．その結果，このモデルマウスは出生時から重度のチアノーゼを認め，体動がなく，全例が生後24時間以内に死亡し，従来最重症型と考えられていた2型より重篤な表現型を示した．このことから，このモデルマウスはヒトの新生児型ゴーシェ病のモデルと考えられ，モデルマウスの臨床的重症度から新生児型ゴーシェ病の認知度が高まった．

　新生児型ゴーシェ病の特徴は，出生時にすでにコロジオンベビー，肝脾腫，体動の低下（akinesia），胎児水腫などの症状を発症している（無症状期がない）ことであり，従来の2型とは明らかに異なる臨床症状を呈する．今日の病型分類では，新生児型は2型の最重症型として分類されるのが一般的である．

新生児型の自然歴

　Mignot[3,4]らは，既報例を含めた新生児型ゴーシェ病43例について従来の2型ゴーシェ病76例と比較し，以下のように自然歴の検討を行った（表1）[4]．

1　診断時期

　新生児型ゴーシェ病の59％が死亡後の剖検結果から新生児型ゴーシェ病と診断されていた[3]．このことは，生後早期死亡例あるいは子宮内胎児死亡例が多いことを示している．

2　生存出生率

　新生児型ゴーシェ病の56％が生存出生し，29％が子宮内胎児死亡であった．残りの15％は人工妊娠中絶を受けており，その理由は，重度の胎児水腫例，あるいは前児が新生児型ゴーシェ病と診断されており，出生前診断された例であった[3]．

3　胎児水腫と分娩時期

　新生児型ゴーシェ病の67％が胎児水腫を合併し，胎児水腫の発症時期は妊娠19～33週と妊娠中期（2nd trimester）に発症することが多い．

　胎児水腫を合併して生存出生した症例の70％，胎児水腫を合併せず生存出生した症例の36％が

表1 従来の2型ゴーシェ病と新生児型ゴーシェ病の臨床症状の比較

臨床所見	従来の2型 ($n = 76$)		新生児型 ($n = 43$)	
妊娠中の異常[*1]	1/76	1%	36/43	84%
早産	1/76	1%	26/43	60%
胎児水腫/羊水過多	1/76	1%	29/43	67%
出生時の症状	7/76	9%	43/43	100%
脾腫	6/76	8%	40/43	93%
神経症状	5/76	6%	18/25[*2]	72%
関節拘縮	0/76	0%	13/43	30%
コロジオンベビー	3/76	4%	17/43	40%
特徴的な顔貌	1/76	1%	14/43	33%

[*1]：妊娠中の異常には，胎児水腫や胎児エコーの異常所見を含む．
[*2]：この項目については，死産児を除く（生存出生児のみで検討）．

(Mignot C, et al: Brain Dev 2006; **28**: 39-48 より改変)

早産出生であったことから，胎児水腫合併例は早産になる傾向があるとされている[3]．

子宮内胎児死亡例の83％，生存出生し24時間以内に死亡した症例の86％が胎児水腫を合併していたのに対して，出生後28日以上生存した症例の全例が胎児水腫を合併していなかった．これらのことから，胎児水腫は重要な生命予後増悪因子と考えられている[3]．

4　非神経学的症状

最も高頻度に認められる非神経学的症状は肝脾腫（93％）であり，次いで血小板数減少（38％），血小板数減少に伴う紫斑（22％），貧血（10％）であることが報告されている[3]．これらは従来の2型の症状と同様であるが，コロジオンベビーおよび顔の変形（耳介低位，鞍鼻）は従来の2型で認められることは少なく，新生児型で多く認められた（表1）[4]．

コロジオンベビーは馴染みのない症状であるが，文献によっては「セロファン様の皮膚（cellophane like skin）」と表現されており，全身の皮膚がセロファンのようにずる剥ける様子を表現した症状である（図1）．

新生児型の33％に平坦な鼻根部，耳介低位などの特徴的な顔貌が認められ，これらは関節拘縮

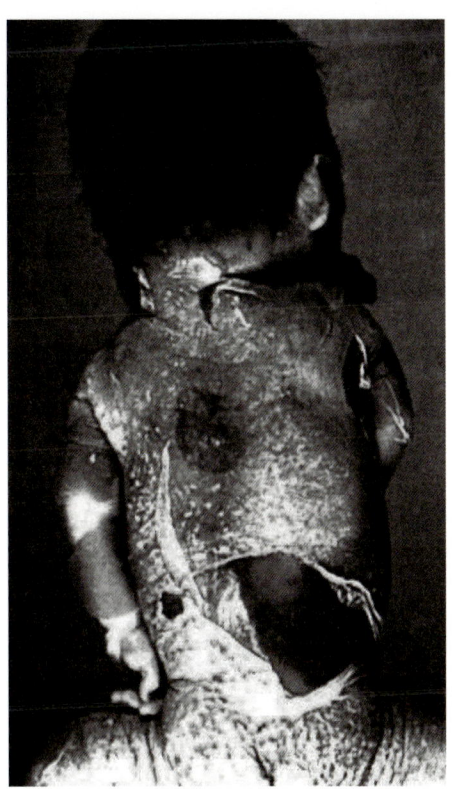

図1　コロジオンベビー（セロファン様皮膚）
[巻頭カラー口絵2]

による胎児期の体動の低下に起因すると考えられている．

5　神経学的症状

従来の2型における神経症状は錐体路徴候や痙攣などが主体となるが，新生児型では体動の低下が最も多く43％に認められ，体動の低下に伴う関節拘縮が30％に認められる．関節拘縮は2型では認められず，新生児型のみで認められ，新生児型に特徴的な症状と考えられている（表1）[4]．また，新生児型の16％に小頭症を認め，脳室拡大，嚥下障害，嚥下障害に伴う羊水過多を認めることがある．哺乳障害，喉頭喘鳴，後弓反張，無呼吸など2型と共通する錐体路徴候も認められるが，これらの症状の進行は従来の2型に比べて急激である[3]．

6　遺伝子変異

Mignotらの報告[3]で対象となった41例のうち

C　臨床症状

19例の遺伝子解析がなされており，遺伝子変異を2つとも同定されたのは14例であった．同定された変異はRecNciI変異が最も多く，9アレルで同定された．RecNciI変異は，グルコセレブロシダーゼ遺伝子に隣接して存在するグルコセレブロシダーゼ遺伝子の偽遺伝子（正常遺伝子配列に類似しているが蛋白構造として機能しない配列）と本来のグルコセレブロシダーゼ遺伝子のエクソン10および11がリコンビネーションを起こし，融合遺伝子（fusion gene）を形成することで起こる変異であり，この変異により産生される蛋白のグルコセレブロシダーゼ活性は完全に失活すると考えられている．RecNciI変異のホモ接合体では前述のマウスモデルと同じ病態となり，新生児型ゴーシェ病を発症すると報告されている[3]．

わが国における報告

わが国からは少なくとも9例が報告されている[6-10]．筆者らが報告した6例のまとめ[6]（文献[7]の症例を含む）では，6例中5例は死亡後の剖検結果から，1例は生存中に診断されていた．全例でコロジオンベビー（セロファン様皮膚）と肝脾腫を認めた．6例中4例は胎児水腫を合併し，出生後24時間以内に死亡した．これら4例中3例は早産児であった．これに対して，胎児水腫を合併しなかった2例は1か月以上生存し，それぞれ日齢47，日齢52に死亡した．6例中5例の遺伝子解析が行われ，うち1例はRecNciI変異のホモ接合体で，3例では1447-1455 del ins TG変異を認めた．そのほか，L444R変異，IVS2＋1変異，R285H変異を1例ずつ認めた．脳の病理所見は，典型的な2型では大脳の血管周囲にゴーシェ細胞が蓄積しているのに対して，新生児型では髄鞘化に乏しく，脳実質にゴーシェ細胞が浸潤しており，著明な脳組織構造の破壊を認めることが特徴であった．

9例中3例では酵素補充療法（enzyme replacement therapy；ERT）が施行され[7-9]，1例ではERTに加えてアンブロキソール（ambroxol）（ムコソルバン®）による化学的シャペロン療法（chemical chaperone therapy）が行われた[10]．ERT単独で治療された3例は肝脾腫の改善を認めず，神経症状は変わらず進行していることから，ERTが予後の改善に寄与するというエビデンスはないのが現状である．

ERTと化学的シャペロン療法を行った1例では，肝脾腫および神経症状は進行せず，全身状態が安定し，長期生存している．ERTは中枢神経系に対しては無効であるが，化学的シャペロン療法は中枢神経系にも有効とされ，新生児型を含めた神経型ゴーシェ病の治療法として期待されている．しかし，化学的シャペロン療法は特定の遺伝子変異を有する症例に対してのみ有効であり，1アミノ酸置換のような蛋白構造に大きな変化を及ぼさない変異を有する症例では効果を期待できるが，RecNciI変異や1447-1455 del ins TG変異のように蛋白構造に大きな変化を起こすような変異を有する症例では効果を期待できない．新生児型ゴーシェ病の原因遺伝子の変異は蛋白構造に大きな変化を起こす変異であることが多いため，化学的シャペロン療法にも限界があり，2型，3型を含む神経型ゴーシェ病の治療は確立しているとはいえない．

おわりに

本項では，新生児型ゴーシェ病の自然歴，治療法について概説した．新生児型ゴーシェ病の認知度は高いとはいえず，診断されないまま新生児期に死亡している児が存在する可能性がある．新生児期に発症する先天代謝異常症は重篤かつ進行が早いことが多く，また新生児型ゴーシェ病のように治療法が確立していない疾患もあることから，救命できないことも少なくない．しかし，親が児の病気について納得して死を受け入れるためには正確な診断が不可欠であり，次子の発症リスクについても正確な遺伝カウンセリングを行う必要がある．そのためには，医師は日頃から先天代謝異常症を見逃がさないように心がけ，疑った際には適切な処置を行うことはもちろんのこと，適切な検体を採取し（場合によっては保存し），たとえ救命できなかったとしても，死亡原因，診断を明らかにするよう努めることが大切である．

文 献

1) Liu K, Commens C, Chong R, *et al*: Collodion babies with Gaucher disease. *Arch Dis Child* 1988; **63**: 854-856.
2) Stone DL, Van Diggelen OP, De Klerk JBC, *et al*: Is the perinatal lethal form of Gaucher disease more common than classic type 2 Gaucher disease? *Eur J Hum Genet* 1999; **7**: 505-509.
3) Mignot C, Gelot A, Bessieres B, *et al*: Perinatal-Lethal Gaucher Disease. *Am J Med Genet* 2003; **120 A**: 338-344.
4) Mignot C, Doummar D, Maire I, *et al*: Type 2 Gaucher disease: 15 new cases and review of the literature. *Brain Dev* 2006; **28**: 39-48.
5) Tybulewicz VLJ, Tremblay ML, LaMarca ME, *et al*: Animal model of Gaucher's disease from targeted disruption of the mouse glucocerebrosidase gene. *Nature* 1992; **357**: 407-410.
6) 小林正久, 大橋十也, 福田隆浩, 他: 日本人新生児致死性 Gaucher病6例についての臨床的, 分子生化学的, 病理学的検討. 日先天代謝異常会誌 2008; **24**: 134.
7) 木村有希, 森田清子, 高野由紀子, 他: コロジオン児として出生した新生児型Gaucher病の1例. 日周産期・新生児会誌 2008; **44**: 655.
8) 中山祐子, 二谷 武, 伊奈志帆美, 他: 生後1か月より酵素療法を試みたGaucher病2型の1症例. 日未熟児新生児会誌 2009; **21**: 637.
9) 松尾久美代, 鈴木文子, 土屋浩史, 他: 新生児期発症のGaucher病2型の1例. 日未熟児新生児会誌 2010; **22**: 640.
10) 新居広一郎, 有岡 誠, 喜多條真穂, 他: 酵素補充療法およびアンブロキソールを用いたシャペロン療法で加療を行った周産期致死型ゴーシェ病の1例. 日未熟児新生児会誌 2014; **26**: 718.

C 臨床症状

6 進行性ミオクローヌスてんかん(PME)を呈するゴーシェ病

独立行政法人国立病院機構 静岡てんかん・神経医療センター小児科 **重松秀夫**

ゴーシェ病(Gaucher disease)は，細胞内のライソゾームのグルコセレブロシダーゼ(glucocerebrosidase)［酸性β-グルコシダーゼ(acid β-glucosidase)］の遺伝的欠損あるいは酵素活性の低下により，糖脂質であるグルコセレブロシド(glucocerebroside)が肝臓・脾臓・骨髄など細網内皮系に蓄積したり，グルコシルスフィンゴシン(glucosylsphingosine)が脳内に蓄積することで様々な臨床症状を呈する疾患である．その臨床的特徴から，慢性非神経型の1型と急性神経型の2型，亜急性神経型の3型に分類されるが，特に3型ゴーシェ病では進行性ミオクローヌスてんかん(progressive myoclonus epilepsy；PME)の経過を呈する症例があることが知られている．

PMEの定義と特徴

PMEはてんかん発作とミオクローヌスを伴い，認知機能障害や進行性の神経症状を特徴とする家族性，時に孤発性に出現するてんかんである．ウンフェルリヒト・ルントボルク病(Unverricht-Lundborg disease；ULD)によってPMEの病態が知られるようになったが，その後，ラフォラ病(Lafora disease；LD)，赤色ぼろ線維を伴うミオクローヌスてんかん(myoclonus epilepsy associated with ragged-red fibers；MERRF)，歯状核赤核淡蒼球ルイ体萎縮症(dentatorubropallidoluysial atrophy；DRPLA)，神経セロイドリポフスチン症(neuronal ceroid lipofuscinosis；NCL)，ゴーシェ病など様々な病因がPMEを引き起こすことが明らかになった[1]．PMEを引き起こす代表的な病因を**表1**にまとめる．

PMEは1989年の国際てんかん分類では特異的病因による症候性全般てんかんに位置づけられていたが[2]，最近提唱されているてんかん分類では様々な遺伝的てんかん症候群のなかに記載されたり，あるいはてんかん性脳症のカテゴリーに分類されている[3,4]．1989年の国際ワークショップではPMEを次のように規定している．①ミオクローヌスは部分性または分節性，非律動性，非同期性，非対称性のミオクローヌスと汎発性ミオクローヌスである．②てんかん発作は，全般性強直間代発作，間代-強直-間代発作，または間代発作であり，欠神や焦点発作など他の型の発作を伴うことがある．③認知症に至る精神的退行と小脳症状などの神経学的症状を伴う[5]．

PMEの臨床的特徴とその重症度は病因によって様々である．ULDでは知的退行が乏しく，数十年かけてゆっくりと病状が進行するが，LDでは病状の進行が急速で，5～10年以内に死亡する．

PMEの疫学

PMEは全てんかんの1％にも満たない稀な病態である[1]．PMEの病因およびその頻度は国または人種によって異なり，海外ではULDとLDが比較的多くNCLは少ないが，わが国ではDRPLA，MERRF，NCLの頻度が高い．PMEの病因のなかでゴーシェ病の比率は世界的に低い．

PMEの診断

臨床的に，痙攣発作，不規則性ミオクローヌスや，精神運動機能の低下，脳波での背景活動の異常，薬剤抵抗性がみられる場合はPMEの可能性がある．

乳幼児期の症例では，ドラベ症候群(Dravet syn-

表1 PMEの病因

病因	発症年齢	症状進行	眼所見	肝脾腫	筋症状	遺伝子	その他
DRPLA（若年型）	幼児期	様々	（－）	（－）	（－）	12番染色体のCAGリピート異常	
MERRF	幼児期～成人	様々	網膜色素変性	（－）	（＋）	ミトコンドリアDNA変異	聴覚障害，低身長，乳酸・ピルビン酸高値，筋生検で所見
ULD	学童～思春期	緩徐	（－）	（－）	（－）	CSTB遺伝子変異	
LD	学童～思春期	急速	（－）	（－）	（－）	EPM2A/EPM2B遺伝子変異	皮膚生検でラフォラ小体
NCL（後期乳児型，若年型，成人型）	幼児期～成人	様々	視力障害，眼底異常	（－）	（－）	CLN遺伝子変異	皮膚・粘膜生検で所見
シアリドーシス（I型）	学童～思春期	緩徐	眼底異常，水晶体混濁	（＋）	（－）	NEU1遺伝子変異	顔貌異常，骨症状
ガラクトシアリドーシス（II型）	思春期～成人	緩徐	視力障害，眼底異常，角膜混濁	（＋）	（－）	CTSA遺伝子変異	被角血管腫，顔貌異常，骨症状
ゴーシェ病（3型）	学童～思春期	緩徐	眼球運動障害	（＋）	（－）	GBA遺伝子変異	血小板数減少，ACE・ACP高値，骨髄のゴーシェ細胞

drome）やレノックス・ガストー症候群（Lennox-Gastaut syndrome；LGS）といった種々のてんかん性脳症との鑑別を要する．また，学童～思春期に痙攣発作で発症し，ミオクローヌスが起床時に目立つ症例では，若年性ミオクロニーてんかん（juvenile myoclonic epilepsy；JME）やその他の特発性全般てんかんとの異同が問題となる．なお，JMEの治療中に薬剤選択を誤ると，ミオクローヌスが著しく増悪してPME様の病像を呈することがあるので注意が必要である．

PMEを呈するゴーシェ病

1 臨床所見

ゴーシェ病でPMEを呈するのは3型の一部である[6]．痙攣発作やミオクローヌスで発症し，運動失調や知的退行など進行性の神経症状が認められる．脳波では，背景活動が徐波化し，多焦点性あるいは全般性の棘波，多棘徐波が認められる．光刺激賦活により光突発反応や光感受性発作が誘発される．視覚誘発電位や体性感覚誘発電位の高振幅化や，聴性脳幹誘発電位での減弱の報告もある．

臨床的に肝脾腫，貧血，骨症状および眼球運動障害（水平注視麻痺等）があり，検査で血小板数の減少，酸性ホスファターゼ（ACP）高値，アンジオテンシン変換酵素（ACE）高値である場合はゴーシェ病と診断できるが，ゴーシェ病に特徴的な症状や検査所見が揃っていない場合は診断が困難である．

2 症例提示

筆者らが経験したPMEを呈するゴーシェ病の姉妹例では，姉は15歳，妹は13歳頃に強直間代発作が出現している．姉妹とも7～8歳頃より四肢体幹のピクツキに気づかれていたが，当初は神経学的症状が乏しく，特発性全般てんかんとして治療されていた．臨床経過でミオクローヌスが頻回となり，精神運動機能の低下や巨大体性感覚誘発電位（giant somatosensory evoked potentials；giant SEP）があることからPMEと診断できたが，眼球運動障害や肝脾腫などゴーシェ病に特徴的な臨床

C 臨床症状

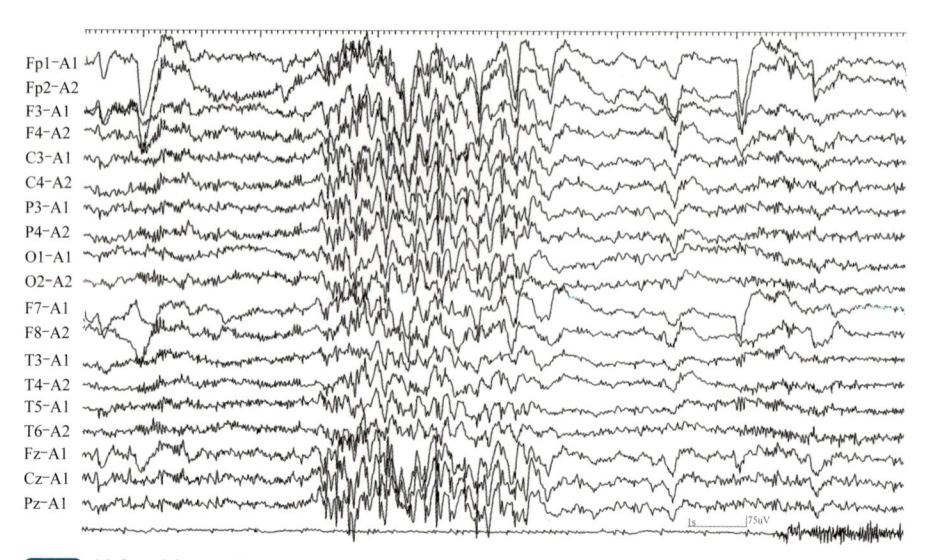

図1 姉(16歳)の発作間欠時覚醒時脳波
両側広汎性の不規則な棘徐波，多棘徐波複合が出現．

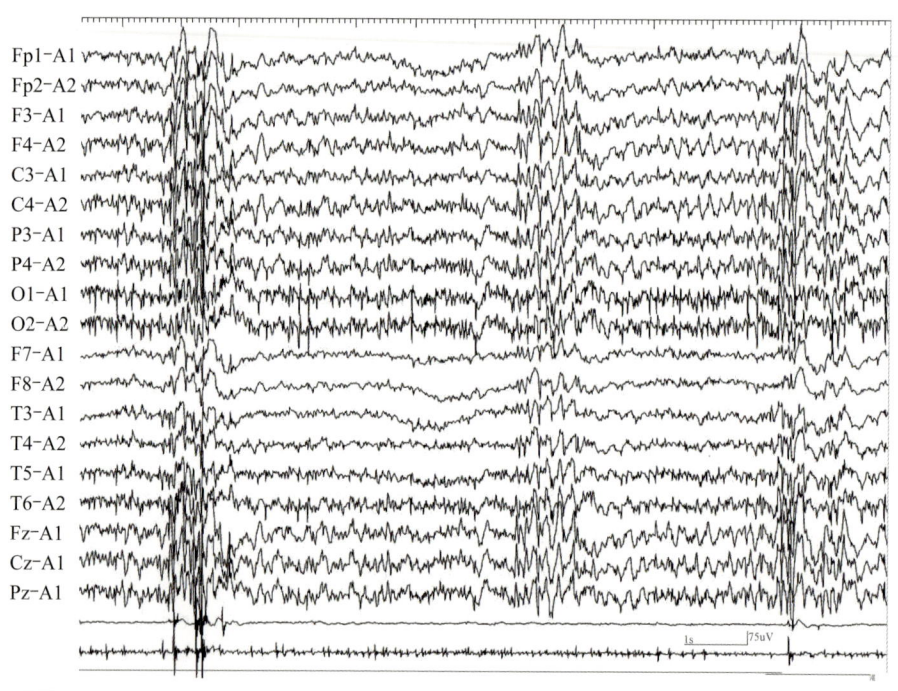

図2 姉(19歳)の発作時脳波
両側広汎性の棘徐波，多棘徐波が出現し，てんかん波出現に一致してミオクローヌスを認める(てんかん性ミオクロニー発作)．

所見は認められなかった．
　姉妹とも，脳波では広汎性の不規則棘徐波，多棘徐波が頻回に出現していた(図1)．ミオクローヌスはてんかん性と非てんかん性が混在しており，散在性のミオクローヌスが徐々に律動性となり全般性痙攣に至る発作も確認できた(図2，図3)．
　姉妹に共通の臨床検査での異常は乏しく，血小板数の減少がみられたが，抗てんかん薬(バルプ

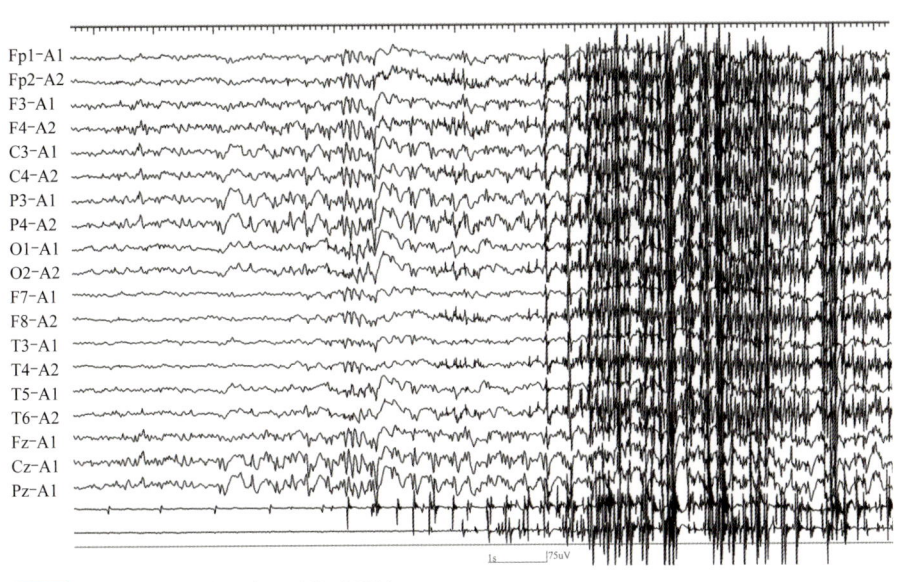

図3 妹（17歳）の睡眠時の発作時脳波
散在性のミオクローヌスに引き続き，律動性の全般性痙攣が出現．脳波は中心部，頭頂部優位に棘徐波や徐波が出現し，律動性痙攣になると脳波全体が筋電図に覆われる．myoclonic "cascade" seizures と表現されることもある．

ロ酸）の副作用の可能性が否定できなかった．妹でACPが高値であったこと，臨床検査でDRPLA，MERRF，ULD，LDなどが否定されたため，リンパ球および培養皮膚線維芽細胞での酵素活性を測定し，グルコセレブロシド活性の低下（正常対照に対して，リンパ球では姉22%，妹36%，線維芽細胞では姉17%，妹19%），骨髄でゴーシェ細胞，グルコセレブロシダーゼ遺伝子でN188S変異を確認し，ゴーシェ病と診断できた．

3 遺伝子変異

ゴーシェ病は1番染色体の長腕（1q21）に存在するグルコセレブロシダーゼ遺伝子の変異に起因する．N370変異，84GG変異，L444P変異，F213I変異が最も一般的であるが，PMEを呈するゴーシェ病ではN188S変異，V394L変異，G377S変異などが関連するとされる[7,8]．特にN188S変異では酵素活性が比較的保たれているため，ゴーシェ病に特異的な所見に乏しく，診断が困難である[9]．

4 治 療

ゴーシェ病のおもな治療は，酵素補充療法（enzyme replacement therapy；ERT）あるいは基質合成抑制療法（substrate reduction therapy；SRT）である．ERTでは，遺伝子でN188S変異，F213I変異，N370S変異などがあると，酵素活性の上昇が期待できるため，シャペロン療法（chaperone therapy）も適応となる[10]．しかしながら，神経型ゴーシェ病に対するERTの臨床的効果は乏しく，神経学的症状を著しく好転させることは少ないため，てんかん発作やミオクローヌスに対する薬物療法も必要である．

薬物療法については，バルプロ酸（デパケン®，セレニカ®R）やクロナゼパム（リボトリール®）やクロバザム（マイスタン®）などベンゾジアゼピン，ゾニサミド（エクセグラン®），トピラマート（トピナ®）などを組み合わせて使用する．痙攣発作に対しては，フェノバルビタール（フェノバール®）やプリミドン（マイソリン®）も有効である．

レベチラセタム（イーケプラ®）はミオクローヌスや光感受性発作に効果があり，PMEの早期の治療薬として推奨されている．なお，PMEのミオクローヌスには，ピラセタム（ミオカーム®）やエトスクシミド（エピレオプチマル®），バクロフェン（リオレサール®，ギャバロン®），抱水クロラール（エスクレ®）を試してもよい．

一方，過度の抗てんかん薬の投与は神経症状を悪化させる可能性がある．ラモトリギン（ラミクタール®）は時にミオクローヌスを増悪させる．カルバマゼピン（テグレトール®），ガバペンチン（ガバペン®），フェニトイン（アレビアチン®，ヒダントール®）は PME の神経症状を悪化させるため使用を控えたほうがよい．

PME を呈するゴーシェ病患者では，ミオクローヌスやてんかん発作に対する治療だけでなく，リハビリテーションも併用しながら，知的退行や失調などの様々な障害において QOL の向上を図ることが重要である．

文献

1) Genton P, Delgado-Escueta AD, Serratosa JM, *et al*: Progressive myoclonus epilepsies. In: Bureau M, Genton P, Dravet C, *et al*, ed. *Epileptic Syndromes in Infancy, Childhood and Adolescence*. 5th ed. Montrouge: John Libbey Eurotext; 2012; 575-606.
2) ILAE: Proposal for revised classification of epilepsies and epileptic syndromes. Commission on Classification and Terminology of the International League Against Epilepsy. *Epilepsia* 1989; **30**: 389-399.
3) Berg AT, Berkovic SF, Brodie MJ, *et al*: Revised terminology and concepts for organization of seizures and epilepsies: report of the ILAE Commission on Classification and Terminology, 2005-2009. *Epilepsia* 2010; **51**: 676-685.
4) Engel JJ; International League Against Epilepsy（ILAE）; A proposed diagnostic scheme for people with epileptic seizures and with epilepsy: report of the ILAE Task Force on Classification and Terminology. *Epilepsia* 2001; **42**: 796-803.
5) Marseille Consensus Group.: Classification of progressive myoclonus epilepsies and related diseases. *Ann Neurol* 1990; **28**: 113-116.
6) Park JK, Orvisky E, Tayebi N, *et al*: Myoclonic Epilepsy in Gaucher disease: Genotype-Phenotype Insights from a rare patient subgroup. *Pediatric Research* 2003; **53**: 387-395.
7) Kowarz L, Goker-Alpan O, Banerjee-BasuS, *et al*: Gaucher Mutation N188S is associated with myoclonic epilepsy. *Human Mutat* 2005; **26**: 271-273.
8) Tajima A, Ohashi T, Hamano S, *et al*: Gaucher Disease Patient with myoclonus Epilepsy and a novel mutation. *Pediatric Neurology* 2010; **42**: 65-68.
9) Montfort M, Chabás A, Vilageliu L, *et al*: Functional analysis of 13 GBA mutant alleles identified in Gaucher disease patients: Pathogenic changes and "Modifier" polymorphism. *Human mutant* 2004; **23**: 567-575.
10) Suzuki Y: Chaperone therapy update: Fabry disease, GM1-gangliosidosis and Gaucher disease. *Brain Dev* 2013; **35**: 515-523.

C 臨床症状

7 若年性パーキンソン病を呈するゴーシェ病

浜松医科大学第一内科　河野　智

　パーキンソン病（Parkinson disease）は，黒質から線状体へ投射されるドパミン神経細胞の変性により，運動症状であるパーキンソン症状（無動・固縮・振戦・姿勢反射障害）を引き起こす神経変性疾患である．α-シヌクレイン蛋白で構成されるレビー小体が神経細胞内に蓄積し，神経細胞死をもたらすことがおもな病態と考えられている．その有病率は人口10万人当たり100人前後であり，日常診療でよく遭遇する神経変性疾患の1つである．

　1990年代後半から，パーキンソン病がゴーシェ病（Gaucher disease）患者やその原因遺伝子であるグルコセレブロシダーゼ遺伝子のヘテロ変異をもつ保因者家族に発症することが相次いで報告された[1,2]．当初は偶然の合併とも考えられたが，その報告例の多さにより2000年代後半から世界各地で大規模調査が行われた．その結果，グルコセレブロシダーゼ遺伝子変異がパーキンソン病の発症リスク因子であることが周知の事実となった[3,4]（表1）．さらにグルコセレブロシダーゼ遺伝子変異は，パーキンソン病のみならず，レビー小体が大脳皮質の神経細胞に分布するレビー小体型認知症や，グリア細胞にα-シヌクレインの凝集体をもつ多系統萎縮症（multiple system atrophy；MSA）の一部症例にも見出された[5]．これらの事実は，グルコセレブロシダーゼ遺伝子変異がα-シヌクレインの神経細胞・グリア細胞への蓄積に関与している可能性を示唆するものであり，α-シヌクレインが蓄積する神経変性疾患（synucleinopathy）の分子病態の解明の鍵となっている．

パーキンソン症候群を伴ったゴーシェ病の症例報告

　1996年，Neudorferらはパーキンソン症状を発症した1型ゴーシェ病患者を初めて報告した[1]．患者はアシュケナジー系ユダヤ人5人と非ユダヤ人1人の計6名であり，パーキンソン症状の平均発症年齢は48.8歳であった．60歳以降から発症する弧発性パーキンソン病とは異なり，若年発症を特徴とした．その後，ユダヤ系以外の様々な人種において1型ゴーシェ病患者のパーキンソン症状発症の報告がなされている（表2）．パーキンソン症状を発症したゴーシェ病患者の約82％はN370S変異を有していた．これらの報告では，パーキンソン病治療薬であるレボドパ製剤の無効例が多いためパーキンソン症候群と診断されたが，その後の追加報告ではレボドパ製剤が有効であることが示され，パーキンソン病と診断されるようになった．

　最新の疫学研究によると，1型ゴーシェ病患者がパーキンソン病を発症するリスクは21.4倍と報告されている[6]．パーキンソン病の平均発症年齢は57歳（対象群60歳）の軽度若年であり，70歳以下のゴーシェ病患者の5～7％，80歳以下の患者の9～12％がパーキンソン病を発症することが示された．パーキンソン症状を伴った1型ゴーシェ病症例の神経病理報告では，中脳黒質のドパミン神経細胞の脱落と黒質を含む脳幹の神経細胞にレビー小体が観察され，パーキンソン病と同様な病理的特徴を有していることがわかった（表2）．また，レビー小体の分布は脳幹のみならず大脳皮質にも及び，海馬でのCA2-4領域にも認められた．この所見はレビー小体型認知症の病理象に酷似していた．

C 臨床症状

表1 パーキンソン病とグルコセレブロシダーゼ遺伝子変異との関連

1817 年	パーキンソン病の発見
1882 年	ゴーシェ病の発見
1996 年	1型ゴーシェ病とパーキンソン症候群の症例報告[1]
2004 年	ゴーシェ病患者と保因者家族のパーキンソン症候群の頻度は25%[2]
2009 年	グルコセレブロシダーゼ遺伝子変異はパーキンソン病のリスク因子(オッズ比 5.43)[4]
2013 年	グルコセレブロシダーゼ遺伝子変異はパーキンソン病(オッズ比 6.48)とレビー小体型認知症(オッズ比 8.28)のリスク因子[5]

表2 グルコセレブロシダーゼ変異保因者のパーキンソン症状の臨床的特徴

	弧発性パーキンソン病	1型ゴーシェ病	グルコセレブロシダーゼ遺伝子ヘテロ変異保因者
発症年齢	60歳以降	40～50歳	40～50歳
レボドパ製剤反応性	有効	初期報告は無効 後期報告は有効	有効
発症初期認知症	(－)	(＋)	(＋)
発症初期精神症状	(－)	(＋)	(＋)
ジスキネジア	(－)～(＋)	不明	(＋)
PETによるドパミン節前神経障害	(＋)	(＋)	(＋)
黒質神経細胞脱落	(＋)	(＋)	(＋)
黒質レビー小体	(＋)	(＋)	(＋)
大脳皮質レビー小体	(－)～(＋)	(＋)	(＋)

グルコセレブロシダーゼ遺伝子ヘテロ変異保因者のパーキンソン症候群の報告

パーキンソン症状をもつゴーシェ病患者の報告を契機に家系調査が行われた結果，グルコセレブロシダーゼ遺伝子のホモ変異を有するゴーシェ病患者のみならず，ヘテロ変異を有するゴーシェ病患者の家族保因者の約25％がパーキンソン症状を発症していたことが明らかになった[2]．

この結果を受けて，弧発性パーキンソン病患者におけるグルコセレブロシダーゼ遺伝子変異の保有率の調査が開始された．その結果，アシュケナジー系ユダヤ人のパーキンソン病患者の変異保有率は31.3％と報告され[3]，病理所見から確定されたパーキンソン病患者の実に21％がグルコセレブロシダーゼ遺伝子変異を有していると報告された[7]．その後，さらに世界各地でパーキンソン病患者でのグルコセレブロシダーゼ遺伝子変異の疫学調査が始まった．世界16施設の国際共同研究では，パーキンソン病患者の約7％がグルコセレブロシダーゼ遺伝子変異を有しており，グルコセレブロシダーゼ変異保因者は非保因者に比べて約6.5倍の頻度でパーキンソン病を発症しやすいことが示された[4]．日本人のグルコセレブロシダーゼ変異保因者のパーキンソン病発症リスクは約30倍であり，欧米と比べて著しく高いことが判明した[4]．また，パーキンソン病患者で検出されたグルコセレブロシダーゼ遺伝子変異は31種類にも及び，L444P変異(33％)，N370S変異(21％)，R120W変異(4.6％)が多くを占めることが明らかにされた．

グルコセレブロシダーゼ遺伝子変異保因者のパーキンソン症状の臨床的特徴

グルコセレブロシダーゼ遺伝子変異保因者（ヘテロ変異とホモ変異）におけるパーキンソン症状の特徴は若年発症である（表2）．弧発性パーキンソン病は通常60歳以降に発症するが，グルコセレブロシダーゼ遺伝子変異保因者は40～50代の若年にパーキンソン症状を発症する[8]．50歳以下のパーキンソン病発症率は非保因者で15％程度であるのに対して，変異保因者では19％と有意に高かった．

グルコセレブロシダーゼ遺伝子変異保因者のパーキンソン病の症状の特徴は，左右対称性の発症であることと，振戦症状が少ないことであった．さらに，グルコセレブロシダーゼ遺伝子変異保因者ではパーキンソン病の非運動症状といわれる認知症・精神症状（幻視，うつ，アパシー）の発症率が高く，レビー小体型認知症の神経症状と極めて類似していた（表2）．特にL444P変異，N370S変異，N462K変異の保因者では認知症・精神症状の発症リスクが高いとされた．病理学的にレビー小体型認知症と診断された28％にグルコセレブロシダーゼ遺伝子変異が同定され，グルコセレブロシダーゼ遺伝子変異はオッズ比6.48でパーキンソン病の発症リスク因子となり，レビー小体型認知症ではオッズ比8.28でリスク因子となりうることが報告された[5]．これらは，パーキンソン病やレビー小体型認知症の発症にグルコセレブロシダーゼ遺伝子変異が関与しているとする病態仮説を支持するものとなった．また，レボドパ製剤による治療後の症状の特徴として，グルコセレブロシダーゼ遺伝子変異保因者ではジスキネジア（dyskinesia）の発症率が高かったことも報告されている．

パーキンソン病の診断

中年期以降のゴーシェ病患者ではパーキンソン病発症の可能性がある．したがって，患者から「体が重い」，「動作のスピードが低下した」，「足を引きずる」，「歩幅が狭い」，「体が傾く」などの訴えがあった際にはパーキンソン病を疑うことが大切である．

診断では神経学的診察が重要であるが，主治医による神経診察が困難な場合は神経内科への紹介受診を行うことを推奨する．パーキンソン病の診断的治療として，レボドパ製剤やドーパアゴニストの投与による症状改善を確認する．画像診断では，頭部MRIでの異常所見はないため，PETを用いた神経機能画像が有用とされる．PETによるドパミン神経の脳機能評価では，黒質のドパミン神経細胞が投射している線状体において，ドパミン神経細胞終末に局在するドパミントランスポーターに結合する^{11}C-CFTリガンドの集積低下がみられる．しかし，ドパミン神経細胞とシナプスを形成するポストシナプス神経細胞はパーキンソン病では障害されないため，ポストシナプス神経細胞に存在するドパミンD_2受容体リガンドである^{11}C-ラクロプリドの集積は正常（または亢進）である．このドパミンシナプスの節前と節後線維を2つのPETリガンドを用いることでパーキンソン病の診断は可能となる．筆者らはパーキンソン症状を呈したゴーシェ病患者ならびにその保因者家族を対象にドパミンPETを行い，パーキンソン病と同等の所見であったことを報告している[9]．

グルコセレブロシダーゼ遺伝子変異によるパーキンソン病の発症メカニズム

現時点，グルコセレブロシダーゼ遺伝子変異がどのようにパーキンソン病を発症させるのかは明らかでない．パーキンソン病およびレビー小体型認知症では，レビー小体の主要構成蛋白であるα-シヌクレインが神経細胞に凝集することが病態解明の鍵と考えられている．

グルコセレブロシダーゼ遺伝子変異が細胞内のα-シヌクレイン代謝にどのような影響を及ぼすかについては，培養細胞実験系を中心に数々の検討がなされ，次の2つの病態仮説が提唱されている[10]．1つ目の仮説は，グルコセレブロシダーゼ変異蛋白が新たな細胞毒性を獲得するという説である．変異蛋白かα-シヌクレインの凝集を促進する作用とα-シヌクレインの分解を担うユビキチン-プロテオソーム系やオートファジー機構を破綻させる作用をもつとの仮説である．もう1つの仮説は，グルコセレブロシダーゼ変異によるハプロ不全仮説である．グルコセレブロシダーゼ遺伝

子変異によりグルコセレブロシダーゼ活性が低下すると，その基質であるグルコセレブロシドがライソゾーム内に蓄積し，ライソゾームの機能異常をきたし，ライソゾームにおけるα-シヌクレインの分解が抑制され，α-シヌクレインで構成されるレビー小体が細胞内で凝集体を形成しやすくなるという仮説である．

グルコセレブロシダーゼ遺伝子変異をもつパーキンソン病患者の脳ではレビー小体の75％がグルコセレブロシダーゼとともに局在していること，そこではグルコセレブロシダーゼ蛋白とその活性が低下していることが知られている．また，グルコセレブロシダーゼ遺伝子変異と野生型α-シヌクレインを培養細胞に強制発現させるとα-シヌクレインの凝縮が促進すること，グルコセレブロシダーゼ遺伝子変異をもつマウスでは加齢とともにα-シヌクレインの凝縮が確認されたことも報告されている．後者の説を裏づける内容となっている．

現在まで，グルコセレブロシダーゼの酵素製剤を用いた酵素補充療法（enzyme replacement therapy；ERT）によってパーキンソン病が改善したとする報告はなく，早期のERTがパーキンソン病の発症を抑制したとする報告もない．しかし，前述したように in vitro 実験系ではグルコセレブロシダーゼ遺伝子変異とα-シヌクレイン凝集の関連性は明らかであり，パーキンソン病の発症抑制効果を期待して，ゴーシェ病の診断早期にERTを施行することは望ましいのかもしれない．

おわりに

ゴーシェ病患者では，40歳以降から若年性パーキンソン病の発症リスクがあることが明らかとなった．ゴーシェ病患者は骨・関節症状の後遺症を呈していることがあり，パーキンソン病を発症しても既存障害によるものと誤診されることがある．したがって，40歳以降の中年期以降に新たに出現した運動障害をみた際には，パーキンソン病の可能性を考慮し，早期に神経内科などの専門科への受診を検討すべきである．

文献

1) Neudorfer O, Giladi N, Elstein D, *et al*: Occurrence of Parkinson's syndrome in type I Gaucher disease. *QJM* 1996; **89**: 691-694.
2) Goker-Alpan O, Schiffmann R, LaMarca ME, *et al*: Parkinsonism among Gaucher disease carriers. *J Med Genet* 2004; **41**: 937-940.
3) Aharon-Peretz J, Rosenbaum H, Gershoni-Baruch R: Mutations in the glucocerebrosidase gene and Parkinson's disease in Ashkenazi Jews. *N Engl J Med* 2004; **351**: 1972-1977.
4) Sidransky E, Nalls MA, Aasly JO, *et al*: Multicenter analysis of glucocerebrosidase mutations in Parkinson's disease. *N Engl J Med* 2009; **361**: 1651-1661.
5) Nalls MA, Duran R, Lopez G, *et al*: A multicenter study of glucocerebrosidase mutations in dementia with Lewy bodies. *JAMA Neurol* 2013; **70**: 727-735.
6) Bultron G, Kacena K, Pearson D, *et al*: The risk of Parkinson's disease in type 1 Gaucher disease. *J Inherit Metab Dis* 2010; **33**: 167-173.
7) Lwin A, Orvisky E, Goker-Alpan O, *et al*: Glucocerebrosidase mutations in subjects with parkinsonism. *Mol Genet Metab* 2004; **81**: 70-73.
8) Swan M, Saunders-Pullman R: The association between ss-glucocerebrosidase mutations and parkinsonism. *Curr Neurol Neurosci Rep* 2013; **13**: 368.
9) Kono S, Ouchi Y, Terada T, *et al*: Functional brain imaging in glucocerebrosidase mutation carriers with and without parkinsonism. *Mov Disord* 2010; **25**: 1823-1829.
10) Westbroek W, Gustafson AM, Sidransky E: Exploring the link between glucocerebrosidase mutations and parkinsonism. *Trends Mol Med* 2011; **17**: 485-493.

C 臨床症状

8 | 3c 型ゴーシェ病

東部島根医療福祉センター脳神経小児科　**平岩里佳**
鳥取大学医学部脳神経小児科　**前垣義弘**

　ゴーシェ病（Gaucher disease）は臨床表現型や遺伝子型が多様であり，同じ病型や遺伝子型でも異質性がみられる．ゴーシェ病は発症年齢や神経症状の有無，重症度により，1型（慢性非神経型），2型（急性神経型），3型（亜急性神経型）に分類され，3型はさらに3a型，3b型，3c型の亜型に分けられるが，個々の症例においても経過中に1つの病型に留まらない幅広い臨床スペクトラムを呈しうることが明らかになってきた．3c型（心血管型）は稀な病型であり，心弁膜の石灰化，角膜混濁，水頭症などユニークな臨床像を呈し，唯一D409H変異のホモ接合体の遺伝子型と強い相関がある[1-9]．

　筆者らは，D409H変異の複合ヘテロ接合体をもち，進行性の重度の中枢神経症状と3c型の臨床像を合わせもつ症例を経験した．本項では，自験例を提示し，文献をもとに3c型ゴーシェ病の臨床的特徴について述べる．

症例提示（図1）

　現在，20歳男性．生後4か月時に脾腫，血小板数減少を指摘され，近医で精査されたが診断には至らず．6か月頃より，追視時の首振りに気づかれた．発達は，独歩18か月，有意語は1歳過ぎで，3歳時に二語文の表出はなく，軽度の遅れを

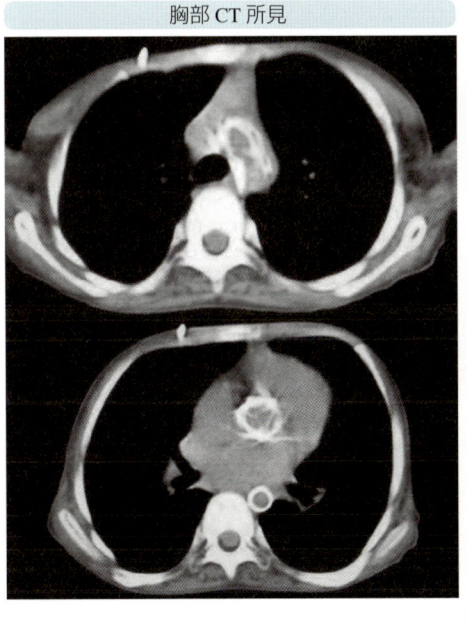

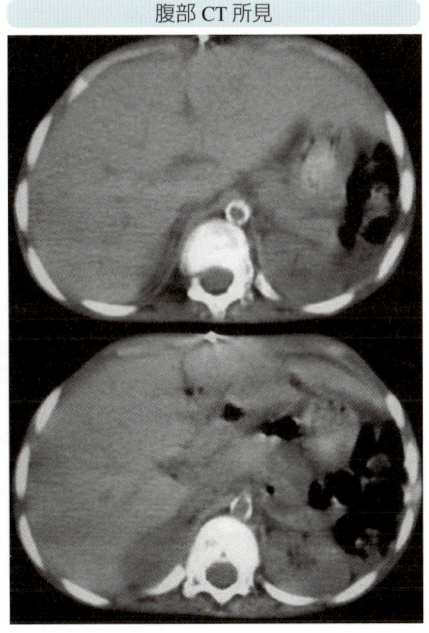

図1　症例の胸部・腹部CT所見
13歳時．大動脈弁，上行大動脈，大動脈弓，下行大動脈，腹部大動脈（右腎上縁の高さ付近）にかけてほぼ連続性に石灰化を認めた．

C 臨床症状

表1 3c型ゴーシェ病における心弁膜石灰化と遺伝子変異

報告	症例数	人種	年齢	遺伝子変異	心弁膜石灰化	眼球運動失行	角膜混濁	水頭症	脾腫	肝腫
Uyama ら[1,2]	3同胞例	日本	27〜42	D409H/D409H	2/3 +, 1/3±	+	+	+	1/3 +	−
Chabás ら[3]	3同胞例	スペイン	10〜17	D409H/D409H	+	+	+	ND	+	+
Abrahamov ら[4]	12例（5家系）	アラブ	2〜20	D409H/D409H	11/12 +	+	+	10/12 +	9/12 +	−
Beutler ら[5]	1例	イギリス/ドイツ	18	D409H/D409H	cardiac disease	+	ND	+	+	+
Bohlega ら[6]	4同胞例	アラブ	16〜17	D409H/D409H	+	+	+	−	+	−
George ら[7]	1例	パレスチナ	17	D409H/D409H	+	+	+	+	+	+
Clindik ら[8]	1例	トルコ	14	D409H/D409H	+	+	+	+	+	+
自験例	1例	日本	20	R120W/D409H	+	+	+	+	+	+

ND：not described.

認めた．3歳時，基礎疾患の精査目的で鳥取大学医学部脳神経小児科に入院精査となった．肝脾腫，眼球運動失行，上方注視制限，両下肢の痙縮などを呈し，骨髄検査にてゴーシェ細胞を多数認め，培養皮膚線維芽細胞中のグルコセレブロシダーゼ（glucocerebrosidase）［酸性β-グルコシダーゼ（acid β-glucosidase）］活性の低下より，3型ゴーシェ病と診断．また，交通性水頭症を認めた[10]．3歳時より酵素補充療法（enzyme replacement therapy；ERT）［イミグルセラーゼ（imiglucerase）（セレザイム®）60 U/kgを2週間に1回投与］を継続したが，水頭症が進行し，V-Pシャント（脳室-腹腔シャント）術を施行．4歳頃より焦点発作にて，てんかんを発症．痙性麻痺が進行し，5歳頃より独歩不能になった．8歳時，両角膜の混濁がみられた．その後，当施設に入所となった．9歳時の心エコー検査では異常なく，田中ビネー知能検査ではIQ25であった．10歳頃より覚醒時にミオクローヌスや全身を数秒間強直させる不随意運動が断続的に出現し，重度の痙性四肢麻痺を呈し，寝たきりとなった．脳波検査では筋電図の混入のみで明らかな突発波は認められなかった．10歳時，嚥下障害と胃食道逆流に対して噴門形成術，胃瘻造設術を施行．ミオクローヌスや過緊張状態は増悪していき，各種抗てんかん薬，筋緊張緩和薬などによる多剤療法や酸素投与を要した．11歳時，慢性呼吸不全をきたし，喉頭気管分離術を施行

し，夜間睡眠中は人工呼吸管理を行った．13歳時より心収縮期雑音が聴取され，心エコー検査にて大動脈弁および僧帽弁の石灰化と軽度の大動脈弁狭窄症を認めた．遺伝子検索にてR120W/D409H遺伝子変異が同定された．

心弁膜の石灰化は徐々に進行しており，19歳時，中等度の僧帽弁狭窄症も認め，連合弁膜症に対し，アンジオテンシン変換酵素（ACE）阻害薬，β遮断薬の内服を継続している．

臨床的特徴

3c型ゴーシェ病は，心弁膜，大動脈の進行性の石灰化，眼球運動失行，角膜混濁，水頭症など特徴的な臨床症状を呈する．神経症状や貧血，血小板数減少，肝脾腫などは比較的軽度であるが，心合併症は致死的である[3,4,6,8,9]．アラブ人に好発し，ほかにも日本人，スペイン人などの症例が報告されている（表1）．遺伝子検索では，自験例以外は民族間で共通してD409H変異のホモ接合体であった．

心弁膜の石灰化については，2歳までの乳幼児例の報告はない．心合併症の多くは10代以降に運動時の動悸，呼吸困難，胸痛，失神などで発症し，心収縮期雑音が聴取され，心弁膜症や血管病変の進行によって，うっ血性心不全や突然死を招く危険性がある．心弁膜の病理所見では著しい線維化と石灰化が認められ，ゴーシェ細胞の浸潤を伴う

場合もある[6,7].

ERTが心血管の石灰化に対する予防効果を有するか否かについては明らかでない．Brautbarら[9]は，アラブ人の3c型ゴーシェ病患者16例のうち4例がERTを受け，うち1例は10年近くの治療期間にもかかわらず，17歳で心弁膜から腹部大動脈に及ぶ石灰化をきたし，弁の置換術中に死亡しており，心合併症に対するERTの明らかな効果は認めなかったことを報告している．自験例も3歳時からERTを継続していたが，神経症状の進行とともに12歳以降に急激に心血管病変が出現しており，2週毎に60 U/kgの投与量のERTでは心合併症を予防できない可能性がある.

眼球運動失行は，水平方向の衝動性眼球運動の起始が障害され，側方追視時に眼球運動の遅れを代償するように首を振る動きや瞬目を伴うものである．3c型以外の神経型ゴーシェ病，D409H変異の複合ヘテロ接合体をもつ症例においても，発症初期より認める神経症状の1つとして重要である[5].

Uyamaらが報告した日本人の同胞3例は幼児期に眼球運動失行を認め，成人期より難聴，知的退行，痙性麻痺，角膜混濁，心弁膜症，交通性水頭症，足趾の変形などを呈し，30～40代前半に肺炎やうっ血性心不全で死亡している[1,2]．剖検の病理所見ではくも膜の線維化性肥厚を認め，髄液の吸収障害などが交通性水頭症に関与している可能性が示唆されている[1].

おわりに

3c型ゴーシェ病はD409H変異のホモ接合体の遺伝子型と強い相関があり，多くの場合で神経症状は軽度であるが，心血管病変は進行性で致死的である．筆者らが経験した症例は乳幼児期より眼球運動失行，交通性水頭症を認め，経過とともに重度の中枢神経症状と角膜混濁，心弁膜の石灰化など3c型と共通する臨床像が出現し，その遺伝子型はR120W/D409H複合ヘテロ接合体であった．D409H変異は日本人ゴーシェ病患者の約5％に存在する.

遺伝子変異と臨床症状の相関を明らかにするためには，発症初期の症状だけでなく，長期的な注意深い経過観察が必要である．D409H変異の複合ヘテロ接合体をもつゴーシェ病症例においても，3c型と同様の心合併症に注意し，臨床症状と胸部X線検査，心エコー検査などをフォローする必要がある.

謝　辞

遺伝子診断を行っていただいた東京大学神経内科の三井　純　先生，辻　省次　先生に深謝いたします.

文　献

1) Uyama E, Takahashi K, Owada M, et al: Hydrocephalus, corneal opacities, deafness, valvular heart disease, deformed toes and leptomeningeal fibrous thickening in adult siblings: a new syndrome associated with β-glucocerebrosidase deficiency and a mosaic population of storage cells. Acta Neurol Scand 1992; 86: 407-420.
2) Uyama E, Uchino M, Ida H, et al: D409H/D409H genotype in Gaucher-like disease.(Letter) J Med Genet 1997; 34: 175.
3) Chabás A, Cormand B, Grinberg D, et al: Unusual expression of Gaucher's disease: cardiovascular calcifications in three sibs homozygous for the D409H mutation. J Med Genet 1995; 32: 740-742.
4) Abrahamov A, Elstein D, Gross-Tsur V, et al: Gaucher's disease variant characterized by progressive calcification of heart valves and unique phenotype. Lancet 1995; 346: 1000-1003.
5) Beutler E, Kattamis C, Sipe J, et al: 1342C mutation in Gaucher's disease. Lancet 1995; 346: 1637.
6) Bohlega S, Kambouris M, Shahid M, et al: Gaucher disease with oculomotor apraxia and cardiovascular calcification (Gaucher type IIIC). Neurology 2000; 54: 261-263.
7) George R, McMahom J, Lytle B, et al: Severe valvular and aortic calcification in a patient with Gaucher's disease homozygous for the D409H mutation. Clin Genet 2001; 59: 360-363.
8) Cindik N, Ozcay F, Süren D, et al: Gaucher disease with communicating hydrocephalus and cardiac involvement. Clin Cardiol 2010; 33: E26-30.
9) Brautbar A, Abrahamov A, Hadas-Halpern I, et al: Gaucher disease in Arab patients at an Israeli referral clinic. IMAJ 2008; 10: 600-602.
10) Shiihara T, Oka A, Suzaki I, et al: Communicating hydrocephalus in a patient with Gaucher's disease type 3. Pediatr Neurol 2000; 22: 234-236.

C 臨床症状

9 腹腔内リンパ節腫大と石灰化，難聴，腸管浮腫を呈したゴーシェ病

医療法人社団白梅会白梅県居ケアホーム　本郷輝明
磐田市立総合病院小児科　平野恵子
磐田市立総合病院病理診断科　谷岡書彦

わが国において，ゴーシェ病（Gaucher disease）に対する画期的な治療法である酵素補充療法（enzyme replacement therapy；ERT）が導入されてから15年以上が経過した．その間，ERTは多くの患者に多大な恩恵をもたらしてきた．しかしながら，ゴーシェ病に対してERTを施行しさえすれば患者の抱える（神経症状以外の）問題をすべて解決できるかといえばそうではない．ゴーシェ病における神経症状以外の主要症状（すなわち肝臓，脾臓，骨へのゴーシェ細胞浸潤による症状）はERTによってある程度制御されるようになってきたが，それ以外の稀な症状はERTを開始してから数年後に顕在化する．患児を治療する医師は特に注意してほしい．最近，ERTを施行したにもかかわらず，腹腔内リンパ節や縦隔リンパ節が腫大，石灰化した症例の報告や，難聴の報告もなされるようになってきた．肺への浸潤例もある．

筆者らは，腸管浮腫で栄養障害と下痢をきたし，上部腸管内視鏡による生検で粘膜下にゴーシェ細胞の浸潤を証明した思春期症例を経験した．稀な症状を呈した場合に通常のERTで制御することは困難であるが，今後このような症状を呈した症例の臨床症状，治療経過が蓄積され，その機序を解明し，患児のQOL改善が図られることを期待したい．

本項では，ERTを施行したにもかかわらず，稀な症状を呈した症例の経過および機序，治療上の工夫について述べる．

症例提示

1 症例の概要

現在14歳6か月の日本人男児である．乳児期より著明な肝脾腫，高度の貧血，血小板数減少が認められていた．1歳2か月時にゴーシェ病が疑われ，グルコセレブロシダーゼ（glucocerebrosidase）［酸性β-グルコシダーゼ（acid β-glucosidase）］を測定したところコントロールの6％まで低下しており，1型ゴーシェ病と診断された．直ちにイミグルセラーゼ（imiglucerase）（セレザイム®）によるERTが開始され，1年後には上記臨床症状の改善とともにアンジオテンシン変換酵素（ACE）（発症時70.6 U/L，正常域0～14.4），酸性フォスファターゼ（ACP）（発症時163.2 U/L，正常域8.3～21.4）の高値も改善した．その後もERTは13年間継続している．

2 腹腔内リンパ節の腫大と石灰化の経過

5歳10か月時に腹痛が出現し，診察でもゴツゴツした硬い腹部腫瘤を触れるようになった．腹部CT検査では，最大径4 cmの石灰化を含む多数の腫大した腸間膜リンパ節を認めた（図1）．摘出したリンパ節の病理組織所見では，Periodic acid-Schiff（PAS）反応陰性の泡沫状の細胞質を有するマクロファージと多数の異物巨細胞を認めた（図2）．リンパ節内で増生した細胞は免疫染色でマクロファージ系のCD68，CD163が陽性で，ゴーシェ細胞の浸潤と診断した．その後は腹痛の改善と悪化を繰り返した．ERTを80 U/kg/隔週，さらには

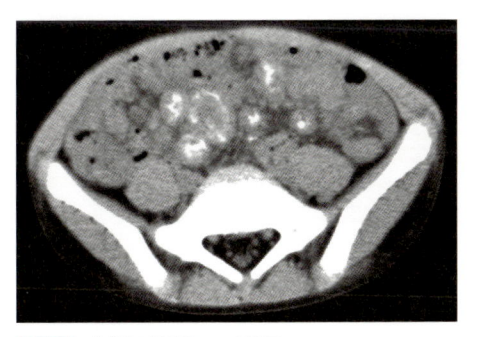

図1 症例の腹部CT所見
5歳10か月時に初めて腹腔内リンパ節腫大を指摘された際のCT像である．リンパ節腫大とその石灰化が認められる．

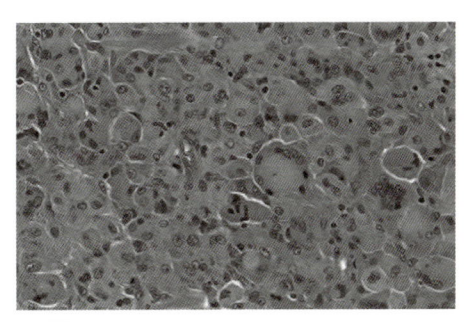

図2 症例の腹腔内リンパ節の病理組織所見
PAS染色陰性．中心部は壊死し，一部に石灰化がみられる．泡沫状の細胞質を有するマクロファージと異物巨細胞の増殖が認められる．
［巻頭カラー口絵3］

40 U/kg/毎週投与（1か月当たりの投与量は同じ）を2年間試みたが，腹腔内リンパ節腫大と石灰化は腹部CT上次第に大きくなった（図3）．その後，ERTは60 U/kg/隔週を継続しているが，腸間膜リンパ節は腫大している．14歳になった時点で頸部リンパ節（左右の上内深頸領域に各1個ずつ，径10〜20 mmの石灰化を伴うリンパ節）も認められるようになってきている．縦隔リンパ節は生理的範囲の大きさに留まっている．

3 難聴の経過

9歳8か月時に軽度の左難聴に気づいたため耳鼻科を受診し，右28.8 dB，左38.8 dBと聴力の低下が認められた．半年後には右47.5 dB，左65.0 dBと進行し，両側補聴器を装着した．その後さらに難聴は進行し，12歳時には右62.5 dB，左70.0 dB，13歳時には右81.3 dB，左93.8 dBと高度難聴となり，学校生活にも支障が出るようになった．この時点で左側の人工内耳埋め込み術を施行した．術後1か月時の聴力は30 dBまで回復した．左聴力の回復を確認し，5か月後には100 dBまで低下した右側の人工内耳埋め込み術を行い，右聴力も回復した．手術時の生検では，乳突峰巣粘膜と鼓室内粘膜上皮下骨周囲に線維状組織がみられ，高度な組織球様細胞の集簇が認められた．組織球は豊富な胞体を有し，PAS染色で羽毛状に陽性を示し，免疫染色CD68は陽性でゴーシェ細胞の浸潤と診断された．ゴーシェ細胞の中耳浸潤の報告はあるが，それに対する人工内耳埋め込み術が有効

であった報告は本症例が初めてである．人工内耳埋め込み術後の聴力は30 dB程度を維持しており，普通に中学校へ通学していた．なお，患児には先天性眼振があり，それが年齢とともにやや激しくなってきた印象があるので，3型ゴーシェ病への移行としての難聴の可能性も考えられる．痙攣や眼球運動失行など，他の神経症状の出現はない．

4 腸管浮腫の経過

14歳になる頃に1日十数回の下痢と低蛋白血症を起こし，入院加療とした．当初は腸間膜リンパ節の腫大に伴う蛋白漏出性胃腸症と推定しアルブミンを投与したところ，下痢と低蛋白血症は改善した．しかし，3か月後には再度腹痛と下痢が出現し，体重が3.3 kg減少した．この時点で精査を行ったが，核医学検査ではアルブミンの漏出を認めず，蛋白漏出性胃腸症と診断できなかった．同時に行った造影CT検査では，腹腔内リンパ節の腫大のほかに腸管粘膜の高度な肥厚が新たに認められた．腸管粘膜肥厚の原因検索目的で内視鏡検査と生検を施行した．内視鏡では食道，胃粘膜に異常はなく，十二指腸粘膜表面の浮腫が認められた．生検では食道と胃粘膜に異常はなく，十二指腸生検では絨毛構造は正常に保たれているが粘膜固有層（間質）に小型類円形核を有し，ヘマトキシリン・エオジン（HE）染色で淡く染まる細胞質の豊かな細胞と泡沫様細胞の密な集簇を認めた（図4）．PAS染色は検体不足で施行できなかったが，

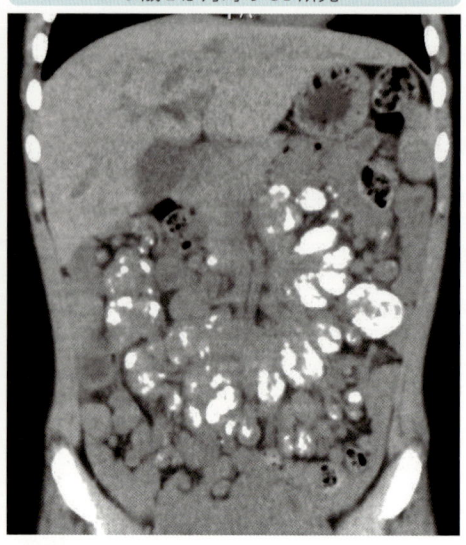

図3 症例の治療経過（石灰化，腹腔内リンパ節腫大）
5歳10か月時のCT所見／9歳2か月時のCT所見
5歳10か月時から3年4か月が経過し，石灰化はさらに著明となり，リンパ節腫大は最大径約4cmまで腫大した．

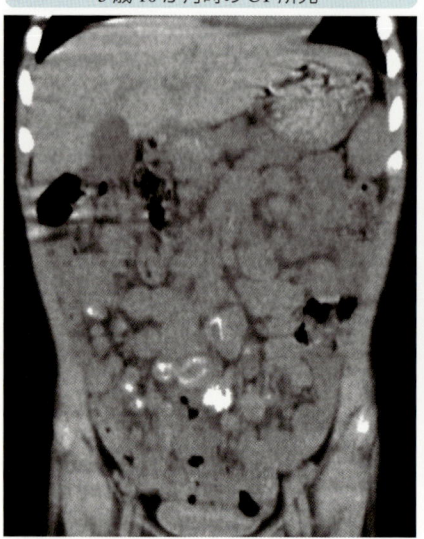

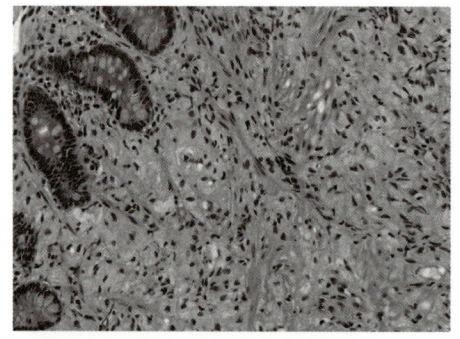

図4 症例の十二指腸の病理組織所見
HE染色．絨毛構造は正常に保たれているが，粘膜固有層にゴーシェ細胞の浸潤を認める．
[巻頭カラー口絵4]

ゴーシェ細胞の浸潤と診断した．これらの結果から，腸管粘膜肥厚はゴーシェ細胞の浸潤によるもので，腹部エコー検査から浸潤は下行脚から小腸全体に及んでいることが推察された．低アルブミン血症は吸収障害によるものと推定された．

この患児に生検の結果と経過を説明し，高蛋白食とMCT（中鎖脂肪酸トリグリセリド）オイルの使用を指導した．下痢は1日2，3回程度に改善し，腹痛も小康状態を保っている．このように1型（ないし3型）ゴーシェ病で生検によって腸管粘膜固有層への浸潤を証明した例は文献では確認されていない．ERTを定期的に投与していても，酵素が相対的に行きわたりづらい組織に長い年月をかけてゴーシェ細胞が浸潤し，臓器障害をきたしてQOLを損なう可能性がある．ERTの普及とともに，今後このような稀な症状に対する治療上の工夫が必要になると予想される．

解　説

1　ゴーシェ病における腹腔内リンパ節腫大と石灰化

小児ゴーシェ病における腹腔内リンパ節腫大と石灰化の報告はこれまでにもいくつか散見される．最初に報告したのは2002年のLimら[1]で，3歳女児の腹腔内リンパ節腫大を報告している．出生後13か月時にゴーシェ病と診断し，ERTを開始した2年後に腹腔内リンパ節腫大がみつかり，生検で組織学的にゴーシェ細胞の浸潤を証明した．同症例は眼症状（oculomotor apraxia）があり，3型ゴーシェ病と考えられる．

腹腔内リンパ節腫大をきたした小児ゴーシェ病の症例は，Limらの報告以降も筆者らの報告を含めて21例が報告されている（表1）[1-7]．わが国では3例が確認されている．この21例のうち，神経症状の記載がない1型ゴーシェ病と考えられるもの

表1 腸間膜リンパ節腫大をきたしたゴーシェ病の報告(21例のまとめ)

症例	性別	人種	GD診断時年齢	腹腔LN発見時年齢	石灰化の有無	ERTの年数	GD病型	他のおもな合併症	遺伝子変異	発表年	出典
症例1	女児	不明(英国)	1歳1か月	3歳	あり(脾臓)	2年	3	骨症状	不明	2002	Lim[1]
症例2	女児	不明(英国)	2歳	4歳	なし	1年9か月	1?	鼻咽頭LN腫大	記載なし	2006	Fowler[2], pt1
症例3	女児	不明(英国)	2歳	8歳	なし	7年1か月	1?		L444Pホモ	2006	pt2
症例4	白人(米国)		9か月	5歳	あり(腹腔内LN)	4年	3	PLE	L444Pホモ(ほか)3種類	2007	Burrow[3]
症例5	女児	トルコ人	1歳6か月	5歳	なし	4年	1?		L444P/?	2009	Yagci[4]
症例6	男児	韓国人	1歳	4.6歳	あり(腹腔内LN)	4年	3	PLE	L444Pホモ	2012	Lee BH[5]
症例7	男児	台湾人	10か月	8歳3か月	あり	7年4か月	3		L444Pホモ	2014	Lee NC[6], pt1
症例8	男児	台湾人	1歳2か月	3歳6か月	なし	2年4か月	3		L444Pホモ	2014	pt2
症例9	女児	台湾人	2歳7か月	7歳8か月	なし	6年11か月	3		L444Pホモ	2014	pt3
症例10	女児	台湾人	1歳10か月	2歳	なし	0	3		L444Pホモ	2014	pt4
症例11	男児	エジプト人	6か月	6歳	なし	2年	1	骨浸潤	R359Qホモ	2015	Abdelwahab[7], pt1
症例12	女児	エジプト人	1歳	4歳	なし	3年	1	低蛋白血症	不明	2015	pt2
症例13	女児	エジプト人	4歳	7歳	なし	3年	1		不明	2015	pt3
症例14	男児	エジプト人	1歳6か月	5歳	あり	3年半	3	低蛋白血症	L444Pホモ	2015	pt4
症例15	男児	エジプト人	1歳6か月	5歳	なし	4年	3		L444Pホモ	2015	pt5
症例16	男児	エジプト人	1歳	9歳	なし	9年	3		L444Pホモ	2015	pt6
症例17	女児	エジプト人	1歳6か月	5歳	なし	3年半	3		L444Pホモ	2015	pt7
症例18	男児	エジプト人	1歳2か月	5歳	なし	3年10か月	3		L444Pホモ	2015	pt8
症例19	女児	日本人	1歳3か月	9歳3か月	あり(腹腔内LN)	8年	3	MR, 骨浸潤著明・骨折	L444Pホモ	2015	personal*1
症例20	男児	日本人	2歳5か月	8歳	あり(腹腔内LN)	6年	3	PLE, MR, 眼球運動失行	R120W/R170C	2015	personal*2
症例21	男児	日本人	1歳2か月	5歳10か月	あり(腹腔内LN)	4年8か月	1(or 3)	低蛋白血症, 難聴, 精神運動発達遅滞	V15L/R120W	2015	our case*3

GD:ゴーシェ病, LN:リンパ節, ERT:酵素補充療法, PLE:蛋白漏出性腸症, MR:精神運動発達遅滞.
*1:江南厚生病院症例, *2:千葉県こども病院症例, *3:磐田市立総合病院症例.

は7例，神経症状の記載がある3型ゴーシェ病と考えられるものは14例であった．腹腔内リンパ節腫大をきたす症例は3型ゴーシェ病で多くみられる．21例の男女比はほぼ半々であった．また，21例のうち，蛋白漏出性腸症が3例，低蛋白血症が3例と報告されている．特徴的なのはゴーシェ病の診断時年齢で，全例が出生後6か月～4歳で診断され，中央値は1歳6か月と比較的低年齢であった．さらに，腹腔内リンパ節腫大に気づいた年齢は2～9歳3か月であるが，5歳代が6名と最も多く，中央値も5歳であった．診断時にすでに腹腔内リンパ節腫大がみつかっていたのは1例のみで，残りの20例は発見されるまでに2～8年（中央値4年）のERTを受けていた．その際に補充された酵素製剤は全例がイミグルセラーゼであった．なお，成人ゴーシェ病における腹腔内リンパ節腫大の報告はない．おそらく小児期に特徴的な現象であろう．

グルコセレブロシダーゼ遺伝子変異の検索では，14例の3型ゴーシェ病症例のうち，L444P変異のホモ接合体が11例，不明が1例，L444P変異のヘテロ接合体が1例，R120W/R170C変異が1例であった．7例の1型ゴーシェ病症例では，不明が3例，L444P変異のホモ接合体が1例，L444P変異のヘテロ接合体が1例，R359Q変異のホモ接合体が1例，V15L/R120W変異が1例であった．L444P変異はアジア・アフリカ系に多く，3型ゴーシェ病あるいは神経症状と関連がある可能性が高い．さらに興味深いことに，腹腔内リンパ節腫大の報告は欧米からはわずか4例（21%）のみで，残りはアジア人（韓国，台湾，日本）8例，エジプト人8例，トルコ人1例とアジア・アフリカ系に多かった．

2 ゴーシェ病における聴覚障害

神経型（2型，3型）ゴーシェ病における神経症状としての聴覚神経障害は珍しくない．しかし，非神経型（1型）ゴーシェ病における聴覚障害を中耳へのゴーシェ細胞浸潤によるものと組織学的に証明した論文は過去に1編があるのみである．

Khanら[8]は，すでにゴーシェ病と診断され，ERTを受けていた5歳のスペイン人男児例を報告している．男児は18か月続く両側性難聴と言語発達の遅れを主訴に来院し，最初は中耳炎と診断されていた．しかし，右の顔面神経麻痺が出現し精査となった．中耳に充満している線維組織があり，生検の結果，乳様突起と中耳へのゴーシェ細胞の浸潤と診断された．1型ゴーシェ病で中耳への浸潤を組織学的に証明した最初の症例である．その論文のなかで，時期は不明だが腹腔内リンパ節腫大が出現したことも記載している．

1型ゴーシェ病で中耳，内耳と腹腔内浸潤をきたした小児例は，Khanらの上記症例と筆者らが経験した2例のみである．Khanらは男児の聴覚障害に対して言語支援を行い，かなりの言語発達をみせたことを報告している．筆者らの症例では，人工内耳埋め込み術によって聴力は回復した．ゴーシェ病で聴力障害を生じた患児に対する新しい試みとして，今後人工内耳埋め込み術は評価されるであろう．

3 ゴーシェ病における腸管粘膜下浸潤

生検例で腸管粘膜下への浸潤を証明した症例はないが，剖検例では認められている．表1にあげた症例4[3]の患児は，ERTを施行されたにもかかわらず12歳6か月で死亡した．死亡時の詳細な剖検結果が報告されているが，同症例では腸管粘膜下の浸潤が認められている[9]．

4 ゴーシェ病におけるERT後の稀な部位への浸潤を抑える方策は？

腸間膜リンパ節浸潤や中耳，腸粘膜下など稀な部位への浸潤をどう抑えるか？これについて簡単に触れてみたい．ERTにおける酵素製剤の投与量は，主要ターゲット臓器に対しての症状を抑えられる量に設定されている．したがって，現在の量（60 U/kg/隔週）で肝臓，脾臓，骨への浸潤はかなり抑えられる．一方，数年にわたる投与のなかで，稀な部位におけるゴーシェ細胞の浸潤は徐々に進み，それが蓄積して症状が出現する（中央値4年）．肝臓，脾臓，骨髄などの主要ターゲット臓器と稀な部位（たとえば，内耳，腹腔リンパ節，腸管粘膜，肺，腎臓等）の必要量は異なる可能性が高い．長期にわたってERTを行わなければ，小児例の場合は稀な部位でもそれが致命的となり，QOL

が極度に低下する可能性がある．したがって，稀な部位の症状出現時はそれに合わせた投与量の工夫が必要である．しかしながら，現時点でその量は不明である．文献では補充酵素を増量しリンパ節腫大が停止したとする報告があるが，多くの報告では改善を認めていない．単なる増量で稀な症状の出現を抑えられるか否かは今後の課題である．

最近の研究では，マクロファージの機能的な亜群としてM_1型とM_2型の存在が知られている．それぞれマクロファージの起源が異なり，発現している受容体も異なる．ERTのターゲットであるマクロファージマンノース受容体（macrophage mannose receptor；MMR）はM_2型マクロファージに強く発現するとされている．Burrowらは，ERTを11年間にわたって施行し12歳半で死亡した患児の剖検例で興味深い検索結果を報告している[9]．ERTにより肝臓，脾臓，骨には組織学的にも生化学的にもゴーシェ細胞の浸潤やグルコセレブロシド（glucocerebroside）の蓄積は認めなかった．MMRイムノブロットで脾臓，肝臓，肺にMMR蛋白の発現を認めたが，脳組織では認められなかった（脳組織血管周囲のゴーシェ細胞の浸潤は認める）．残念ながら，同報告ではリンパ節のMMRの検索結果は提示されていない．グルコセレブロシドの蓄積は肺組織とリンパ節に強く認められた．脳組織ではグルコセレブロシドとグルコシルスフィンゴシン（glucosylsphingosine）の蓄積を認めた．したがって，肺組織ではMMRの発現があるものの，グルコセレブロシドは蓄積され，脳組織の浸潤マクロファージはMMRの発現がなく，グルコセレブロシドは蓄積されていた．

M_2型マクロファージにおけるMMRの発現はインターロイキン（IL）-4により増強され，インターフェロン（IFN）γにより抑制される．したがって，ERTを長期にわたって行った結果，各組織における免疫学的な機序でMMRの発現が抑えられた可能性や，M_1/M_2型マクロファージのバランスが変化した可能性が考えられる．リンパ組織におけるMMRの発現の解明，浸潤したマクロファージの起源の問題も解明される必要がある．肺組織ではMMRが発現されているので，早期であれば大量ERTが有効な可能性がある．1歳で2型ゴーシェ病と診断され，1歳8か月で肺浸潤を認め進行した肺症状に対して，75 U/kg/隔週投与の増量で改善した報告がある[10]．

おわりに

これまでの報告は，1例を除きすべてイミグルセラーゼ投与例である．新しい製剤であるベラグルセラーゼアルファ（velaglucerase alfa）（ビプリブ®）や基質合成阻害薬のエリグルスタット（eliglustat）（サデルガ®）でも同じように腹腔内リンパ節腫大や肺浸潤といった稀な症状が出現するのか注目していきたい．稀な症状の出現の機序解明とともに，稀な症状に対する治療研究や製品開発（たとえば，MMRが発現していない稀な部位に対してはターゲットを変えた製剤の開発等）の進歩に期待する．

文献

1) Lim AK, Vellodi A, McHugh K: Mesenteric mass in a young girl-An unusual site for Gaucher disease. *Pediatr Radiol* 2002; **32**: 674-676.
2) Fowler DJ, Weber MA, Anderson G, et al: Ultrastructural features of Gaucher disease treated with enzyme replacement therapy presenting as mesenteric mass lesions. *Fetal Pediatr Pathol* 2006; **25**: 241-248.
3) Burrow TA, Cohen MB, Bokulic R, et al: Gaucher disease: progressive mesenteric and mediastinal lymphadenopathy despite enzyme therapy. *J Pediatr* 2007; **150**: 202-206.
4) Yagci B, Salor O, Yalcin B, et al: Giant lymphadenopathy infiltrated by gaucher cells mimicking lymphoma. Pediatr Blood Cancer. *Pediatr Blood Cancer* 2009; **52**: 870-871.
5) Lee BH, Kim D-Y, Kim G-H, et al: Progressive mesenteric lymphadenopathy with protein-losing enteropathy; a devastating complication in Gaucher disease. *Mol Genet Metab* 2012; **105**: 522-524.
6) Lee NC, Chien YH, Wong SL, et al: Outcome of early-treated type III Gaucher disease patients. *Blood Cells Mol Dis* 2014; **53**: 105-109.
7) Abdelwahab M, Eldeen HS: Mesenteric and Mediastinal Lymphadenopathy in Egyptian Children With Gaucher Disease Types 1 and 3 Treated With Enzyme Replacement Therapy. *J Pediatr Hematol Oncol* 2015; **37**: 316-322.
8) Khan A, Stimpson P, Karmolinski A, et al: Middle-ear involvement in type I Gaucher's disease-a unique case. *Laryngol Otol* 2013; **127**: 1226-1229.
9) Burrow TA, Sun Y, Prada CE, et al: CNS, lung, and lymph node involvement in Gaucher disease type 3 after 11 years of therapy: Clinical, histopathologic, and biochemical findings. *Mol Genet Metab* 2015; **114**: 233-241.
10) Arai N, Uematsu M, Abe Y, et al : High dose of enzyme replacement therapy was successful for the pulmonary involvement in a case of type 2 Gaucher disease. *No To Hattatsu* 2010; **42**: 45-49.

D 診断

D 診　断

1　臨床診断

帝京平成大学地域医療学部看護学科　**高柳正樹**

今回，ゴーシェ病（Gaucher disease）の最新知識を網羅した「ゴーシェ病 UpDate」を作成することになった．筆者が分担したのは臨床診断の項目であるが，臨床診断に関しては"UpDate"と呼べるような最新知識は存在しないと思われる．むしろ最近はゴーシェ病の存在が広く知られるようになり，さらに酵素補充療法（enzyme replacement therapy；ERT）が広範かつ早期に行われていることから，わが国の臨床医がゴーシェ病の典型的な臨床症状をみる機会は減ってきている．

本項では，そのような背景をふまえ，比較的早期に出現する臨床症状をいかに正確に捉え，早期診断につなげるかを中心に解説する．

筆者が経験したゴーシェ病の診断が遅れた症例

筆者は千葉県こども病院在籍時に合計7例のゴーシェ病患者を経験している（**表1**）．もちろん，そのすべての患者が当院初診時にゴーシェ病と診断されたわけではない．当院でも診断までに数か月を要した症例もあれば，他院で数年にわたり診断のつかなかった症例もある．ここでは，いくつかの症例において診断が遅れた理由を記載し，そのなかで早期診断のポイントを示したいと思う．

1　症例3：骨クリーゼで初診した症例　―診断がつくまでに初診から1年

［症　　例］2歳4か月，男児，3型ゴーシェ病．
［主　　訴］歩けない，発熱．
［家 族 歴］血族婚なし，家族内に特記すべき疾患はない．
［既 往 歴］在胎38週，3,200gで出生．その後の成長，発育に問題なし．生後10か月時に右脛骨を骨折．
［現 病 歴］1歳4か月時に発熱，歩行障害，下肢を動かすと痛がるといった症状が出現．骨髄炎などを疑って精査したが診断に至らなかった．この症状は1，2週間で消退したため，以後は外来による経過観察からフォローオフとなった．約1年後の2歳4か月時に再び同様の症状が出現した．

表1 筆者が経験した7例のゴーシェ病症例

症例	病型	遺伝子変異	性別	診断時年齢	主訴	ERT開始年齢	ERT継続期間
症例1	2型	未検査	男児	5か月	斜視，体重増多不良		死亡
症例2	1型	L444P/R496C	男児	10か月	肝脾腫	16歳7か月	18年
症例3	3型	L444P/L444P	男児	2歳4か月	骨クリーゼ	2歳5か月	13年，死亡
症例4	3型	R120W/R170C	男児	2歳5か月	肝脾腫出血傾向	2歳6か月	12年
症例5	3型	R120W/R170C	女児	3か月	症例3の妹	4か月	10年，死亡
症例6	2型		男児	7か月	ゼロゼロ	7か月	13年
症例7	2型		女児	3か月	体重増多不良	5か月	4年

ERTにおける酵素補充量は基本的に全例で60 U/kg/隔週としている．

［現　　症］肺音は清，心音は整で異常所見なし．肝脾はそれぞれ肋骨中線上で7 cm，9 cm触れ，脾は弾性硬であった．右下肢を他動的に動かすと非常に痛がった．股関節部位には発赤，腫脹，圧痛などはなかった．痙攣，眼振，後弓反張など神経学的異常所見は認めなかった．

［骨髄穿刺］骨髄中にゴーシェ細胞が散見された．

［血液化学］血清酸性フォスファターゼ（ACP）86.6 U/L（25未満），アンジオテンシン変換酵素（ACE）活性71.6 U/L（6.0～21.0）と高値を示した．

2 症例6：眼位異常で当院眼科初診した症例―診断がつくまでに初診から4か月

［症　　例］生後7か月，男児，2型ゴーシェ病．

［主　　訴］生後3か月頃より続くゼロゼロ，吸気性呼吸困難，体重減少，眼球の異常運動．

［家 族 歴］血族婚なし．神経疾患なし．

［既 往 歴］在胎37週，3,415 gで出生．定頸4か月．生後3か月までは反り返りやすかった．

［現 病 歴］生後1か月頃に吸気性の喘鳴があり，近医にて喉頭軟化症の診断を受けた．生後3か月頃からいつもゼロゼロするようになった．その後も発熱が頻回に認められ，近医にて2回の入院加療を受けている．生後3か月時に近医から「目つきがおかしい」との指摘を受け，当院の眼科に紹介された．生後7か月過ぎに咳と吸気性の喘鳴が増悪し，当院の救急外来を受診し入院となった．このとき，生後6か月時と比べて約1,200 gの体重減少がみられた．

［現　　症］身長65.5 cm，体重7.3 kg．上半身を中心に筋緊張亢進がみられる．頭部の反り返りが強く認められる．小奇形はない．目はいつも見開いており，いわゆる「ビックリまなこ」を呈する．落陽現象（sunset phenomenon）陽性．眼振なし．上方視が多い．注視はほとんどできない．肝は右鎖骨中線にて4 cm触れ，脾臓の最下端は腸骨稜まで達している．

3 症例4：他院で血液疾患を疑われていた症例―診断がつくまでに他院初診から1年6か月

［症　　例］2歳5か月，男児，3型ゴーシェ病．

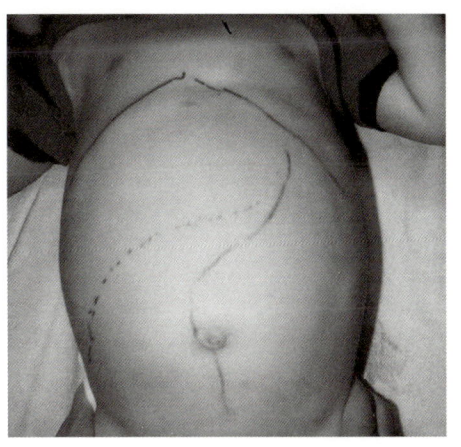

図1 症例4でみられた巨大な肝脾腫
［巻頭カラー口絵5］

［主　　訴］他院で血液疾患を疑われ紹介受診．

［現 病 歴］1歳過ぎから腹部膨満が認められるようになり，いくつかの医療機関に受診している．当初から肝脾腫を指摘されているが，診断には至っていない．当院初診前にある大学病院で入院精査となった．骨髄像の検査などを受けたが最終診断に至らず，2歳5か月時に患者住居の近くである当院の血液科に紹介受診になった．

［現　　症］肝臓は鎖骨中線上肋骨下にて6 cm触れ，脾臓は内側は臍を越え，下端は骨盤内に達していた（図1）．さらに貧血，血小板数減少が認められた．

ゴーシェ病の診断が遅れた理由と早期診断のポイント

症例3では，発熱，歩行障害を主訴とする患者の鑑別疾患にゴーシェ病があがらなかったことや，初診時に肝脾腫の存在が認識されていなかったことが診断の遅れにつながった．症例6では，眼位異常の鑑別疾患にゴーシェ病があがらなかった．また，重症型のゴーシェ病では気道の分泌物が多く喀痰排泄などがうまくできないので，いわゆる「ゼロゼロ」が症状として認められることが多い．さらに本症例では救急入院後の3日間肝脾腫の存在に気づかれなかった．症例3と合わせて，腹部の触診を丁寧に行うことが早期診断のポイントであることは間違いない．

症例4では，著明な肝脾腫があり，血液疾患などが否定された場合はゴーシェ病をはじめとする

D 診　断

表2 1型ゴーシェ病の古典的な自然歴を呈したと考えられる症例の経過

年齢	経過
生後10か月	腹部膨満にて近医を受診したところ肝腫大を指摘され，千葉大学小児科を紹介受診．精査の結果，ゴーシェ病の診断となる．
13歳	血小板数減少，出血傾向増悪のため，脾動脈塞栓術を施行．
16歳	脾機能亢進症が再燃したため脾臓全摘出術を施行．
16歳	右上腕に骨クリーゼを発症．
20歳	ERTを開始．
22歳	呼吸困難出現，呼吸機能低下，動脈血酸素分圧（PaO_2）低下（91%前後），肺拡散能検査（DLCO）10.18 mL/min/mmHg（予測値の約50%）．
22歳	硝子体混濁［生化学的分析でグルコセレブロシド（glucocerebroside）と判明］．眼科的手術（図2）．
23歳	軽度の骨粗鬆症を発症．

蓄積症の可能性を考えるべきである．また，骨髄像の鏡検では，ゴーシェ細胞の存在を常に念頭に置いておかないと見逃してしまうことが少なくない．

また，今ではあまりみられなくなった1型ゴーシェ病の古典的症状についてここで触れておく．症例2は1型ゴーシェ病であり，ゴーシェ病の古典的症状を数多く呈した．これがERT登場以前の1型ゴーシェ病の古典的な自然歴と考えられる．この患者に出現した多様な臨床症状を年齢順に表2に示す．

各臨床病型の症状の特徴

ゴーシェ病は，発症年齢や神経症状の有無，重症度により，1型（慢性非神経型），2型（急性神経型），3型（亜急性神経型）に分類され，これらの臨床病型の特徴を理解しておくことが早期診断のポイントとなる．

各臨床病型の特徴を表3にまとめ，それぞれの頻度を図3に示す．本図にあるように，各臨床病型の頻度は人種によって大きく異なり，わが国では特に神経型（2型，3型）が海外と比較して圧倒的に多い．ゴーシェ病を正しく診断しようとするならば，2型，3型に出現する神経症状についても十分に知っておかなければならない．

1 1型（慢性非神経型）

幼児～成人期（0～80歳）と幅広い年代で症状が現れる．主要症状は，肝脾腫，貧血，血小板数

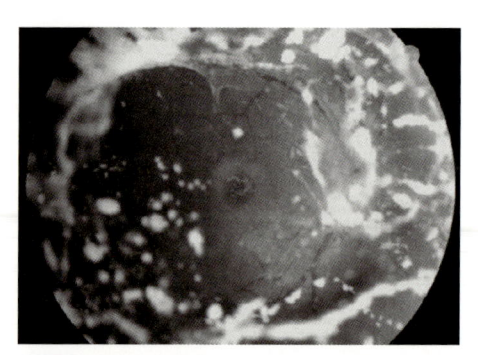

図2 症例2でみられた硝子体混濁
［巻頭カラー口絵6］

の減少等の血液症状や病的骨折等の骨症状などで，神経症状はない．症状は比較的緩徐に進行し，その進行の具合は患者により異なる．

2 2型（急性神経型）

乳児期（生後3～5か月）に初発症状が出現する．肝脾腫を示し，神経症状（斜視，口を開けにくい，痙攣等）を伴う．症状は急速に進行する．

2型患者は早期に死亡することが多いため，出現までに時間のかかる症状（たとえば肺線維症等）は発症をみないことが多い．また当然ではあるが，婚姻することがないので分娩に関する合併症は起こりえない．今後，ERTなど治療法の進歩により生命予後が大幅に改善した場合，これまで2型では認められないとされていた症状が出現してくることが考えられる．

また，2型の最重症型として新生児型（周産期致死型）がある．新生児型では肝脾腫，汎血球減少

表3 各臨床病型の症状の特徴

病型	原発性中枢神経症状	骨症状	その他
1型 (慢性非神経型)	なし	あり	・脾腫大 ・肝腫大 ・血球減少症 ・肺疾患
2型 (急性神経型)	・延髄徴候 ・錐体路徴候 ・認識機能障害	なし	・肝腫大 ・脾腫大 ・血球減少症 ・肺疾患 ・皮膚変化
3型 (亜急性神経型)	・眼球運動失行 ・痙攣 ・進行性ミオクローヌスてんかん(PME)	あり	・肝腫大 ・脾腫大 ・血球減少症 ・肺疾患

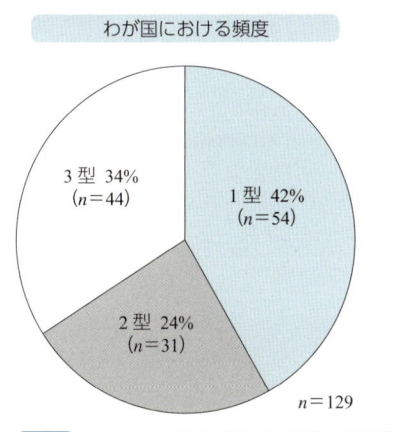

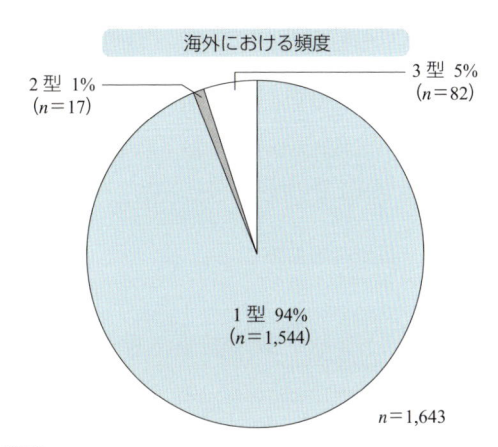

図3 ゴーシェ病における各臨床病型の頻度

わが国における頻度: 1型 42% (n=54), 2型 24% (n=31), 3型 34% (n=44), n=129

海外における頻度: 1型 94% (n=1,544), 2型 1% (n=17), 3型 5% (n=82), n=1,643

[井田博幸: ゴーシェ病. 別冊日本臨牀 新領域別症候群シリーズ No. 20 先天代謝異常症候群(第2版)下, 2012: 465-467／Charrow J, et al: Arch Intern Med 2000: 160 より作成]

症, 皮膚変化の顕微鏡所見[すなわち, グルコセレブロシド(別名グルコシルセラミド)対セラミド(ceramide)比の変化による角質層の異常]を伴い, 先天性の魚鱗癬やコロジオン皮膚異常といった臨床症状として現れる場合もあるが, 非免疫性胎児水腫となることもある. 関節拘縮や特徴的な顔貌(耳介低位, 鞍鼻等)を35～43％に認める.

3 3型(亜急性神経型)

乳児期以降に症状が現れる. 肝脾腫がみられ, さらに神経症状を伴うが, 症状の進行は2型より緩徐である. 当初は神経症状がなく1型と考えられていた患者が, 経過中に神経症状が出現し, 診断が3型に変更されることも少なくない.

また, 3型はa～c型の3つの亜型に分類される. 3a型は多様な神経症状を示し, 時にミオクローヌスや知的退行を呈し, 3b型は神経症状が眼球運動障害のみで, 重篤な臓器症状と骨症状を呈する. 3c型は多様な神経症状に加えて, 大動脈弁と僧帽弁の石灰化を伴う心血管疾患を主とする非定型の臨床像を呈する. さらに, 軽度の脾腫, 角膜混濁, 核上性眼筋麻痺を認める.

臓器別にみた臨床症状

臓器別にみたゴーシェ病の多彩な臨床症状を表4にまとめた. 早期診断が進み, ERTや基質合成

D 診 断

表4 臓器別にみたゴーシェ病の臨床症状

臓器	臨床症状
血液	・汎血球減少症：貧血，血小板数減少，白血球減少症 ・血小板機能異常 ・好中球機能異常 ・軽度の播種性血管内凝固症候群(DIC)
骨格	・慢性骨痛 ・急性骨クリーゼ(高熱，悪寒，白血球増加症，赤血球沈降速度増加を伴う) ・骨髄浸潤 ・骨減少症 ・エルレンマイヤーフラスコ変形 ・無腐性骨壊死 ・溶解性病変，骨硬化症 ・病的骨折
消化器	・脾腫大 ・汎血球減少症を伴う脾機能亢進症 ・脾梗塞は急性の腹痛をきたす ・胆石症
神経	・延髄徴候：喘鳴，斜視，嚥下困難 ・錐体路徴候：強直性発作，頭部の後屈，痙縮，開口障害 ・強直性間代性痙攣や進行性ミオクローヌスてんかん(PME) ・眼球運動失行，衝動性眼球運動の開始障害，視運動性眼振認知症や運動失調は慢性神経症状の後期にみられる ・パーキンソン症候群症状
呼吸器	・間質性肺疾患 ・肺高血圧症 ・肺胞硬化症，胚葉硬化症等 ・上記疾患から呼吸困難(労作性)，頻呼吸，咳嗽，再発性呼吸器感染などが起きる

抑制療法(substrate reduction therapy；SRT)など多様な治療法が開発された現在ではほとんどみることのなくなった症状も含まれる．

診断のつかない臨床症状を有する患者では，多臓器に症状が出現する疾患の1つとして，ゴーシェ病の存在を常に念頭に置いておくことが重要である．筆者が経験した1型患者のように，無治療の場合は多臓器にわたる症状が加齢に伴って順次出現してくることを理解しておく．

一般臨床検査

1 生化学検査

次に示す検査はゴーシェ病の重要な補助診断となる．酒石酸抵抗性ACP(TRACP)やACE，肝酵素(AST，ALT)，鉄，フェリチン．典型例ではこれらの数値が上昇しており，全身の病状と相関しているようである．

2 画像検査

X線検査では下腿骨のエルレンマイヤーフラスコ変形を，MRIでは骨髄のまだら様所見を認める．

3 骨髄検査

ゴーシェ病関連症状(貧血，血小板数減少，脾腫等)に対する骨髄検査を受けて初めてゴーシェ病を疑われることがある．骨髄検査では，細胞質に対してけばだった(fibrillary)「しわくちゃのシルク様」で，核の偏在がみられる脂質蓄積マクロファージ(ゴーシェ細胞)の存在を確認できる．しかし，ゴーシェ細胞とニーマンピック細胞の区別はむずかしく，これだけでは確定診断とならない．このような細胞を認めた場合は，直ちに血液検査，さらには酵素活性測定，遺伝子変異検索へと進むべきである．

骨髄像を鏡検する際，「ゴーシェ細胞を探す」と

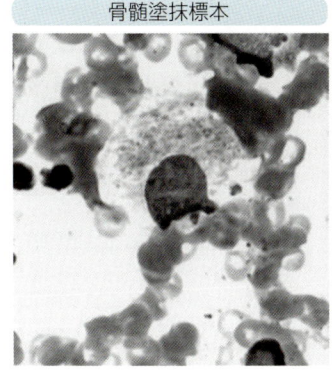

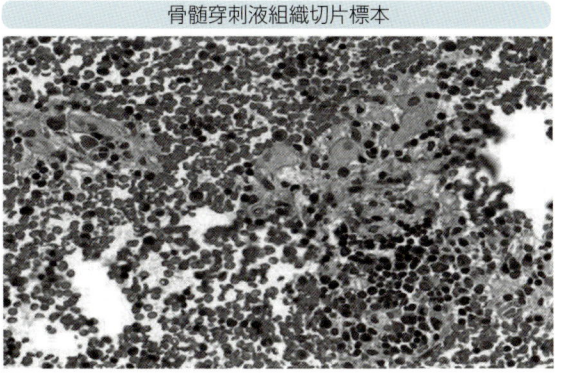

図4 ゴーシェ病患者の骨髄塗抹標本と骨髄穿刺液組織切片標本
骨髄塗抹標本では1つのゴーシェ細胞を確認できる．骨髄穿刺液組織切片標本ではゴーシェ細胞が集簇しているのがわかる．
[巻頭カラー口絵7]

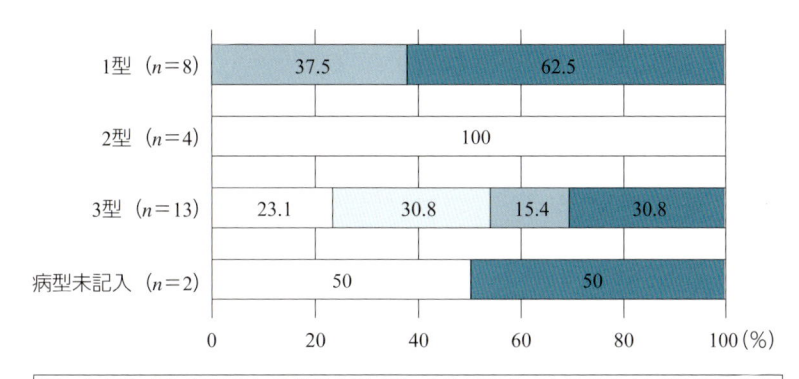

図5 わが国のゴーシェ病患者(27例)のQOL

病型	全介助	制限のある部分介助	やや不自由であるが自立可能	自立
1型 (n=8)			37.5	62.5
2型 (n=4)	100			
3型 (n=13)	23.1	30.8	15.4	30.8
病型未記入 (n=2)	50			50

[厚生労働科学研究費補助金（難治性疾患等克服研究事業）「小児希少難病の患者家族会ネットワークを活用した患者臨床情報バンクの構築とその創薬等への活用」研究報告書（研究代表者：奥山虎之）]

いうスタンスで臨まないとゴーシェ細胞はみつからないことが多い．骨髄塗抹標本だけでなく，骨髄穿刺液組織切片標本を用意することでゴーシェ細胞はみつかりやすくなる．骨髄塗抹標本と骨髄穿刺液組織切片標本を図4に示す．

病態と臨床症状

ゴーシェ病の臨床症状は，遺伝子変異に起因する酵素活性の低下，さらにそれがもたらす基質の臓器への異常蓄積が臓器障害を起こすことで生じる．このメカニズムについては，本書「C-1 総論」の図1で確認されたい．同図において灰色に塗られた部分が臨床症状であり，臨床診断とは同図を臨床症状から上向きにたどっていく作業にほかならない．

おわりに

わが国のゴーシェ病患者27例に現在のQOLを尋ねた結果を図5に示す．特に2型，3型の患者のQOLはERTが行われているにもかかわらず極めて不十分である．

近年ではゴーシェ病の治療として，ERTのみならず，SRT，各種シャペロン療法（chaperone therapy）などが開発されている．今後は遺伝子治療などの開発も進むと思われる．しかしながら，ゴーシェ病の診療において最も重要なのは，いかに早

期診断し，患者を臨床症状から救い出せるかどうかであると思われる．その意味において，一般内科医，小児科医に対してゴーシェ病の臨床症状の多彩さを周知していくことは，最終的にゴーシェ病患者のQOL改善に大きく寄与するものと考える．

参考文献

1) 井田博幸: ゴーシェ病. 別冊日本臨牀 新領域別症候群シリーズ No. 20 先天代謝異常症候群（第2版）下，2012: 465-467.
2) 小児慢性特定疾病情報センターホームページ［小児慢性特定疾病の対象疾病について＞先天性代謝異常＞90. ゴーシェ（Gaucher）病］
 http://www.shouman.jp/details/8_6_90.html
3) Gene Reviews Japan ホームページ［GRJ 疾患リスト＞ゴーシェ病］
 http://grj.umin.jp/grj/gaucher.htm
4) LysoLife ホームページ［ライソゾーム病とは？＞具体的な疾患＞ゴーシェ病］
 http://www.lysolife.jp/index.html
5) 厚生労働省難治性疾患等政策研究事業ライソゾーム病（ファブリー病を含む）に関する調査研究班ホームページ［ライソゾーム病に関して（各論）医師向け＞ゴーシェ病］
 http://www.japan-lsd-mhlw.jp/lsd_doctors/gaucher.html

D 診　断

2 生化学的診断

大阪大学大学院医学系研究科小児科学　苅原　香
大阪大学大学院医学系研究科保健学専攻成育小児科学　酒井規夫

　ゴーシェ病（Gaucher disease）の生化学的診断には，おもに血清酸性フォスファターゼ（ACP）値，血清アンジオテンシン変換酵素（ACE）値，リンパ球および培養皮膚線維芽細胞を用いたグルコセレブロシダーゼ（glucocerebrosidase）［酸性 β-グルコシダーゼ（acid β-glucosidase）］が用いられる．このうち，グルコセレブロシダーゼ活性測定は確定診断に用いられる．ゴーシェ病では，ACP値，ACE値は高値を，グルコセレブロシダーゼ活性は低値を示す．

血清アンジオテンシン変換酵素（ACE）

　ACEはアンジオテンシンⅠからC末端のヒスチジルロイシン（histidyl-leucine）を分離し，アンジオテンシンⅡを生成する．おもに肺血管内皮細胞に局在するが，小腸上皮，尿細管上皮などにも局在を認める．
　ゴーシェ細胞は骨髄内のマクロファージにグルコセレブロシド（glucocerebroside）［グルコシルセラミド（glucosylceramide）］が蓄積したものであるが，ゴーシェ病ではゴーシェ細胞から肺血管内皮由来と同じACEが産生されるため，ACE高値を呈すると考えられている．また，ゴーシェ病と健常コントロールの培養皮膚線維芽細胞ではACE産生に差を認めない[1]ことからは，ゴーシェ細胞が特異的にACEを産生している可能性が示唆されている．

血清酸性フォスファターゼ（ACP）

　ACPはリン酸モノエステル（phosphoric acid monoester）を基質とする加水分解酵素である．前立腺，血球，骨，肝臓など生体内のほとんどの組織細胞に分布する可溶型ACPのほかに酒石酸抵抗性ACP（TRACP）がある．TRACPは破骨細胞，マクロファージ，細網内皮系，赤血球，ゴーシェ細胞に存在している．ゴーシェ病ではゴーシェ細胞中のACPの増加により血清ACP活性が上昇する．ゴーシェ病でTRACPが上昇することは1956年にTuchmanらによって報告された．しかしながら，TRACPは破骨細胞の機能によっても影響され，ゴーシェ病では過剰な骨吸収によってTRACPが上昇することが少なくない．ACE値とACP値との相関は認められない[2]ことも指摘されており，高値の場合は解釈に注意が必要である．
　ACP活性は温度，pH，採血から測定までの時間によって影響を受ける[3]．赤血球内は血清の約70倍のACP活性を有するため，採血後室温，全血で放置すると血球内ACPが遊出してACP測定値は上昇する．また，血清分離後は血清がアルカリ側に推移するため，ACP活性は継時的に低下する．溶血でも赤血球内のACPが遊出するので高値を呈する．そのため，検体の取り扱いには十分な注意を払う必要がある．
　血清ACP活性は低年齢ほど高値で，新生児では成人の2〜2.5倍，乳児では1.5倍程度である．その後は漸減して成人値に達する（図1）[4]．

グルコセレブロシダーゼ

　ゴーシェ病の疾患の本態は，グルコセレブロシダーゼの欠乏によりセラミド（ceramide）にグルコースが結合したグルコセレブロシドがマクロファージに蓄積した状態であり，グルコセレブロシダーゼ活性の測定はゴーシェ病診断のゴールドスタンダードである．

D 診　断

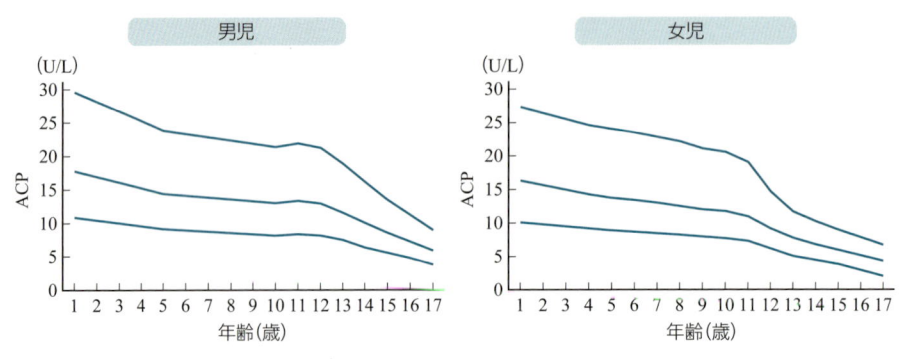

図1 小児の総ACP活性の年齢推移
[小児基準値研究班（編）:日本人小児臨床検査基準値．日本公衆衛生協会，1997より改変]

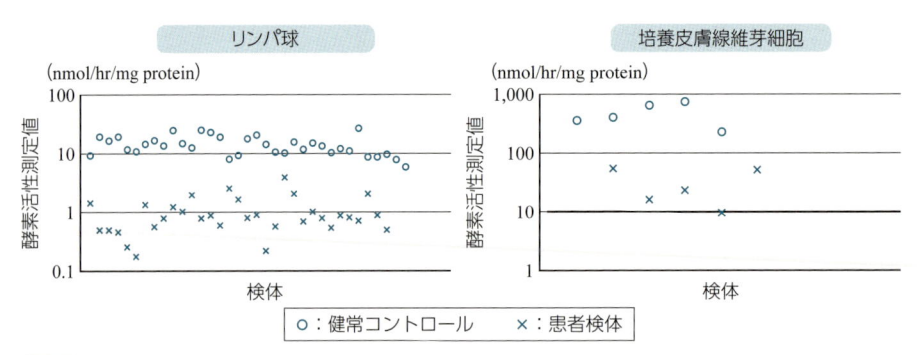

図2 グルコセレブロシダーゼ活性値
（Michelin K, *et al*: *Clin Chim Acta* 2004; **343**: 145-153）

　実際の測定では，蛍光人工基質 4-メチルウンベリフェリル β-D-グルコシド（4-methylumbelliferyl-β-D glucoside）[4-メチルウンベリフェリル-β-D-グルコピラノシド（4-methylumbelliferyl-β-D glucopyranoside）]を用いる．この人工基質はグルコセレブロシダーゼで分解されると，365 nmの励起光によって450 nmの波長の発光を呈する．分解された人工基質の量によって発光強度が増すことを利用し，発光強度を測定することで間接的に酵素活性を測定している．

　リンパ球と培養皮膚線維芽細胞ではグルコセレブロシダーゼ活性が大幅に異なる（図2）[5]．健常コントロールと患者のグルコセレブロシダーゼ活性は測定系によって大幅に異なるため，測定施設ごとに基準を定める必要があるが，患者検体では健常コントロールの10％以下を示す場合が多い．一方，保因者では統計的には健常コントロールの50％程度の数値を呈する（図3）[6]ものの，個々の

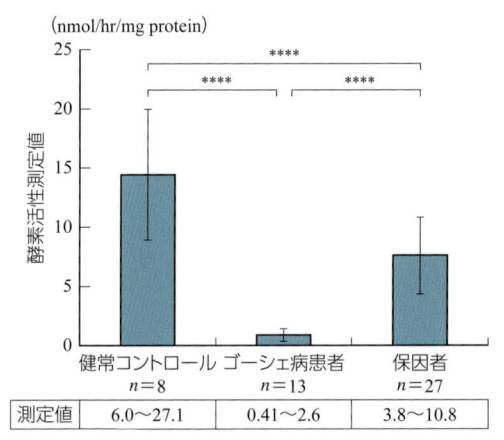

| 測定値 | 6.0〜27.1 | 0.41〜2.6 | 3.8〜10.8 |

図3 健常コントロール，ゴーシェ病患者，ゴーシェ病保因者のリンパ球グルコセレブロシダーゼ活性値
****: $p<0.0001$
（Michelin K, *et al*: *Clin Chim Acta* 2005; **362**: 101-109より改変）

2 生化学的診断

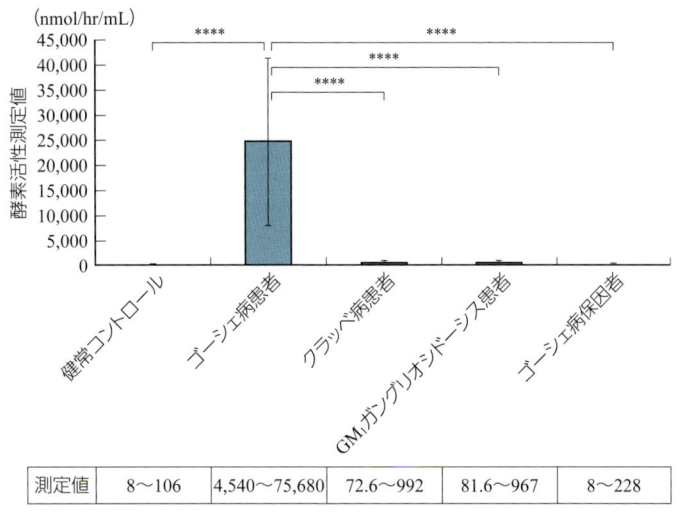

図4 健常コントロール，ゴーシェ病患者，GM₁ガングリオシドーシス患者，クラッベ病患者，ゴーシェ病保因者の血中キトトリオシダーゼ活性値

（Wajner A, et al: Clin Biochem 2007; **40**: 365-369 より改変）

| 測定値 | 8～106 | 4,540～75,680 | 72.6～992 | 81.6～967 | 8～228 |

数値にはばらつきがあり，一部は健常コントロールと同程度の値を呈する．そのため，酵素活性測定値のみで保因者診断を行うことは推奨されない．

また，正常の40〜60％程度の残存酵素活性を示す遺伝子多型や軽症型変異も知られている[7,8]．リンパ球では健常コントロールと患者検体との差が比較的小さいため，罹患が疑わしい場合は差がより明瞭となる培養皮膚線維芽細胞での酵素活性測定が重要である．

グルコセレブロシダーゼ活性の測定は保険収載されており，エスアールエル社での測定（全血）も可能である．日本先天代謝異常学会のホームページ内にも精密検査施設が一覧として掲載されているので参照されたい（http://www.jsimd.net/iof.html）．

その他のバイオマーカー

1 キトトリオシダーゼ

キトトリオシダーゼ（chitotriosidase）はキチン分解酵素の一種で，活性化したマクロファージから分泌される．健常コントロールでは非常に低値を示すが，ゴーシェ病では著明に上昇し，ゴーシェ細胞による全身的な負荷の程度を表すと考えられ，病勢のモニタリングに有用とされる．ゴー

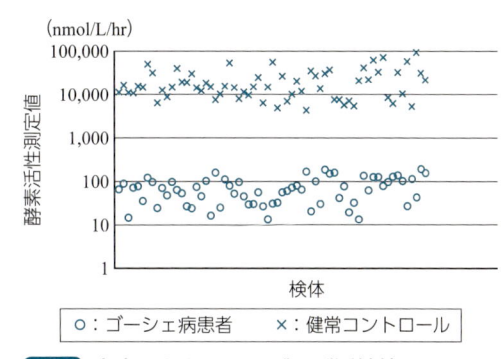

図5 血中キトトリオシダーゼ活性値
（Michelin K, et al: Clin Chim Acta 2004; **343**: 145-153）

シェ病のほか，GM₁ガングリオシドーシス（GM₁ gangliosidosis），クラッベ病（Krabbe disease）などでも上昇を認める[9]が，ゴーシェ病の保因者では上昇しない[5]（図4, 図5）．ゴーシェ病患者と健常コントロールの比較では，キトトリオシダーゼ値とACE値，ACP値に相関が認められる（表1）[2]．

2 CCL18

ケモカインの一種であるCCL18［chemokine (C-C motif) ligand 18］もゴーシェ細胞から分泌される．無治療の1型ゴーシェ病では，CCL18/PARC（pulmonary and activation-regulated chemo-

D 診断

75

D 診　断

表1 血清ACE値，血清総ACP値，血中キトトリオシダーゼ活性値の相関

	ACE	ACP	キトトリオシダーゼ
ACE	1		
ACP	0.55***	1	
キトトリオシダーゼ	0.71***	0.55***	1

*** : $p<0.0001$.
(Vellodi A, et al: J Inherit Metab Dis 2005; **28**: 585-592)

kine)は正常の20〜50倍になる[10]が，軽症型では正常値に近いことがある．わが国ではキトトリオシダーゼ同様に測定が困難であるが，世界的には病勢のモニタリング項目として利用されている．

おわりに

わが国で可能な検査は血清ACE，血清ACP，リンパ球および培養皮膚線維芽細胞でのグルコセレブロシダーゼ活性測定である．また，わが国では一般的ではないが，キトトリオシダーゼはゴーシェ病で有意に上昇するため測定する価値が高い．血清ACE，キトトリオシダーゼは病勢のモニタリングにも使用でき，相関も認められる．血清ACPも上昇を認めるが，ゴーシェ病と直接関連するのはTRACPであり，また破骨細胞の活性化など複数の要因で上昇するため，病勢のモニタリングには不向きである．

グルコセレブロシダーゼ活性はリンパ球で測定可能であるが，確定診断には培養皮膚線維芽細胞での再検が望ましい．酵素活性の測定は国内の複数施設にて研究的に行われているほか，商業ベースのエスアールエル社（全血）でも可能である．

文　献

1) Silverstein E, Friedland J: Angiotensin converting enzyme in cultured fibroblasts in Gaucher and Niemann-Pick diseases. Proc Soc Exp Biol Med 1982; **170**: 251-253.
2) Vellodi A, Foo Y, Cole TJ: Evaluation of three biochemical markers in the monitoring of Gaucher disease. J Inherit Metab Dis 2005; **28**: 585-592.
3) 石橋みどり：最新酵素・アイソザイム検査測定法とその臨床的意義 床的意義酸性ホスファターゼ(ACP). 臨床病理レビュー 2001；**116**：100-109.
4) 小児基準値研究会（編）：日本人小児の臨床検査基準. 日本公衆衛生協会，1997.
5) Michelin K, Wajner A, Goulart Lda S, et al: Biochemical study on beta-glucosidase in individuals with Gaucher's disease and normal subjects. Clin Chim Acta 2004; **343**: 145-153.
6) Michelin K, Wajner A, Bock H, et al: Biochemical properties of beta-glucosidase in leukocytes from patients and obligated heterozygotes for Gaucher disease carriers. Clin Chim Acta 2005; **362**: 101-109.
7) Montfort M, Chabás A, Vilageliu L, et al: Functional analysis of 13 GBA mutant alleles identified in Gaucher disease patients: Pathogenic changes and "modifier" polymorphisms. Hum Mutat 2004; **23**: 567-575.
8) Kim JW, Liou BB, Lai MY, et al: Gaucher disease: identification of three new mutations in the Korean and Chinese (Taiwanese) populations. Hum Mutat 1996; **7**: 214-218.
9) Wajner A, Michelin K, Burin MG, et al: Comparison between the biochemical properties of plasma chitotriosidase from normal individuals and from patients with Gaucher disease, GM1-gangliosidosis, Krabbe disease and heterozygotes for Gaucher disease. Clin Biochem 2007; **40**: 365-369.
10) Boot RG, Verhoek M, de Fost M, et al: Marked elevation of the chemokine CCL18/PARC in Gaucher disease: a novel surrogate marker for assessing therapeutic intervention. Blood 2004; **103**: 33-39.

D 診断

3 遺伝子診断

鳥取大学生命機能研究支援センター遺伝子探索分野　**難波栄二**
同　**足立香織**

　ゴーシェ病（Gaucher disease）を含む稀少難病の遺伝子診断は，診療報酬点数表のなかでは「D006-4 遺伝学的検査」に含まれる．この「遺伝学的検査」には，遺伝子変異を検出する方法（いわゆる「遺伝子診断」）だけでなく，その遺伝子の機能（酵素活性等）の異常を検出する方法による診断も含まれる．

　ゴーシェ病は，基本的には欠損酵素であるグルコセレブロシダーゼ（glucocerebrosidase）［酸性 β-グルコシダーゼ（acid β-glucosidase）］の酵素活性を測定することで確定診断できる．グルコセレブロシダーゼ活性測定で確定診断できれば，遺伝子診断がなくても酵素補充療法（enzyme replacement therapy ; ERT）を開始できる．しかし，ミオクローヌスを伴う 3 型ゴーシェ病などでは，グルコセレブロシダーゼ活性が比較的高いために酵素活性のみでは診断がむずかしく，確定診断に遺伝子診断を必要とすることもある．また，出生前診断を含めた家系への対応，最近開発されているシャペロン療法（chaperone therapy）（本書「E-3 シャペロン療法」で後述）の適応などの決定の際にも遺伝子診断が必要となる．さらに，遺伝子変異が予後予測の参考になる場合があるため，遺伝子診断を行っておくことは大切である．

　ゴーシェ病の遺伝子変異に関しては，本書「B-3 遺伝子変異」で詳しく述べられている．本項では遺伝子診断の実際について解説する．

検査実施に際しての考え方

1 遺伝カウンセリング

　すでに保険診療として認められている検査ではあるが，その対応は日本医学会「医療における遺伝学的検査・診断に関するガイドライン」（2011年）（http://jams.med.or.jp/guideline/genetics-diagnosis.html）や日本先天代謝異常学会「保険収載されたライソゾーム病 5 疾患の遺伝病学的検査および遺伝カウンセリングの実施に関するガイドライン」（2009 年）などを参考にする．

　一般的に小児に対する遺伝学的検査は慎重でなければならないが，本疾患の場合は治療法があるため，積極的に早期診断を行うメリットがあることを伝えておく必要があり，主治医が中心となって対応する．ただし，両親の保因者診断や出生前診断などでは家系に対して特に慎重な配慮が必要であり，臨床遺伝専門医，認定遺伝カウンセラーなどによる遺伝カウンセリングの場で対応することが望ましい．遺伝子診断を行う際には必ず書面でのインフォームドコンセントを取得する．

2 診断後の家系への対応

　両親を含む，症状のない周囲の人々に対しては，遺伝子情報が次子出産や結婚といった将来に影響を与える可能性を考慮し，専門の遺伝カウンセリングを行うなど慎重な配慮が必要である．

　出生前診断の希望がある場合は必ず妊娠前に両親の保因者診断を行っておく．ゴーシェ病は常染色体劣性遺伝形式の遺伝病であるため，通常は両親のそれぞれ一方のアレルに異常がみつかるが，いずれか一方の両親の異常が検出されない場合もある．その場合は，いわゆる「突然変異（de novo 変異）」である可能性があり，出生前診断の対応が異なってくる．

　患者の兄弟ではリスクが低いので保因者診断は

D 診 断

行わないが，結婚などに対する不安がある場合は専門の遺伝カウンセリングで対応する．

3 検査施設

グルコセレブロシダーゼ活性の測定は検査会社でも対応可能であるが，遺伝子診断は大学などの専門機関に依頼する必要がある．

検査施設については，日本先天代謝異常学会の「精密検査施設一覧」(http://jsimd.net/iof/iof_01.html)，全国遺伝子医療部門連絡会議の「登録機関遺伝子医療体制検索・提供システム」(http://www.idenshiiryoubumon.org/search/)，さらには「ゴーシェ病診断・治療ハンドブック」[1]などを参考にする．

4 検査費用

本項の冒頭で述べたように，ゴーシェ病の遺伝学的検査は，診療報酬点数表のなかに「D006-4 遺伝学的検査(3,880点)」と記載されており，保険診療でカバーできる．しかし，本点数表には「遺伝的検査は以下の遺伝子疾患が疑われる場合に行うものとし，原則として患者1人につき1回算定できる．ただし，2回以上実施する場合は，その医療上の必要性について診療報酬明細書の摘要欄に記載する」と記されており，通常はグルコセレブロシダーゼ活性検査が保険診療で行われるため，その後の遺伝子診断を保険診療でカバーすることは困難であった．この点，2016年4月の診療報酬改定により一部変更となっており，詳細は各自で確認されたい．

以上のような背景により，遺伝子診断は多くの場合で専門機関における研究ベースの検査となっている．しかしながら，本疾患を含めた多くの遺伝子診断を研究費で賄うことは困難となっており，課題となっている．

方法について

1 検体とその取り扱い

ゴーシェ病に限らず，通常の遺伝子診断では血液から分離したゲノムDNAを用いる．事前に依頼元と十分な情報交換を行い，採取量，送付条件，送付日などを具体的に決める．

筆者らの施設では，抗凝固薬としてエチレンジアミン四酢酸(EDTA)を用いた2 mLの血液を必ず2本送付してもらっている．1本2 mLの血液でも十分量のDNAを確保できるが，一方の血液に凝固などのトラブルが生じた場合の対応である．また，血液の凝固を避けるために，冷蔵(4℃)または室温(冬の場合)での送付としている．血液が望ましいが，毛根，口腔内粘膜などからのDNAでも実施可能である．DNAそのものを送付してもらう場合は，保存期間が年余にわたるとDNAの質が劣化し遺伝子診断ができないこともあるので，できるだけ新鮮な検体が望ましい．

2 遺伝子解析の方法

ゴーシェ病の原因遺伝子であるグルコセレブロシダーゼ遺伝子には，よく似た遺伝子配列の偽遺伝子が近接して存在する．そのため，本書「B-3 遺伝子変異」でも述べられたように，グルコセレブロシダーゼの遺伝子解析では，偽遺伝子を増幅しないようなポリメラーゼ連鎖反応(polymerase chain reaction；PCR)増幅用プライマーの設計などの工夫が必要となる．

井田らは，まず7つのcommon mutationをPCR法と制限酵素切断片長多型(restriction fragment length polymorphosm；RFLP)法を組み合わせてスクリーニングし(PCR-RFLP法)，この方法で同定されない場合にPCR-single strand conformation polymorphism(PCR-SSCP)法とシークエンス法を用いて遺伝子診断を行っている(本書「B-3 遺伝子変異」参照)．しかしながら，遺伝子変異には人種差があり，ユダヤ人ではN370Sが70％を占めるなど8種のcommon mutation(84GG，IVS2＋1，F213I，N370S，D409H，L444P，R463C，RecNciI)の解析で多くの患者に対応できるが，わが国ではこれらの変異の同定率は60％程度に過ぎず，グルコセレブロシダーゼ遺伝子の広い範囲の解析が必要となる[1]．

そのため，筆者らは三井らが報告した方法を利用している[2]．これは，グルコセレブロシダーゼ遺伝子領域を1度に増幅できるプライマーを設計し，この広い領域をlong PCR法で増幅し，エクソンごとにシークエンスを行っていく方法である．

3 遺伝子診断

表1 long PCR とシークエンスプラマーの塩基配列

	プライマー	Forward	Reverse
PCR	エクソン 1〜5	CCTAAAGTTGTCACCCATAC	AGCAGACCTACCCTACAGTTT
	エクソン 5〜7	GACCTCAAATGATATACCTG	AGTTTGGGAGCCAGTCATTT
	エクソン 8〜11	TGTGTGCAAGGTCCAGGATCAG	ACCACCTAGAGGGGAAAGTG
シークエンス	エクソン 1	TAGTGGATCCTCTATCCTTC	AAATTCCAGTGCCAGGATTC
	エクソン 2	AAAGGCAGCTAAGCCCTGCC	GCTACCAAAGGACTATGAGG
	エクソン 3	AGTCTCTCCTAGCAGATGTG	TCCATGGTGATCACTGACAC
	エクソン 4	AAATGGTGTCAGTGATCACC	GCAGAGTGAGATTCTGCCTC
	エクソン 5	GCAAGTGATAAGCAGAGTCC	CAAGCAGACCTACCCTACAG
	エクソン 6	AATGGCTGAACCGGATGCAC	AAGTGGAACTAGGTTGAGGG
	エクソン 7	TCAAGTGATCCACCTGCCTC	AGTTTGGGAGCCAGTCATTT
	エクソン 8	TGTGTGCAAGGTCCAGGATCAG	GCTTCTGTCAGTCTTTGGTG
	エクソン 9	ACCCTTACCTACACTCTCTG	GTGATGTAAGCCATCCGATG
	エクソン 10	GGGTGACTTCTTAGATGAGG	AGCTGAGAGTGTGATCCTGC
	エクソン 11	GGAAGTGGGCTGAAGACAGC	TTAGTCACAGACAGCGTGT

表2 DNA レベルでの遺伝子変異の表記法

DNA の変異	ゲノム DNA (g) と cDNA (c) の最初の ATG の A を「1」として表記する． 例) g.1997G＞T：ゲノム DNA の 1997 番目の G が T に置換 　　c.254G＞A：cDNA の 254 番目の T が A に置換(後出の図1の例) 　　c.1448T＞C：cDNA の 1448 番目の T が C に置換(後出の図1の例) 　　g.1997-1998insT：1997 番目と 1998 番目の間に T が挿入
イントロンの変異	イントロンの共通配列「GT・・・AG」の，GT の G から数える場合は番号の前に「＋」をつける．イントロンの共通配列「GT・・・AG」の，AG の G から数える場合は番号の前に「－」をつける． 例) IVS4 ＋1G＞T：イントロン 4 の最初の GT の G が T に置換 　　IVS4 －2A＞C：イントロン 4 の最後の AG の A が C に置換

表3 蛋白レベルでの遺伝子変異の表記法

ミスセンス変異	アミノ酸配列の最初のメチオニンを「1」とする． 例) G85E：85 番目のグリシン(正常)がグルタミン酸(変異)に置換(後出の図1の例)[*1] 　　L483P：483 番目のロイシン(正常)が L-プロリン(変異)に置換(後出の図1の例)[*2]
ナンセンス変異	アミノ酸配列の最初のメチオニンを「1」とする． 例) R97X：97 番目のアルギニンが終止コドンに置換
欠失と置換	アミノ酸配列の最初のメチオニンを「1」とする． 例) T97del：97 番目のスレオニンが欠失 　　T97-98ins：97 番目と 98 番目のコドンの間にスレオニンが挿入

[*1]：従来の表記(legacy change)では「G46E」， [*2]：従来の表記(legacy change)では「L444P」．

この方法により，common mutation のみならず，これまで報告がなかった新規変異も検出できるようになった(表1).

結果について

1 解析結果の表記方法

現在，標準的な遺伝子変異の表記は，Antonarakis が提唱した方法を採用しており，Human Genome Vaiation Society (HGVS) (http://www.hgvs.

D 診　断

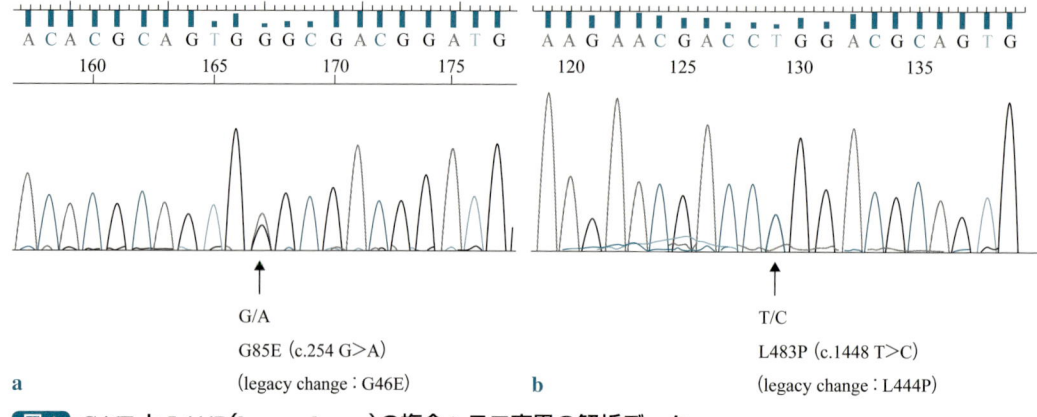

図1 G46E と L444P（legacy change）の複合ヘテロ変異の解析データ
a：G46E 変異，b：L444P 変異．Mitui らの方法で解析した[2]キャピラリーシークエンサーでの解析結果である．

org/mutnomen/recs-DNA.html#DNA）などの情報が参考になる[3]．

表2と表3を例に解説を加える．従来のゴーシェ病の遺伝子変異の蛋白レベルの番号は，現在推奨されている表記と異なっている．筆者らは混乱を避けるために，遺伝子診断の報告書には現在推奨されている表記とともに従来の表記（legacy change）も記載するようにしている．

2　遺伝子診断の実際と精度

図1に，G46E と L444P（legacy change）の複合ヘテロ接合変異の，キャピラリーシークエンサーの解析結果のチャートを示す．図1aのチャート上部の記載が「G」となっている場所の波形をよくみると，「G」と「A」の波形が重なっており，2つのアレルの塩基配列が異なっていることがわかる．また，図1bではチャート上部の記載が「T」となっている場所の波形をみると，「T」と「C」の波形が重なっており，図1aと同様に2つのアレルの塩基配列が異なっていることがわかる．

よく「遺伝子診断は酵素活性測定よりも精度が高い」と考えている人がいるが，その考えは誤りである．ゴーシェ病の場合，グルコセレブロシダーゼ酵素活性の測定でほぼ 100 % 診断できるが，遺伝子診断で変異がみつかる確率は 90 % 程度にすぎない．現在の遺伝子診断は，技術的な限界もあり，すべての変異を明らかにすることはできない．そのため，診断ではグルコセレブロシダーゼ酵素活性を優先させたほうがよい．

3　遺伝子変異結果の解釈

図1の例では，一方のアレルにはG46E変異が，もう一方のアレルにはL444P変異があることが推測される．そして，実際に別々のアレルにこの2つの変異があるかどうかは，両親の解析を行うなどの方法により証明できる．グルコセレブロシダーゼ遺伝子と偽遺伝子との遺伝子変換（gene conversion）による Rec*Nci*I 変異では 3 つの遺伝子異常が同時に検出される．L444P と Rec*Nci*I の複合ヘテロ接合では，c.1448 T>C 変異をホモ接合にもち，c.1483 G>C と c.1497 G>C の変異をヘテロ接合にもち，合計 4 つの変異が検出される（図2，表4）．遺伝子変換による変異では，両親の解析などを行い，複合ヘテロ接合の詳細を検討しておくことが望ましい．

近年，ヒトゲノムにはゴーシェ病などの遺伝病に直接関係しない，一塩基多型（SNP）など塩基配列のバリエーション（多型）が多く存在することが明らかにされている．そのため，シークエンスで正常と異なる配列がみつかった場合には，それが病気の原因かどうかの検討が必須となる．その場合，まず過去の変異データとの照合を行う．文献を丹念に集めて照合すると膨大な時間を要するため，筆者らは The Human Gene Mutation Database（HGMD）（http://www.hgmd.cf.ac.uk/ac/index.php）などの変異データベースを利用している．また，

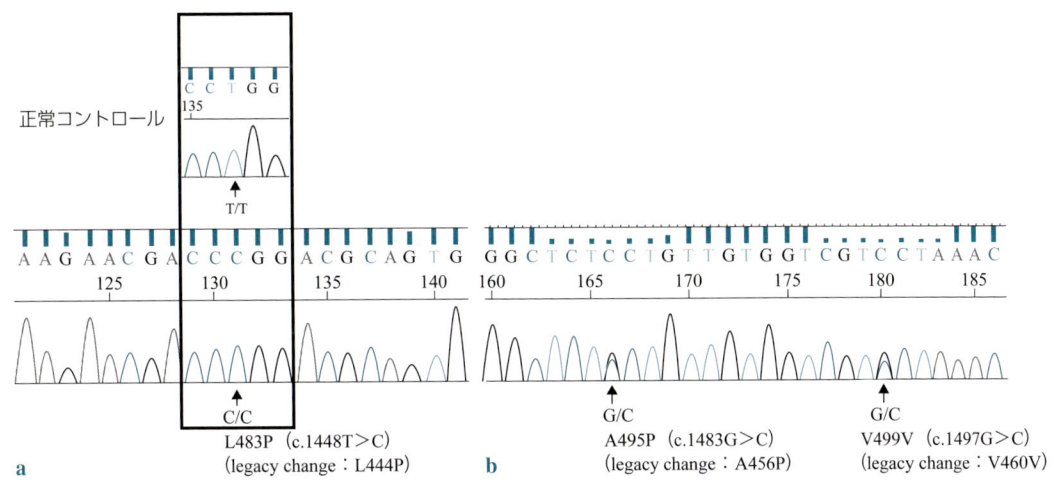

図2 L444P（legacy change）と Rec*Nci*I の複合ヘテロ変異の解析データ

Mitui らの方法で解析した[2]キャピラリーシークエンサーでの解析結果である．解析結果は表4を参照のこと．

表4 L444P と Rec*Nci*I の複合ヘテロ変異の報告書例

エクソン番号	変異 HGMD	変異 legacy change（legacy ATG ＝ － 39）	報告例
11	L483P（c.1448T＞C）	L444P	既報告： Tsuji: *N Engl J Med* 1987; **316**: 570. Montfort: *Hum Mutat* 2004; **23**: 567. Liou: *J Biol Chem* 2006; **281**: 4242.
	Rec*Nci*I　c.1448T＞C c.1483G＞C c.1497G＞C	Rec*Nci*I	既報告： Latham: *Am J Hum Genet* 1990; **47**: 79. Nichols: *Neurology* 2009; **72**: 310. Hong: *DNA Cell Biol* 1990; **9**: 233.

SNP の疑いがある場合は SNP データベース（http://www.ncbi.nlm.nih.gov/projects/SNP/）で検索する．そして，文献や変異データベースで過去に確認されていた場合は遺伝子変異として報告する（既知の変異）．ゴーシェ病は研究の歴史が長く，変異データベースの信頼性は高いが，遺伝病全体の変異データでは病気に関係しない多型も含まれており，今後さらに変異データベースが充実されることが望まれる．

ゴーシェ病ではすでに多くの既知の変異が報告されているが，それでも新規変異がみつかる場合も少なくない．その場合，病気の原因になっているかどうかの確認が必要となる．ナンセンス変異の場合は，途中で終止コドン（stop codon）が入り蛋白の一次構造に大きな変化をきたすため，変異

の可能性が高い．アミノ酸置換を引き起こすミスセンス変異の場合は，この変異をもつグルコセレブロシダーゼ遺伝子を作成し，細胞などを用いた発現実験を行い，グルコセレブロシダーゼ活性が低下するなど機能的な異常を証明することが望ましい．一方，近年ではインターネット上に変異があった際の蛋白の機能予測の様々な *in silico* アルゴリズムが公開されてきており，これを利用して簡便な予測をすることができる．筆者らは，Mutation Taster（http://www.mutationtaster.org/），PolyPhen-2（http://genetics.bwh.harvard.edu/pph2/）などをよく利用している．しかし，これらのアルゴリズムを用いて解析した結果はあくまでも予測であり，「変異の可能性が高い」との報告となる．

出生前診断

ゴーシェ病は常染色体性劣性遺伝形式の遺伝病であるため，次子の再発率は25％となる．出生前診断を行う場合は，日本産科婦人科学会の「出生前に行われる遺伝学的検査および診断に関する見解」(2013年改定)，日本小児科学会の「医療における遺伝学的検査・診断に関するガイドライン Q and A」(2013年) などを遵守して実施する．出生前診断を行うには，妊娠前から十分な遺伝カウンセリングを行い，準備を整えておく．出生前診断の検体には絨毛と羊水細胞がある．絨毛は妊娠10～12週，羊水細胞は妊娠15～16週あたりでの採取となる．

筆者らの施設では，絨毛ならびに羊水細胞を用いたゴーシェ病の出生前診断に対応している．ゴーシェ病の出生前診断は，従来は絨毛あるいは羊水細胞のグルコセレブロシダーゼ酵素活性の測定によって実施されてきた．しかし，酵素活性は細胞による違いがあり，正常対照を得ることが容易ではない絨毛や羊水細胞を用いるため，当施設ではできるだけ遺伝子診断で対応している．

おわりに

ゴーシェ病はERT，シャペロン療法などで治療可能な疾患であり，早期診断が重要な疾患である．ゴーシェ病の診断は，遺伝子診断では90％程度の変異しか検出できないため，グルコセレブロシダーゼ酵素活性測定のほうが精度は高い．しかし，遺伝子診断は，疾患の予後予測やシャペロン療法の適応，出生前診断などにおいて役立つ．

文献

1) ゴーシェ病診断・治療ハンドブック編集委員会: ゴーシェ病診断・治療ハンドブック．イーエヌメディクス，2014．
2) Mitsui J, Mizuta I, Toyoda A, et al: Mutations for gaucher disease confer high susceptibility to parkinson disease. *Arch Neurol* 2009; **66**: 571-576.
3) Antonarakis SE. Recommendations for a nomenclature system for human gene mutation: Nomenclature Working Group. *Hum Mutat* 1998; **11**: 1-3.

D 診断

4 出生前診断

大阪大学大学院医学系研究科保健学専攻成育小児科学　酒井規夫

　出生前診断は妊娠中の胎児の健康状態に関する検査であり，状況によっては人工妊娠中絶の選択肢につながる可能性のある検査として，その適応については慎重な対応が望まれている。

　わが国のゴーシェ病（Gaucher disease）患者は神経症状を全く示さない1型が全体の3～4割を占め比較的予後良好であるが，残り（2型，3型）は何らかの進行性の神経症状をきたす病型であり，これらは酵素補充療法（enzyme replacement therapy；ERT）が可能となった現代でも克服されていない。同胞に1人のゴーシェ病患者が生まれた場合，そのほとんどは両親が保因者であるため，次の子どもは25％（1/4）の確率でゴーシェ病を罹患し，その症状は基本的に類似するものと考えられている。したがって，わが国のゴーシェ病患者の3割弱を占める2型患者の家族は，次の子どもの罹患リスクに対して大きな不安を抱えることとなる。また，1型と3型は2型と比較して軽症であることが多いものの，家系によっては重症度が様々であることも報告されており，次の子どもに関する出生前診断が課題となる臨床的な場面は少なくない。

ガイドライン

　国際的には，世界保健機関（WHO）の「遺伝医学と遺伝サービスにおける倫理的諸問題に関して提案された国際的ガイドライン」（1998年）において，1章を割いて出生前診断に関する考え方が記載されており，その適応についても触れられている。わが国では，日本人類遺伝学会から「遺伝カウンセリング・出生前診断に関するガイドライン」（1994年），関連10学会から「医療における遺伝学的検査・診断に関するガイドライン」（2003年），日本医学会から「医療における遺伝学的検査・診断に関するガイドライン」（2011年）が出されているが，最新のガイドラインとして日本産婦人科学会から「出生前に行われる検査および診断に関する見解」（2013年）が公表されており，そこには「確定診断を目的とする出生前に行われる遺伝学的検査および診断の実施について」として，以下のように記載されている。

① 胎児が罹患している可能性や該当する疾患，異常に関する病態，診療，支援体制，社会環境，また検査を行う意義，診断限界，母体・胎児に対する危険性，合併症，検査結果判明後の対応等について十分な遺伝医学の基礎的・臨床的知識のある専門職（臨床遺伝専門医等）が検査前によく説明し，前述の情報提供を含む適切な遺伝カウンセリングを行った上で，インフォームドコンセントを得て実施すること。
② 検体採取の実施は，十分な基礎的研修を行い，安全かつ確実な技術を習得した医師により，またはその指導のもとに行われること。
③ 絨毛採取や，羊水穿刺など侵襲的な検査（胎児検体を用いた検査を含む）については，表1の各号のいずれかに該当する場合の妊娠について，夫婦ないしカップル（以下夫婦と表記）からの希望があった場合に，検査前によく説明し適切な遺伝カウンセリングを行った上で，インフォームドコンセントを得て実施する。

　ゴーシェ病においては，表1の「5　夫婦の両者が，新生児期もしくは小児期に発症する重篤な常

D 診　断

表1　侵襲的な検査や新たな分子遺伝学的技術を用いた検査の実施要件

1	夫婦のいずれかが，染色体異常の保因者である場合
2	染色体異常症に罹患した児を妊娠，分娩した既往を有する場合
3	高齢妊娠の場合
4	妊婦が新生児期もしくは小児期に発症する重篤なX連鎖遺伝病のヘテロ接合体の場合
5	夫婦の両者が，新生児期もしくは小児期に発症する重篤な常染色体劣性遺伝病のヘテロ接合体の場合
6	夫婦の一方もしくは両者が，新生児期もしくは小児期に発症する重篤な常染色体優性遺伝病のヘテロ接合体の場合
7	その他，胎児が重篤な疾患に罹患する可能性のある場合

（日本産婦人科学会ホームページより）

染色体劣性遺伝病のヘテロ接合体の場合」が対応するものと考えられる．ここに記載された「新生児期もしくは小児期に発症する重篤な」症状をきたす患者の家系においては，出生前診断が適応となる可能性がある．

手　順

　現在のところ，出生前診断はわが国の保険医療体制のなかで保険収載されたものではない．したがって，その倫理的問題のみならず，すでに罹患した患者をもつ家族の心理的負担に対する遺伝カウンセリングを含む診療支援が必要となる．すなわち，望ましくは，患者の診療にあたった主治医は，家族に対してできるだけ早期に次の子どもへの影響について確率を含めた遺伝的情報を提示し，出生前診断の希望がありそうな場合は専門の遺伝カウンセリングの機会を作るなど，家族がそれについて考える時間と必要な知識を提供する．
　次の子どもの出生前診断に関する情報を含めた遺伝カウンセリングを希望した場合，原則として妊娠前に遺伝カウンセリングを受けてもらうこと，そのうえで検査実施の可能性について検討してもらうことなど，家族の考え方を決めてもらうまでのステップが重要となる．症例によっては，各施設において上記の倫理的な審議の結果，「適応に問題あり」と判断されることもありうる．一方，次の子どもを妊娠してから遺伝カウンセリングを受ける場合，主治医は検査施設の用意や必要な検査の準備などが間に合わない可能性を理解しておく必要がある．出生前診断に対応できる遺伝子診療部の情報は全国遺伝子医療部門連絡会議の登録機関遺伝子医療体制検索・提供システム[1]に記載されており，適宜改訂されている．

方　法

　出生前診断の診断方法としては，一般的に羊水検査，絨毛検査が行われている．また，診断方法としては遺伝子変異が2つとも判明している場合の遺伝子検査と酵素活性測定が可能である．遺伝子検査が可能な場合は羊水検査，絨毛検査のいずれかは問わないが，検体の母親組織の混入検査が必要となる．酵素活性測定では培養羊水細胞が用いられることが多く，培養期間に2〜3週間を要する．
　いずれの方法も経験のある専門施設での対応が必要であり，遺伝カウンセリングの際は施設との連携が必須となる．検査については，厚生労働省難治性疾患等政策研究事業ライソゾーム病（ファブリー病を含む）に関する調査研究班のホームページに記載されている施設での相談が望ましい[2]．ただし，検査施設すべてで出生前診断を実施しているわけではない．

おわりに

　現在のところ，出生前診断を胎児治療のために実施することは困難であり，人工妊娠中絶を含めた選択肢を求めて実施される状況が多いと考えられる．ゴーシェ病に対する治療法は，ERTや基質合成抑制療法（substrate reduction therapy；SRT）が可能になるなどの進歩が認められるものの，患者，家族の負担を完全に取り除くものではない．出生前診断は，そのような背景において，家族にとってやむをえない選択肢として，保険診療ではないが必要な医療として存在する．ただし，出生前診断の実施にあたっては，専門的な遺伝カウンセリングを受けることが必須であり，数少ない専門施設との連携も必要となるため，主治医は日常診療のなかで家族にとって適切と思われる時期に

考えるきっかけを提供するという意味において重要な役割を担っていると考えられる．

文　献
1) 全国遺伝子医療部門連絡会議の登録機関遺伝子医療体制検索・提供システム．
   http://www.idenshiiry-oubumon.org/search/
2) 厚生労働省難治性疾患等政策研究事業ライソゾーム病（ファブリー病を含む）に関する調査研究班ホームページ［＞専門診療施設紹介］．
   http://www.japan-lsd-mhlw.jp/specialty.html

D 診断

5 新生児マススクリーニング

国立成育医療研究センターライソゾーム病センター　奥山虎之

近年の治療法の進歩とともに，早期診断や発症前診断が期待されるライソゾーム病（lysosomal storage disease）が増えている．早期診断や発症前診断の対象は，酵素補充療法（enzyme replacement therapy；ERT）が利用可能であるゴーシェ病（Gaucher disease），ファブリー病（Fabry disease），ポンペ病（Pompe disease），ムコ多糖症（mucopolysaccharidosis；MPS）I型，II型，IV型，VI型などである．そのほか，クラッベ病（Krabbe disease），ニーマンピック病A型（Niemann-Pick disease type A），ライソゾーム酸性リパーゼ欠損症（lysosomal acid lipase deciency）などでも検討されている．さらに，ペルオキシソーム病（peroxisomal disorder）のなかで比較的頻度の高い副腎白質ジストロフィー（adrenoleukodystrophy；ALD）も発症早期の造血幹細胞移植が予後を大きく左右することから，早期診断や発症前診断の対象になると考えられている．

新生児マススクリーニングは，生後早期の患者の乾燥ろ紙血（dried blood spots；DBS）サンプルを用いて酵素診断を行うことにより早期診断や発症前診断を可能なものとし，適切な予防や治療をできるだけ早期に開始することを目的としている．米国の一部の州や台湾などではパイロット研究が進んでいる．わが国では，ポンペ病，ファブリー病などの新生児マススクリーニングパイロット研究が地域限定的に実施されている．ゴーシェ病の新生児マススクリーニングについては，ライソゾーム病の一部としてパイロット研究が実施されている．

ゴーシェ病における新生児マススクリーニングの技術

ゴーシェ病の新生児マススクリーニングを実施するには，グルコセレブロシダーゼ（glucocerebrosidase）［酸性 β-グルコシダーゼ（acid β-glucosidase）］の酵素活性をDBSサンプルを用いて測定する方法を開発する必要がある．現在，① 蛍光人工基質を用いた方法と ② 液体クロマトグラフ-タンデム質量分析計（LC-MS/MS）を用いた方法が開発されている．

1　蛍光人工基質を用いた方法

4-メチルウンベリフェロン（4-methylumbelliferone）は遊離されると蛍光を発するため，グルコセレブロシダーゼの存在下で4-メチルウンベリフェロンが遊離されるように設計された人工基質を用いる．DBSサンプル中にグルコセレブロシダーゼ活性が存在する場合は，基質は分解され蛍光物質である4-メチルウンベリフェロンが遊離される．DBSサンプル中のグルコセレブロシダーゼ活性が低い場合は蛍光物質の遊離が少なくなり，ゴーシェ病の可能性が高くなる[1]．

この方法を応用して，正常新生児のDBSサンプルとすでにゴーシェ病の診断が確定している患者サンプルを用いて酵素活性の定量を行った．その結果を図1に示す．正常者のグルコセレブロシダーゼ活性は中央値が10.0 μmol/L/hr（22.1～4.7）であったが，ゴーシェ病患者では1.9 μmol/L/hr（1.6～2.2）と両群間の分離は良好であった．この方法は高価な装置を必要とせず，比較的簡便に実施できるが，手作業の部分が多い．したがって，新生児マススクリーニングレベルのサンプル数で

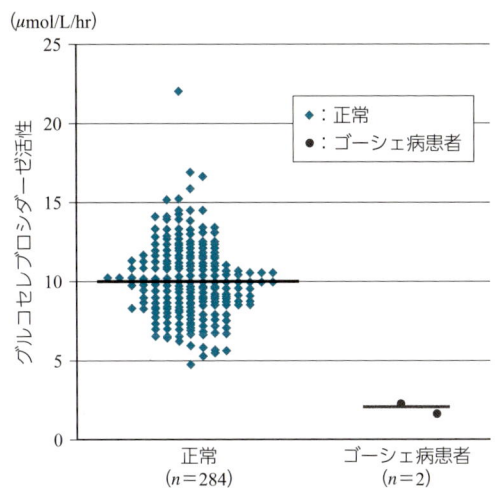

図1 DBSサンプルを用いて蛍光人工基質を用いて測定したグルコセレブロシダーゼ活性値

自験例．活性値は正常新生児（左側）とゴーシェ病が確定した患者（右側）に分けて表示した．

実施する場合は作業工程の効率化によるコスト削減策の検討が必要である．

2　液体クロマトグラフ-タンデム質量分析計（LC-MS/MS）を用いた方法

LC-MS/MSは，特定の物質のイオン分解の前後での質量を測定することにより，特定の物質を同定する方法である．適切な人工基質を用いることにより，DBSのような微量サンプルを用いた解析が可能である[2]．この解析に必要な試薬はパーキンエルマー社から購入できるようになる見込みである．この方法を行う場合は高価な装置であるLC-MS/MSが必要となるが，同時に多数のサンプルを解析できるメリットがある．新生児マススクリーニングのような大規模解析に適した方法である．

新生児マススクリーニング陽性者への対応

新生児マススクリーニングは，対象疾患患者の可能性のある新生児を見出す方法である．陽性者は速やかに確定診断につなげる．また，酵素活性は低いが発症する可能性がないと考えられている偽性欠損症（pseudo-deficiency）の可能性も検討する必要がある．陽性者に対しては，確定診断として培養線維芽細胞を用いたグルコセレブロシダーゼ活性の測定法を行うか，グルコセレブロシダーゼ遺伝子の解析による原因遺伝子の同定が必須となる．

おわりに

ゴーシェ病の新生児マススクリーニングの技術は，蛍光人工基質を用いた方法とLC-MS/MSを用いた方法が開発されている．いずれもDBSサンプル中のグルコセレブロシダーゼ活性を測定する方法である．スクリーニング陽性者の確定診断には遺伝子診断などが必要である．

文献

1) Hopkins PV, Campbell C, Klug T, *et al*: Lysosomal storage disorder screening implementation: findings from the first six months of full population pilot testing in Missouri. *J Pediatr* 2015; **166**: 172-177.
2) Spacil Z, Tatipaka H, Barcenas M, *et al*: High-throughput assay of 9 lysosomal enzymes for newborn screening. *Clin Chem* 2013; **59**: 502-511.

E 治　療

E 治療

1 酵素補充療法(ERT)

国立成育医療研究センター遺伝診療科　小須賀基通

酵素補充療法(ERT)とは

　酵素補充療法(enzyme replacement therapy；ERT)とは，遺伝子工学的に合成された酵素製剤を点滴静注により投与することで，欠損している酵素を体外から生体内に補充する治療法である．ライソゾーム病(lysosomal storage disease)に対するERTでは，経静脈的に投与された酵素製剤は細胞膜表面に存在する受容体と結合することにより，能動的に細胞内に取り込まれ，さらにライソゾーム内へと輸送されて，ライソゾーム内に蓄積している基質の分解を促進するように働く．ゴーシェ病(Gaucher disease)のおもな障害細胞はマクロファージである．したがって，ゴーシェ病に対するERTでは，酵素製剤をマクロファージの細胞膜表面に存在するマンノース受容体に結合させて，細胞内に取り込ませる必要がある(図1)．そのため，ゴーシェ病の酵素製剤は，糖鎖末端にマンノースを付加することにより，マンノース受容体を介して効率よくマクロファージに取り込まれるように作製されている．

ゴーシェ病に対するERTの歴史

　ゴーシェ病は，グルコセレブロシダーゼ(glucocerebrosidase)[酸性β-グルコシダーゼ(acid β-glucosidase)]の活性低下あるいは欠損により，その基質であるグルコセレブロシド(glucocerebroside)が肝臓，脾臓，骨髄などの細網内皮系に，またグルコセレブロシドのリゾ体であるグルコシルスフィンゴシン(glucosylsphingosine)が脳内に蓄積する常染色体劣性遺伝形式のライソゾーム病である．

　1990年まで，ゴーシェ病に対する治療法は脾臓摘出，血液製剤による輸血や人工関節置換術などの対症療法に限られていた．1990年にヒト胎盤から抽出・精製されたグルコセレブロシダーゼをマンノース糖鎖で修飾したアルグルセラーゼ(alglucerase)(セレデース®)が米国で開発された．これによりゴーシェ病はERTが最初に実用化されたライソゾーム病となった．わが国では1996年にセレデース®が保険収載され，ゴーシェ病に対するERTが可能となった．しかし，アルグルセラーゼは原材料がヒト胎盤であることから供給量に制限があることや，未知の病原体による感染が否定できないなどの問題点が指摘され，その後，遺伝子組換え技術および細胞培養技術を応用して，グルコセレブロシダーゼの糖鎖修飾製剤であるイミグルセラーゼ(imiglucerase)(遺伝子組換え)(セレザイム®)が開発され，1994年に米国において製造承認を取得した．わが国では1998年にイミグルセラーゼ(遺伝子組換え)が保険収載されている．2010年にはベラグルセラーゼアルファ(velaglucerase alfa)(遺伝子組換え)(ビプリブ®)が米国とEUにおいて承認され，わが国でも2014年9月に承認，発売された．その後，2012年にtaliglucerase alfa(ELELYSO®)が米国で承認されているが，現在わが国では未承認である．

ゴーシェ病に対するERTの原理

　ゴーシェ病に対する酵素製剤は，遺伝子組換えにより培養細胞から産生されたヒトグルコセレブロシダーゼを糖鎖修飾することにより製造される．経静脈投与により投与された酵素製剤は，標的であるマクロファージなどの貪食細胞にマン

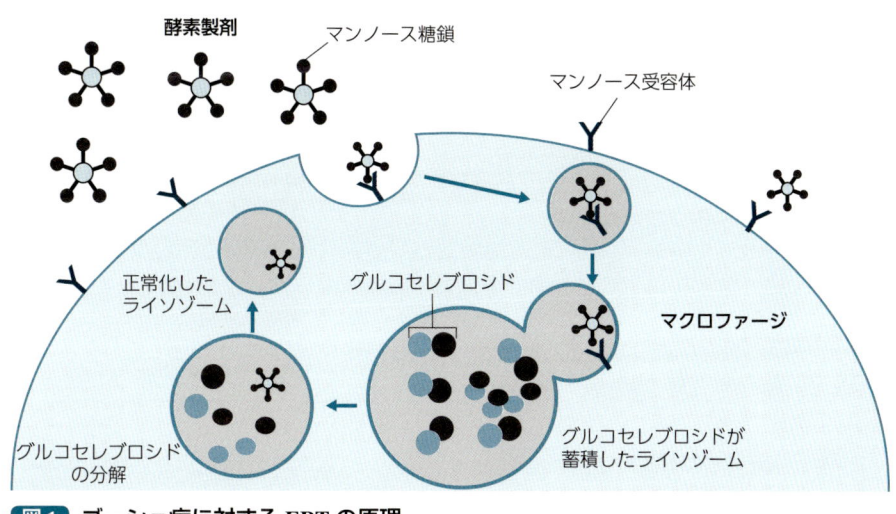

図1　ゴーシェ病に対するERTの原理
静脈内に投与された酵素製剤はマクロファージ表面のマンノース受容体と結合して，エンドサイトーシスにより細胞内に取り込まれ，最終的にライソゾームへ運ばれて作用する．

ノース受容体を介して取り込まれる．現在わが国で使用可能な酵素製剤は2剤あり，それぞれ構造や作製方法が異なっている．

マンノース受容体を介したマクロファージへの取り込みを利用したERTは，細網内皮系障害による症状改善［貧血の改善，ヘモグロビン濃度・血小板数の増加，肝脾腫の改善，血清酸性フォスファターゼ（ACP）値および血清アンジオテンシン変換酵素（ACE）値の改善］に効果が認められる．また，長期間のERTにより骨病変の減少，骨痛の改善，骨クリーゼの減少が報告されている．しかしながら，酵素製剤は血液脳関門を通過しないため，2型および3型ゴーシェ病患者における神経症状への直接的な効果発現は期待できない．

1　イミグルセラーゼ（セレザイム®）

イミグルセラーゼ（遺伝子組換え）は，DNA組換え技術によりチャイニーズハムスター卵巣細胞で産生されたヒトグルコセレブロシダーゼの糖鎖をマンノース修飾することにより，標的細胞であるマクロファージにマンノース受容体を介して効率よく取り込まれように作られている．

イミグルセラーゼは4か所にN結合型糖鎖が結合するアミノ酸497個の単量体糖蛋白質であり，ヒトグルコセレブロシダーゼと比較すると，495位のアミノ酸がヒスチジン（ヒトグルコセレブロシダーゼはアルギニン）に置換されている．

2　ベラグルセラーゼアルファ（ビプリブ®）

ベラグルセラーゼアルファ（遺伝子組換え）は，遺伝子組換え技術を用いてヒト細胞株から産生されるヒトグルコセレブロシダーゼで，糖鎖修飾として高マンノース型糖鎖が付加されており，ヒトマクロファージへの取り込み効率がイミグルセラーゼの約2.5倍と報告されている[1]．

ベラグルセラーゼアルファのアミノ酸配列はヒトの生体内酵素にあるグルコセレブロシダーゼと同一である．

3　taliglucerase alfa（ELELYSO®）

わが国では未承認であるtaliglucerase alfaは遺伝子導入ニンジン細胞を用いて，ヒトグルコセレブロシダーゼを産生させる．この方法では，動物系原材料を使わずに植物細胞を用いること，マンノース鎖修飾の操作が不要なことから，比較的安価で安全性の高い酵素製剤を製造できるとされている[2]．

ゴーシェ病に対するERTの効果

現在わが国で使用可能なゴーシェ病に対する酵素製剤は，イミグルセラーゼとベラグルセラー

E 治療

表1 わが国で使用可能なゴーシェ病に対する酵素製剤の特徴

一般名	イミグルセラーゼ（遺伝子組換え）	ベラグルセラーゼアルファ（遺伝子組換え）
商品名	セレザイム®	ビプリブ®
作製方法	ヒト胎児肺線維芽細胞に由来するヒトcDNAをチャイニーズハムスター卵巣細胞で発現させて産生	ヒトグルコセレブロシダーゼ遺伝子をヒト線維肉腫細胞HT1080に発現させて産生
承認年	1994年（米国）/1998年（日本）	2010年（米国）/2014年（日本）
酵素のアミノ配列	495位のアミノ酸がヒスチジンに置換されている	ヒトグルコセレブロシダーゼと同一
投与方法	1回につき体重1kg当たり60Uを隔週で点滴静注する	1回につき体重1kg当たり60Uを隔週で点滴静注する
投与時間	1～2時間かけて投与する．または，適切な用量を1U/kg/minを超えない注入速度で投与する	60分以上かけて投与する

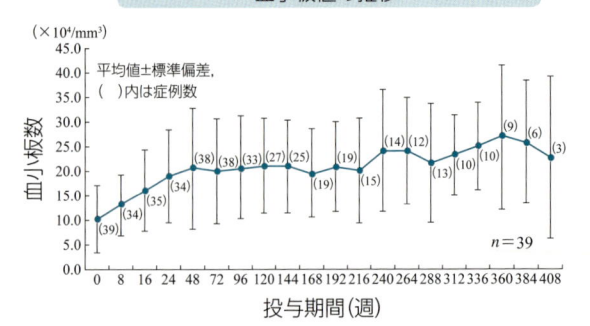

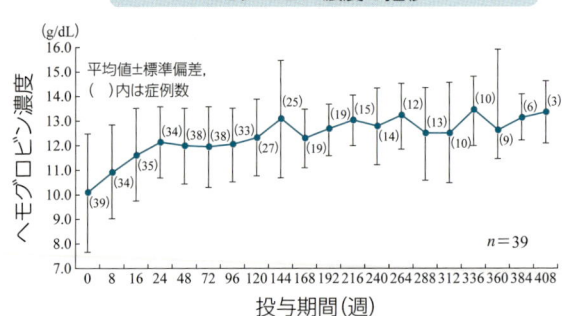

図2 日本人ゴーシェ病患者に対するイミグルセラーゼによるERTの8年間の成績

血小板数は投与開始16週目には平均 $16.1 \times 10^4/mm^3$ に達し，その後も長期にわたり正常範囲で維持された．ヘモグロビン濃度は投与開始24週目には平均 12.2 ± 1.5 g/dLに改善し，その後は投与開始408週目まで12.0 g/dL以上を維持した．
（井田博幸，他：小児科診療 2013; **76**: 1325-1334）

アルファである．それぞれのおもな特徴を**表1**に示す．イミグルセラーゼとベラグルセラーゼアルファはともに日本人ゴーシェ病患者を対象とした治療成績が報告されている．

1 イミグルセラーゼ（セレザイム®）

日本人ゴーシェ病に対するイミグルセラーゼ（遺伝子組換え）によるERTの8年間（1998年から2006年まで）の安全性と有効性の成績が報告されている[3]．

それによると，有効性解析51例（1型18例，2型16例，3型17例）ではヘモグロビン濃度，血小板数，肝臓・脾臓容積，ACE値，ACP値のいずれも改善がみられた（**図2，図3**）．

安全性に関しては110例を調査対象とし，副作用および抗イミグルセラーゼIgG抗体産生率と過敏症発現について検討した．副作用は110例中30例（27.3%）に認められたが，副作用のほとんどは蕁麻疹や発熱など軽度の過敏症であり，点滴時間の延長や一時的な投与中止，または薬剤投与による対応で軽快していた．重篤な副作用は甲状腺機能低下症が1例にみられた．過敏症に関しては110例中22例（20.0%）に認められたが，発疹および潮紅などであり，アナフィラキシー様反応はなかった．IgG抗体検査を実施した97例のうち，IgG抗体産生が認められたのは12例（12.4%）であったが，過敏症の発現率についてはIgG抗体産生が認められた症例との間に有意差はなかった．

これらの結果から，イミグルセラーゼによるERTは日本人ゴーシェ病の全病型に対して有効かつ安全な治療法であることが示された．

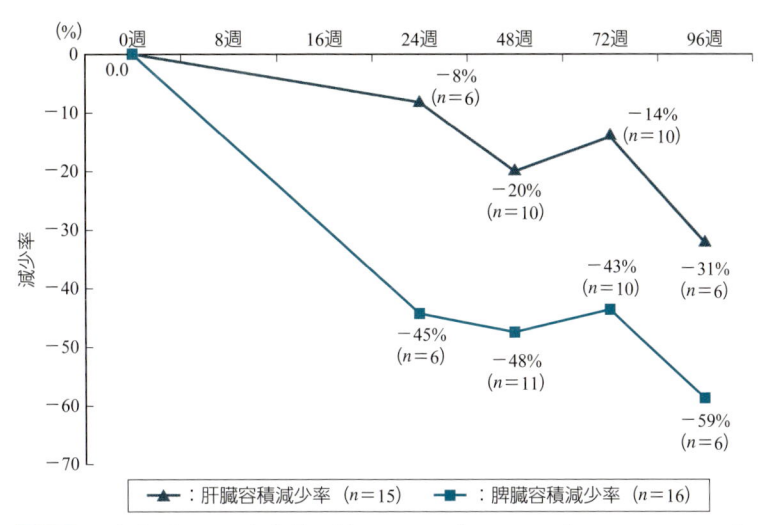

図3 日本人ゴーシェ病患者に対するイミグルセラーゼによるERTの8年間の成績

肝臓・脾臓容積は投与開始6か月後に減少が認められ，96週時点の平均減少率はそれぞれ31％，59％であった．
（井田博幸，他：小児科診療 2013; 76: 1325-1334）

2 ベラグルセラーゼアルファ（ビプリブ®）

日本人ゴーシェ病患者を対象としたベラグルセラーゼアルファ（遺伝子組換え）によるERTの第III相試験の成績が報告されている[4]．イミグルセラーゼによる治療を12か月以上受けていた日本人ゴーシェ病患者6例（成人1型2例，小児1型2例，小児3型2例）を対象として，ベラグルセラーゼアルファに切り替えて51週間の投与期間の安全性と有効性が評価された．

投与期間中，ヘモグロビン濃度，血小板数，肝臓容積はいずれも正常範囲内を維持し，キトトリオシダーゼ（chitotriosidase）活性およびCCL18［chemokine（C-C motif）ligand 18］濃度に変動はみられなかったが，脾臓容積は軽度増大が認められた（図4）．また，成人患者で測定された骨密度に大きな変動はなかった．

副作用は6例中3例（50％）に認められ，その内訳は悪心および嘔吐が1件ずつで，これらは投与時反応と判断された．そのほか，湿疹，網膜剝離および増殖性網膜症が1件ずつで計5件が報告された．また，試験期間中にベラグルセラーゼアルファ抗体の産生は認められなかった．

さらに海外のデータでは，イミグルセラーゼからベラグルセラーゼアルファへの切り替えにより，一部の患者に血小板数などの臨床指標の改善がみられ，切り替えによるブースター効果が得られたと報告されている[5]．

おわりに

ERTはゴーシェ病の臨床症状を劇的に改善させ，ゴーシェ病を治療可能な疾患へと変えた．そのうえ，ERTは診断がつけばすぐに治療を始められること，造血幹細胞移植や遺伝子治療と比べて安全性が高いことなどの利点がある．ERTによる恩恵は，欧米に多い非神経型である1型ゴーシェ病において特に大きく，ゴーシェ病における標準的治療として認められている．一方，ERTは点滴静注による投与が一生涯にわたって必要であること，医療費が莫大であることなどの問題点も抱えている．また，酵素蛋白は血液脳関門を通過しないため，中枢神経症状に対する効果は認められない．特に神経型ゴーシェ病である2型，3型が多いわが国では，中枢神経症状の改善を可能とするERT，基質合成抑制療法（substrate reduction therapy；SRT）やシャペロン療法（chaperone theraphy）などの新規治療法の実用化が待たれる．近い将

E 治　療

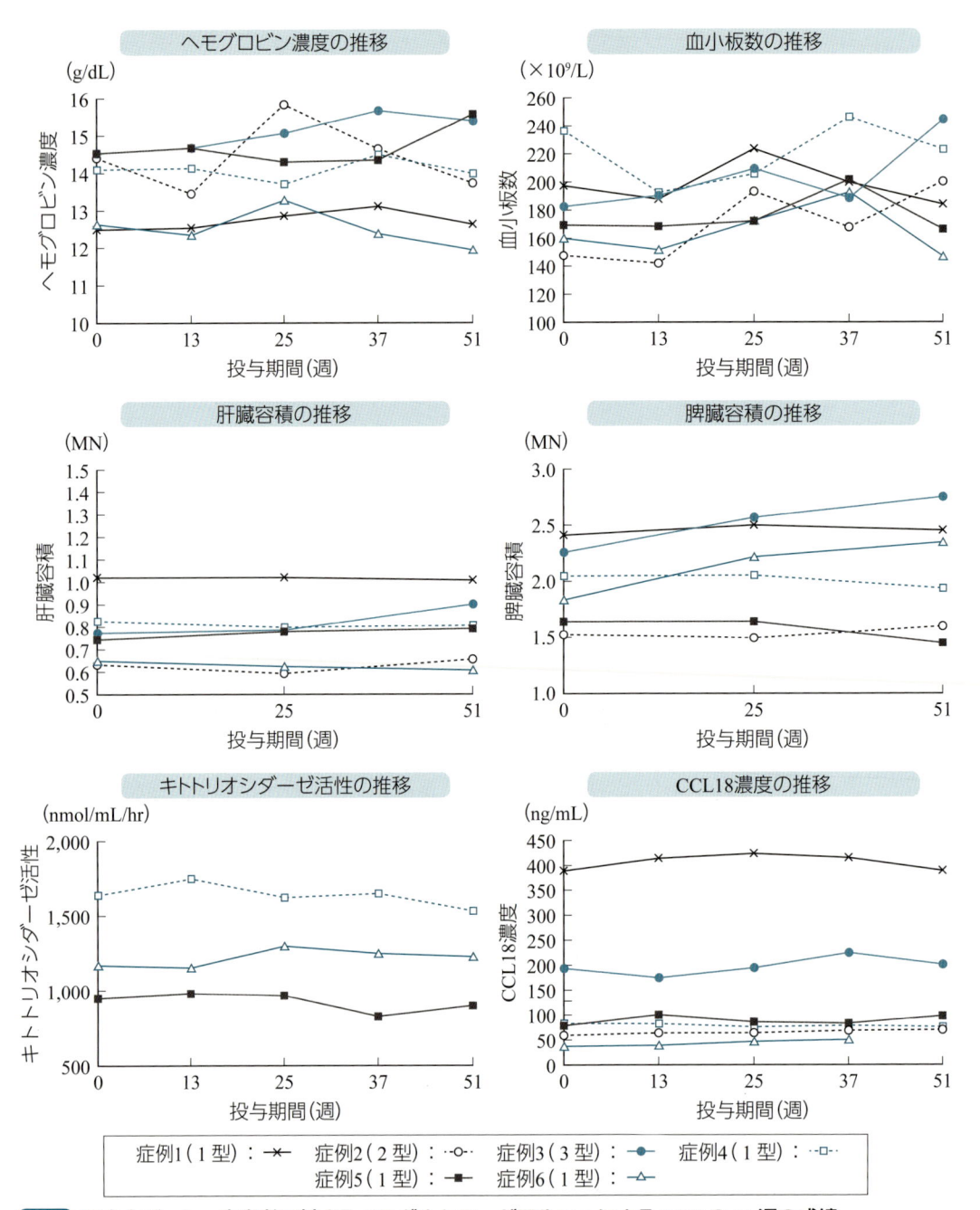

図4 日本人ゴーシェ病患者に対するベラグルセラーゼアルファによるERTの51週の成績
各症例におけるベースラインから51週後までの検査値の変化．いずれの検査値も治療期間中に大きな変化を示すことはなく，安定した治療効果を維持した．
（井田博幸，他: 小児科診療 2015; **78**: 131-138）

来，これらの新規治療法や血液脳関門を通過できる酵素製剤が開発・実用化され，ゴーシェ病の治療は病型や病態による治療法の使い分けや組み合わせが必要になってくると考えられる．

文　献

1) Brumshtein B, Salinas P, Peterson B, et al: Characterization of gene-activated human acid-beta-glucosidase: crystal structure, glycan composition, and internalization into macrophages. *Glycobiology* 2010; **20**: 24-32.

2) Shaaltiel Y, Bartfeld D, Hashmueli S, *et al*: Production of glucocerebrosidase with terminal mannose glycans for enzyme replacement therapy of Gaucher's disease using a plant cell system. *Plant Biotechnol J* 2007; **5**: 579-590.
3) 井田博幸, 衛藤義勝, 田中あけみ, 他: 日本人Gaucher病(Ⅰ型, Ⅱ型およびⅢ型)患者に対するセレザイムの8年間の製造販売後調査結果による有効性と安全性の検討. 小児科診療 2013; **76**: 1325-1334.
4) 井田博幸, 田中あけみ, 松林朋子, 他: 日本人Gaucher病患者に対するベラグルセラーゼアルファを用いた酵素補充療法の有効性と安全性に関する検討. 小児科診療 2015; **78**: 131-138.
5) Elstein D, Altarescu G, Maayan H, *et al*: Booster-effect with velaglucerase alfa in patients with Gaucher disease switched from long-term imiglucerase therapy: early Access Program results from Jerusalem. *Blood Cells Mol Dis* 2012; **48**: 45-50.

E 治療

2 基質合成抑制療法（SRT）

東京慈恵会医科大学小児科　**井田博幸**

基質合成抑制療法（SRT）の概要

ゴーシェ病（Gaucher disease）では，グルコセレブロシド（glucocerebroside）［グルコシルセラミド（glucosylceramide）］の分解酵素であるグルコセレブロシダーゼ（glucocerebrosidase）［酸性 β-グルコシダーゼ（acid β-glucosidase）］の酵素活性が低下し，肝臓・脾臓・骨髄などにグルコセレブロシドが蓄積して種々の検査値異常，症状が出現する．したがって，グルコセレブロシドの蓄積を減少させることがゴーシェ病に対する薬物療法となる．第一の治療方法は，グルコセレブロシダーゼを経静脈的に補充し，蓄積しているグルコセレブロシドを分解し，その蓄積を減少させる酵素補充療法（enzyme replacement therapy；ERT）である．第二の治療方法は，グルコセレブロシドの合成を抑制し，その蓄積を減少させる基質合成抑制療法（substrate reduction therapy；SRT）である．

グルコセレブロシドはアミノアルコールであるスフィンゴシン（sphingosine）に脂肪酸が付与され，さらにグルコースが添加されるという経路により合成される．この合成反応はグルコシルセラミド合成酵素を介する（図1）．このグルコシルセラミド合成酵素を抑制するのが SRT であり，現在，ミグルスタット（miglustat）（Zavesca®，日本での商品名はブレーザベス®）とエリグルスタット（eliglustat）（サデルガ®）の2種類の薬剤が日本で認可されているが，わが国でゴーシェ病に適応があるのはエリグルスタットのみである．

エリグルスタットの概要

1 エリグルスタットの化学的性質

エリグルスタットの化学構造を図2に示す．ミグルスタットがアミノ糖であり，グルコースアナログであるのに対して，エリグルスタットはセラミドアナログである．そのため，エリグルスタットの副反応の頻度はミグルスタットに比較して低い．

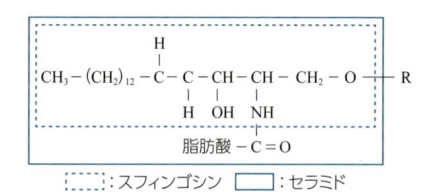

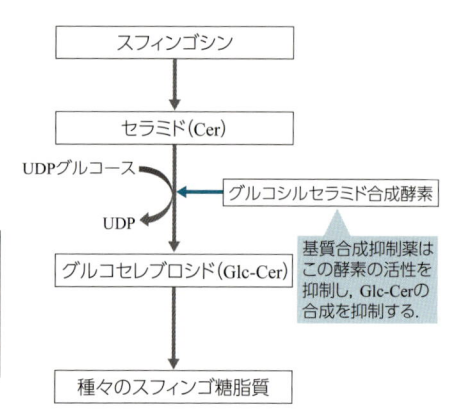

図1 グルコセレブロシドの化学構造とその合成経路
UDP：ウリジン二リン酸.

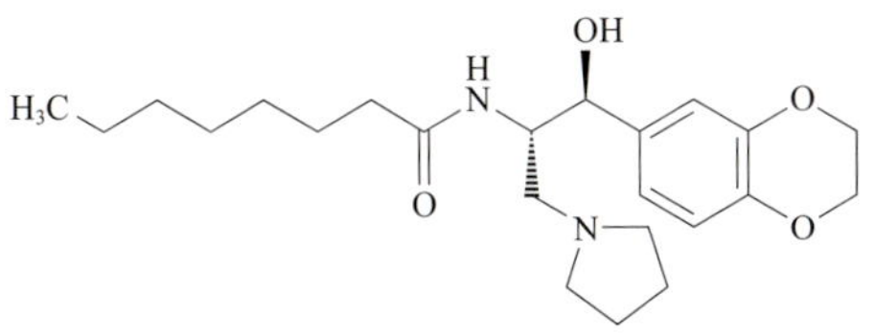

図2 エリグルスタットの化学構造

2 エリグルスタットとCYP2D6

　エリグルスタットは肝臓に存在する酸化還元酵素であるシトクロムP450（CYP）2D6により高度に，CYP3Aによりその一部が代謝されるので，本剤を投与する際にはCYP2D6の表現型を遺伝子多型により確認しておくことは必須である．CYP2D6の表現型によるエリグルスタットの用法・用量を図3に示す．extensive metabolizer（EM）およびintermediate metabolizer（IM）に対しては1回100 mgを1日2回投与する．poor metabolizer（PM）に対しては1回100 mg，1日1回を目安に慎重に投与する．ultra rapid metabolizer（URM）や表現型が判別不能の場合は投与を避ける．

3 エリグルスタットの使用方法の実際

a 効能と使用上の注意（表1）

　エリグルスタットの効能は，ゴーシェ病の貧血，血小板数減少，肝脾腫および骨症状の改善である．添付文書に「使用上の注意」として記載されているのは神経型ゴーシェ病に対する注意である．すなわち，「2型および3型ゴーシェ病に対する本剤の使用経験はないので，使用する場合は患者に十分説明したうえで，有益性がリスクを上回ると判断された場合にのみ投与すること」と記載されている．そして，「ゴーシェ病の神経症状に対する本剤の効果は期待できない」とも明記されている．

b 併用禁忌

　クラスIaとIIIに分類される抗不整脈薬とベプリジル塩酸塩はCYP2D6の表現型にかかわらず禁忌である．また，CYP2D6の表現型にかかわらず，CYP2D6阻害薬とCYP3A阻害薬の併用は禁忌である．さらに，IMとPMにおいてはCYP3A阻害薬の併用は禁忌である．これらの併用禁忌を表2

表1 ゴーシェ病に対するエリグルスタット（サデルガ®）の日本における効能と使用上の注意

効能	ゴーシェ病の諸症状（貧血，血小板減少症，肝脾腫及び骨症状）の改善．
効能・効果に関連する使用上の注意	1　本剤はゴーシェ病と確定診断された患者にのみ使用すること． 2　ゴーシェ病II型及びIII型に対する本剤の使用経験はないため，使用する場合は，患者に十分説明した上で，有益性がリスクを上回ると判断される場合にのみ投与すること． 3　ゴーシェ病の神経症状に対する本剤の効果は期待できない．

　エリグルスタットはCYP2D6により高度に，CYP3Aにより一部が代謝されるので，本剤の投与前に患者のCYP2D6の表現型を遺伝子多型により確認することは必須である．

にまとめた．

c 併用注意

　EMに対してCYP2D6阻害薬あるいはCYP3A阻害薬を併用する場合は注意が必要である．また，IMに対してCYP2D6阻害薬を併用する場合は注意が必要である．さらにCYP2D6の表現型にかかわらず，グレープフルーツジュース，セントジョーンズワート，CYP3A誘導薬，P糖蛋白質の基質薬，CYP2D6の基質薬の併用は注意が必要である．これらの併用注意を表2，表3にまとめた．

d 慎重投与

　PMに対してエリグルスタットは慎重に投与する．また，PMに対するCYP2D6阻害薬の併用は慎重に行う．これらの慎重投与を表2，図3にまとめた．

e 基本的注意

　エリグルスタットの基本的注意を表4にまとめた．CYP2D6阻害薬・CYP3A阻害薬との併用については前述の通りである．本剤の副反応として，臨床上，最も問題となるのは心毒性であり，主として不整脈と失神である．したがって，心疾患を有する患者や失神の既往がある患者への投与，自動車運転などに関する注意喚起がなされている．また，本剤の投与開始時および定期的な心電図検査の必要性がサデルガ®の総合製品情報概要に記載されている．さらにERTとの併用に関する有効

E 治　療

表2 エリグルスタットの併用禁忌

extensive metabolizer（EM）	intermediate metabolizer（IM）	poor metabolizer（PM）
CYP2D6 阻害作用を有する薬剤と CYP3A 阻害作用を有する薬剤の両方を併用	CYP3A 阻害作用を有する薬剤	CYP3A 阻害作用を有する薬剤
1　クラス Ia 抗不整脈薬（キニジン，プロカインアミド等） 2　クラス III 抗不整脈薬（アミオダロン，ソタロール等） 3　ベプリジル塩酸塩		

薬剤分類	→	服薬	→	薬剤分類	→	併用	→	CYP2D6 表現型 EM	IM	PM
CYP2D6 阻害薬	→	あり	→	CYP3A 阻害薬	→	あり	→	禁忌	禁忌	禁忌
CYP2D6 阻害薬	→	あり	→	CYP3A 阻害薬	→	なし	→	①	①	②
CYP3A 阻害薬	→	あり	→	CYP2D6 阻害薬	→	なし	→	①	禁忌	禁忌

①：「併用注意」—1 回 100 mg を 1 日 1 回投与する．
②：「慎重投与」—本剤の血中濃度が上昇するため，投与を避けることが望ましい．投与する場合は 1 回 100 mg，1 日 1 回投与を目安とし，慎重に投与すること．

表3 エリグルスタットの併用注意

作用	extensive metabolizer（EM）	intermediate metabolizer（IM）	poor metabolizer（PM）
本剤の血中濃度が上昇し，作用が増強されるおそれがある	・グレープフルーツジュース		
本剤の血中濃度が低下し，効果が減弱するおそれがある	・セントジョーンズワート ・CYP3A 誘導薬：リファンピシン，カルバマゼピン，フェノバルビタール，フェニトイン等		
本剤の併用により基質薬の血中濃度が上昇することが報告されているので，これらの薬剤の用量に注意する	・P 糖蛋白質の基質薬：ジゴキシン，コルヒチン，ダビガトラン，フェニトイン等 ・CYP2D6 の基質薬：メトプロロール，三環系抗うつ薬（ノリトリプチン，アミトリプチン，イミプラン），フェノチアジン系薬剤，クラス Ic 抗不整脈薬（プロパフェノン，フレカイニド）など		

必要に応じて代替薬剤への切り替えやエリグルスタットの投与を中止する．

性および安全性は確立していないので，本剤を ERT と併用することは避けるべきである．

4　ゴーシェ病に対するエリグルスタットの効果

a　短期成績

　未治療の 1 型ゴーシェ病患者 40 例に対する 39 週間の第 III 相試験，無作為化二重盲検プラセボ試験の結果を**表5**に示す[1]．肝臓・脾臓容積の変化率，ヘモグロビン濃度の変化，血小板数の変化の 4 つのパラメータすべてにおいてサデルガ® 群で有意な改善が認められた．

b　長期成績

　未治療の 1 型ゴーシェ病患者 19 例に対する 4 年間の第 II 相試験，非盲検多施設共同研究の結果を**図4**に示す[2]．サデルガ® による治療により，血小板数，ヘモグロビン濃度，肝臓容積，脾臓容積の 4 つのパラメータすべてで有意な改善が認められている（$p=0.0003$，または $p<0.0001$）．

c　イミグルセラーゼとの非劣性

　既治療の 1 型ゴーシェ病患者における酵素製剤であるイミグルセラーゼ（imiglucerase）（セレザイム®）との非劣性の検討結果を**表6**に示す[3]．対象は 18 歳以上，十分な酵素量を用いた ERT を 3 年

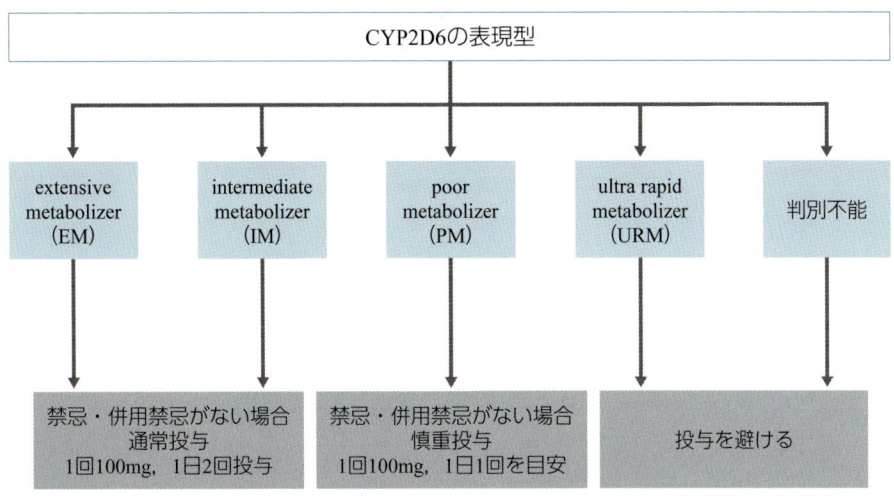

図3 CYP2D6の表現型とエリグルスタットの用法・用量

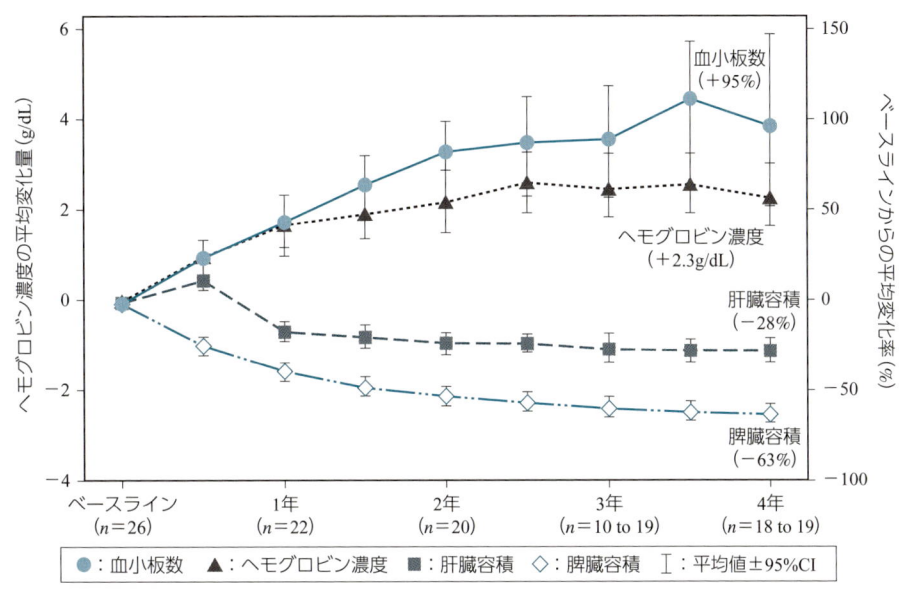

図4 未治療1型ゴーシェ病患者に対するエリグルスタットの長期効果（第II相非盲検多施設共同研究）
$P<0.0001$：脾臓容積，肝臓容積，ヘモグロビン濃度（4年後），$P=0.0003$：血小板数（4年後）．

以上受けており，かつ臨床症状が安定していると判断された160例である．サデルガ®群のヘモグロビン濃度において有意に改善が認められたが，他の3つのパラメータにおいてはサデルガ®群とセレザイム®群の間に有意差は認められなかった．すなわち，52週の投与期間において，上記の4つのパラメータに関してサデルガ®とセレザイム®との非劣性が証明された．

おわりに

エリグルスタットはグルコシルセラミド合成酵素活性を抑制することにより，グルコセレブロシドの蓄積を減少させる経口治療薬である．臨床効果も明らかにされており，また経口薬なので患者の利便性は改善する．しかしながら，種々の禁忌や注意事項などが存在するとともに，グルコセレ

表4 エリグルスタット投与に関する重要な基本的注意

1. CYP2D6・CYP3A 阻害作用を有する薬剤との併用については CYP2D6 表現型を考慮の上，適切な対応を行う．
2. 本剤の血中濃度が大幅に上昇した場合，QT 間隔，PR 間隔，QRS 間隔の延長のおそれがある．
   1) 心疾患（うっ血性心不全，虚血性心疾患，心筋症，徐脈，心ブロック，重篤な心室性不整脈）のある患者又は失神の既往のある患者では投与を避けることが望ましい．
   2) 本剤投与開始時および投与中は定期的に 12 誘導心電図（必要に応じてホルター心電図*）を測定し，異常が認められた場合には必要に応じて本剤の投与を中止し，適切な処置を行うこと．
   * : 房室ブロックの検出にはホルター心電図を用いることが望ましい．
3. 重篤な肝機能障害を有する患者では本剤の血中濃度が上昇するおそれがあるため，投与を避けることが望ましい．
4. 酵素補充療法との併用に関する有効性および安全性は確立していない．
5. めまい等があらわれることがあるので，自動車の運転等，危険を伴なう機械の操作に従事する際には注意させること．

表5 未治療 1 型ゴーシェ病患者に対するエリグルスタットの短期効果（第 III 相試験，無作為化二重盲検プラセボ試験）

投与 39 週におけるベースラインからの変化	サデルガ®群 ($n=20$)	プラセボ群 ($n=20$)	p 値*
脾臓容積(MN)の変化率(%)	−27.77	2.26	<0.0001
肝臓容積(MN)の変化率(%)	−5.20	1.44	0.0072
ヘモグロビン濃度変化(g/dL)	0.69	−0.54	0.0006
血小板数変化(×10^6/L)	32.00	−9.06	<0.0001

MN：multiples of normal（正常値に対する倍率）．

表6 既治療 1 型ゴーシェ病患者におけるセレザイム®との非劣性の検討結果

評価項目	サデルガ®群 ($n=106$)	セレザイム®群 ($n=53$)	p 値
脾臓容積の変化率(%)	−6.0±1.6	−3.2±2.2	0.3118
ヘモグロビン濃度(g/dL)	−0.22±0.07	−0.05±0.10	0.0253
肝臓容積の変化率(%)	2.0±0.9	3.1±1.4	0.4941
血小板数変化率(%)	3.9±1.7	2.6±2.5	0.6674

文献

1) Mistry PK, Lukina E, Turkia HB, et al: Effect of oral eliglustat on splenomegaly in patients with Gaucher disease type 1. *JAMA* 2015; **313**: 695-706.
2) Lukina E, Watman N, Dragosky M, et al: Eliglustat, an investigational oral therapy for Gaucher disease type 1: Phase 2 trial results after 4 years of treatment. *Blood Cells Mol Dis* 2014; **53**: 274-276.
3) Cox TM, Drelichman G, Cravo R, et al: Eliglustat compared with imiglucerase in patients with Gaucher's disease type 1 stabilized on enzyme replacement therapy: a phase 3, randomized, open-label. Non-inferiority trial. *Lancet* 2015; **385**: 2355-2362.

ブロシドは糖脂質合成の要となる物質であることから，グルコセレブロシド合成抑制に関する長期的な影響に留意する必要がある．以上から，本剤はゴーシェ病の治療に関して十分な知識と経験のある医師によって使用されるべきであると考えられる．

E 治 療

3 シャペロン療法

鳥取大学医学部脳神経小児科 **成田 綾**

「シャペロン（chaperone）」とは，もともと18世紀頃より，社交界デビューする若い未婚女性に付き添う既婚女性に対して用いられた呼称である．現在でも医師が異性（多くは女性）の患者を診察する際に立ち会う女性を指す呼び名として用いられている．一方，生物学の領域では，「シャペロン」は他の蛋白質分子が正しい折り畳み（フォールディング）により機能を獲得するのを助ける蛋白質の総称として用いられている．蛋白質が正常な構造・機能を獲得することを社交界デビューになぞらえた命名である．

本来，細胞内の小胞体には，フォールディング途上の不安定な中間体や熱で変性した蛋白質が凝集体にならないようフォールディングを助け，蛋白質の構造を維持・管理し，機能を保つことを専門とする一群の蛋白質が存在し，これらは「分子シャペロン（molecular chaperone）」と呼ばれている．熱ショック蛋白質（heat shock protein；HSP）などがこれに該当する．一方，細胞内で不安定な変異酵素蛋白と特異的に結合し，その折り畳み（フォールディング）と安定化を促す機能を有する化合物を細胞外から投与し酵素活性の復元を目指す方法があり，このような化合物を「化学的シャペロン（chemical chaperone）」または「薬理学的シャペロン（pharmacological chaperone）」と呼ぶ．化合物を用いるシャペロン療法（chaperone therapy）はわが国で初めて提唱された治療法であり，血液脳関門を通過しうる低分子化合物を用いることで中枢神経障害の治療法として期待されている．

本項では，低分子化合物によるシャペロン療法を中心に概説する．

シャペロン療法開発の歴史

鈴木らは，ライソゾーム病（lysosomal storage disease）の1つであるファブリー病（Fabry disease）の変異α-ガラクトシダーゼA蛋白分子を検討するなかで，酵素欠損の分子病態は一様ではなく，遺伝子変異型によっては触媒能を維持しているにもかかわらず，細胞内での不安定性のために機能を発現しない例があり，この変異酵素が基質類似体であるガラクトースの大量投与によって安定化することを報告した[1,2]．これらの研究から，ガラクトースのように酵素蛋白に結合する低分子化合物が新たな治療薬となる可能性が示唆され，シャペロン療法の開発の基点となった．さらには市販の化合物スクリーニングによって1-デオキシガラクトノジリマイシン（1-deoxygalactonojirimycin；DGJ）をファブリー病に対するシャペロン薬の候補化合物として見出し，DGJを in vitro で酵素活性を抑制しないレベルの濃度で培地に添加すると変異酵素の活性を有意に増加させることを見出した．また同時に，pH 7.0で変異酵素蛋白の安定化とライソゾーム内の酵素の増加を示し，DGJは細胞内で変異酵素蛋白の成熟とライソゾームへの輸送を増強している可能性を示した．さらに，R301Q変異を導入したマウスにDGJを経口投与すると複数の臓器で酵素活性が上昇することも報告した．そして，このDGJのように変異蛋白に対して基質競合阻害的に結合し，変異酵素蛋白を安定化させ，その機能を回復するように助ける化合物を「化学的シャペロン」と呼ぶことを提唱した[3]．

その後，これら一連のファブリー病の研究から，中枢神経障害に対するシャペロン療法へと研

究は拡大した．GM₁ガングリオシドーシス（GM₁ gangliosidosis）に対する N-オクチル-4-エピ-β-バリエナミン（N-octyl-4-epi-β-valienamine；NOEV），ゴーシェ病（Gaucher disease）に対する N-ノニルデオキシノジリマイシン（N-nonyldeoxynojirimycin；NN-DNJ）や N-オクチル-β-バリエナミン（N-octyl-β-valienamine；NOV）に続いて，現在はポンペ病（Pompe disease）やテイ-サックス病（Tay-Sachs disease），クラッベ病（Krabbe disease），ムコ多糖症（mucopolysaccharidosis；MPS）など様々なライソゾーム病に対するシャペロン療法の開発が行われてきている．さらにはフェニルケトン尿症（phenylketonuria；PKU）などの他の先天代謝異常症やパーキンソン病（Parkinson disease）などの神経変性疾患といった多くの遺伝病の治療としても研究が進められている[4]．

シャペロン療法の原理

ライソゾーム病におけるシャペロン療法の原理は，変異酵素蛋白のフォールディング矯正である．ライソゾーム酵素は小胞体で合成され，ゴルジ体で糖鎖修飾を受けたのちにライソゾームへ輸送され，ライソゾームの酸性環境下で基質と結合してその分解に働く．ライソゾーム病の遺伝子変異のうち，大きな欠失や挿入，フレームシフトやナンセンス変異など大きな構造変化をきたす変異の場合，酵素蛋白の合成は著しく障害され，触媒能も失われる．一方，ミスセンス変異などの比較的小さい構造変化では，変異酵素蛋白は小胞体内で合成され，触媒能は温存されていることが多い．しかし，この変異酵素は蛋白構造が正常でないため，折り畳み異常（ミスフォールディング）をきたし，その結果，小胞体関連分解を受けてライソゾームに到達しないと考えられている．

そこで，変異酵素蛋白の適切なフォールディングを促し，安定化させる特性をもつ低分子化合物（化学的シャペロン，薬理学的シャペロン）を細胞外より投与することで，酵素活性の復元を目指すのがシャペロン療法である．現在報告されているシャペロン化合物の多くは，その一部に基質と類似する構造を有し，酵素蛋白の活性中心に結合する基質競合阻害薬である．投与したシャペロン化合物は小胞体の中性環境下で変異酵素蛋白に結合し，適切なフォールディングと安定化を促すことで変異酵素蛋白の小胞体関連分解を回避する．その結果，ライソゾームに到達する変異酵素を増加させ，さらにはライソゾームの酸性環境下で変異酵素と解離することで最終的に変異酵素と基質が結合し，正常な分解を促すことになると考えられる（図1）．

シャペロン療法の利点と限界

シャペロン療法の最大の利点は経口投与で中枢神経症状の治療が期待される点である．血液脳関門を通過でき，かつ標的酵素蛋白に特異的に作用する低分子化合物を用いることで，より副作用の少ない治療法となりうると考える．また，変異酵素のみならず，外因性酵素製剤に対してシャペロン化合物を併用することで，in vitro での酵素製剤の安定作用や細胞への取り込み改善[5,6]，in vivo での組織の酵素活性上昇や蓄積基質の減少に対する相乗効果[7]も報告されており，酵素補充療法（enzyme replacement therapy；ERT）の効果を高める可能性も示唆される．

一方，シャペロン療法の限界として，遺伝子変異特異性と競合阻害活性があげられる．シャペロン療法が有効となるには触媒能を温存する変異酵素蛋白が小胞体内で産生されることに加えて，その変異酵素がシャペロン化合物によって安定化されることが必要である．これらの要因は遺伝子変異によって規定されている（遺伝子変異特異性）．つまり，ナンセンス変異などの酵素蛋白の合成や触媒能が著しく障害される遺伝子変異の場合はシャペロン療法による治療は困難である．現時点では，シャペロン療法は ERT とは異なり，1つの化合物ですべての患者に対して一律に有効性が期待される治療法とはいえない．より多くの患者に対してシャペロン療法による治療を可能にするためには，様々な変異酵素蛋白に対応可能な化合物の探索が必要となる．

また，現在報告されているシャペロン化合物の多くは酵素蛋白の活性中心に結合する基質競合阻害薬（inhibitory chaperone）であり，低濃度投与時は細胞内で変異酵素蛋白を安定化させ，酵素活性

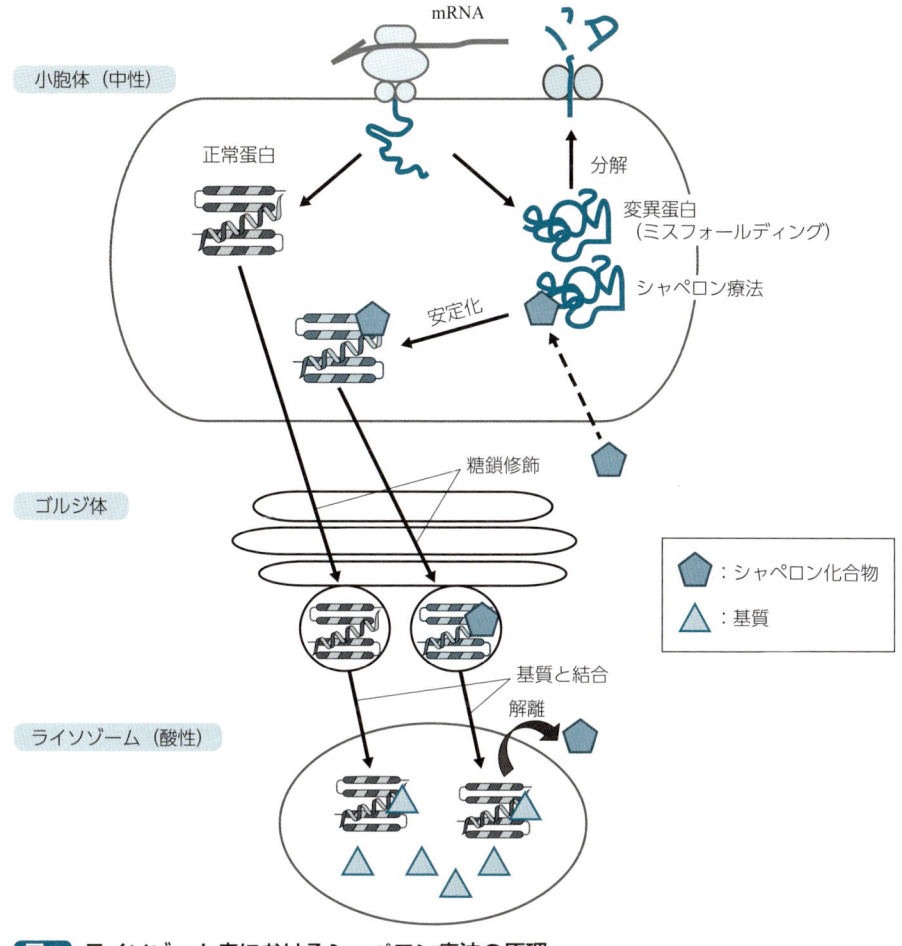

図1 ライソゾーム病におけるシャペロン療法の原理
シャペロン化合物は小胞体の中性環境下で変異酵素蛋白と結合し，フォールディングを促すことで安定化し，ライソゾームへの輸送を促進する．シャペロン化合物はライソゾームの酸性環境下で変異蛋白から解離し，代わりに基質が酵素と結合することで分解が進む．

の発現促進剤として働く一方，高濃度投与時には逆に活性を阻害する（競合阻害活性）ことが培養線維芽細胞を用いた多数の研究から示されている．また，ファブリー病のトランスジェニックマウスにおいて，シャペロン化合物（DGJ）を連日投与する群と休薬期間（4日投与し，3日休薬）を設ける群を設定した場合，酵素活性と蓄積基質［グロボトリアオシルセラミド（globotriaosylceramide；GL-3）］の軽減量を比較すると，休薬期間を設ける群のほうが蓄積基質の軽減効果が得られたという報告[8]があり，このことからも変異酵素とシャペロン化合物の適切な解離は蓄積基質の分解に重要であることが推測される．現在，これら阻害活性の問題を解決するために，活性中心以外の部位に結合し，シャペロン効果を発揮する化合物（non-inhibitory chaperone，allosteric chaperone）や，pH感受性化合物（小胞体中性環境下では基質競合阻害薬として酵素蛋白に結合し，ライソゾーム酸性環境下ではシャペロン化合物自体が失活して，酵素蛋白との結合能を失うことで高濃度投与時にも阻害作用を示さない）[9]の開発が進められている．

ゴーシェ病に対するシャペロン療法の現状と今後

ゴーシェ病の原因となる遺伝子変異の多くはグルコセレブロシダーゼ酵素蛋白の活性中心（ドメインIII）に位置するが，触媒部位に影響を及ぼすことは少なく，それゆえ触媒能はある程度残存することが知られている．そこで基質類似体であ

E 治　療

り，グルコセレブロシダーゼの活性中心に結合能を有する基質競合阻害薬であるイミノ糖を用いたゴーシェ病に対するシャペロン療法の研究が進められてきた．2002年にSawkarらによってNN-DNJがN370S変異酵素蛋白に対してシャペロン効果を有することが示され[10]，以降多数のイミノ糖の誘導体が合成され，その有効性が報告されている．代表的なものとして，イソファゴミン（isofagomine）（Plicera™）と1型ゴーシェ病に対する基質合成抑制療法（substrate reduction therapy；SRT）に用いられるN-ブチルデオキシノジリマイシン（N-butyldeoxynojirimycin；NB-DNJ）［ミグルスタット（miglustat）（Zavesca®）］がある．イソファゴミンは強力なシャペロン効果を有し，Amicus社による未治療の1型ゴーシェ病患者に対するイソファゴミン（AT2101，Plicera™）の第II相試験が行われたが，期待されたほどの効果が得られず，第III相試験は行われていない．NB-DNJに関しては，野生型に加えて，S364RやN370S，V15M，M123T GC変異酵素蛋白活性を上昇させ，ドッキング解析では酵素蛋白の活性中心に結合することが示されている[11]．

イミノ糖誘導体以外にも様々な化合物が合成されており，その1つであるアミノシクリトール化合物のNOVは小川らにより開発された．NOVは日本人で2番目に多い遺伝子変異であるF123I変異酵素の活性を上昇させ，マウスに経口投与すると脳内の酵素活性を上昇させることが明らかにされている[12,13]．

このように多数の化合物が開発されているが，臨床応用へのハードルは高く，イソファゴミン以外に臨床応用に至ったものはない．そのような状況のなか，2009年にMaegawaらは1,040種類の米国食品医薬品局（FDA）の承認薬をハイスループットスクリーニング法にて解析し，アンブロキソール（ambroxol）（ムコソルバン®，ムコサール®）がN370SおよびF213I変異酵素の活性を上昇させるミックスタイプ（活性中心に加え，それ以外の部位にも結合して効果を発揮する）のシャペロン化合物であると報告した[14]．この報告を受けて，筆者らは2010年より神経型（2型，3型）ゴーシェ病患者を対象としたアンブロキソールの神経症状に対する有効性と安全性に関する臨床試験を開始した．5例のパイロット研究において，リンパ球の残存酵素活性の上昇とミオクローヌスや眼球運動障害などの神経症状の改善を認め[15]，現在は症例数を増やして長期投与による安全性と有効性を検討中である．また，1型患者にアンブロキソールを投与し，貧血，血小板数減少や臓器腫大の改善を認めた報告もあり[16]，今後ゴーシェ病の治療の選択肢の1つとなることが期待される．一方，アンブロキソールのシャペロン効果は他のシャペロン化合物と同様に遺伝子変異特異性があるため，より多くの患者で治療を可能とするためには，さらなる新規化合物の開発や既存薬のスクリーニングを行う必要がある．

文　献

1) Ishii S, Kase R, Sakuraba H, et al: Characterization of a mutant alpha-galactosidase gene product for the late-onset cardiac form of Fabry. Biochem Biophys Res Comm 1993; **197**: 1585-1589.
2) Ishii S, Takenaka T, Kase R, et al: Galactose stabilizes various missense mutants of alpha-galactosidase in Fabry disease. Biochem Biophys Res Comm 1995; **214**: 1219-1224.
3) Fan JQ, Ishii S, Asano N, et al: Accelerated transport and maturation of lysosomal alpha-galactosidase A in Fabry lymphoblasts by an enzyme inhibitor. Nat Med 1999; **5**: 112-115.
4) Suzuki Y: Emerging novel concept of chaperone therapies for protein misfolding diseases. Proc Jpn Acad Ser B 2014; **90**: 145-162.
5) Shen JS, Edwards NJ, Hong YB, et al: Isofagomine increases lysosomal delivery of exogenous glucocerebrosidase. Biochem Biophys Res Comm 2008; **369**: 1071-1075.
6) Porto C, Cardone M, Fontana F, et al: The pharmacological chaperone N-butyldeoxynojirimycin enhances enzyme replacement therapy in Pompe disease fibroblasts. Mol Ther 2009; **17**: 964-971.
7) Benjamin ER, Khanna R, Schilling A, et al: Co-administration with the pharmacological chaperone AT1001 increases recombinant human alpha-galactosidase A tissue uptake and improves substrate reduction in Fabry mice. Mol Ther 2012; **20**: 717-726.
8) Khanna R, Soska R, Lun Y, et al: The pharmacological chaperone 1-deoxygalactonojirimycin reduces tissue globotriaosylceramide levels in a mouse model of Fabry disease. Mol Ther 2010; **18**: 23-33.
9) Mena-Barragan T, Narita A, Matias D, et al: pH-responsive pharmacological chaperones for rescuing mutant glycosidases. Angew Chem Int Ed Engl 2015; **54**: 11696-11700.
10) Sawkar AR, Cheng WC, Beutler E, et al: Chemical chaperones increase the cellular activity of N370S beta-glucosidase : a therapeutic strategy for Gaucher disease. Proc Natl Acad Sci USA 2002; **99**: 15428-15433.
11) Alfonso P, Pampin S, Estrada J, et al: Miglustat (NB-DNJ)

works as a chaperone for mutated acid beta-glucosidase in cells transfected with several Gaucher disease mutations. *Blood Cells Mol Dis* 2005; **35**: 268-276.
12) Lin H, Sugimoto Y, Ohsaki Y, *et al*: *N*-octyl-beta-valienamine up-regulates activity of F213I mutant beta-glucosidase in cultured cells: a potential chemical chaperone therapy for Gaucher disease. *Biochim Biophys Acta* 2004; **1689**: 219-228.
13) Luan Z, Ninomiya H, Ohno K, *et al*: The effect of *N*-octyl-beta-valienamine on beta-glucosidase activity in tissues of normal mice. *Brain Dev* 2010; **32**: 805-809.
14) Maegawa GH, Tropak MB, Buttner JD, *et al*: Identification and characterization of ambroxol as an enzyme enhancement agent for Gaucher disease. *J Biol Chem* 2009; **284**: 23502-23516.
15) Narita A, Shirai K, Itamura S, *et al*: Ambroxol chaperone therapy for neuronopathic Gaucher disease: A pilot study. *Ann Clin Transl Neurol* 2016. DOI: 10.1002/acn3.292
16) Zimran A, Altarescu G, Elstein D: Pilot study using ambroxol as a pharmacological chaperone in type 1 Gaucher disease. *Blood Cells Mol Dis* 2013; **50**: 134-137.

E 治療

4 造血幹細胞移植

東海大学医学部再生医療科学　加藤俊一

ライソゾーム病（lysosomal storage disease）に属する先天代謝異常症に対して，Hobbsらにより最初に骨髄移植が試みられたのは1980年代初頭であった[1]．ゴーシェ病（Gaucher disease）においても1980～90年代にいくつかのグループにより骨髄移植が実施され，顕著な治療効果が報告された[2-5,7-10]．その後，1990年代にゴーシェ病に対する酵素補充療法（enzyme replacement therapy；ERT）が開発され，その有効性と安全性が確認されたことから，骨髄移植などの造血幹細胞移植の実施は少なくなった．しかし，ERTの限界と問題点が徐々に認識され始め，再び造血幹細胞移植の価値が見直されるようになりつつある．

本項では，造血幹細胞移植の原理と実際，ゴーシェ病に対する造血幹細胞移植の治療効果，造血幹細胞移植の最近の進歩と今後の展望について解説する．

造血幹細胞移植の原理

1 先天代謝異常症に対する造血幹細胞移植の原理

造血幹細胞移植は白血病や再生不良性貧血，先天性免疫不全症などの血液疾患の根治療法として臨床応用されたものであるが，ライソゾーム病などの先天代謝異常症においては欠損する酵素が正常の造血細胞によっても産生されることから，1980年代から骨髄移植を始めとする造血幹細胞移植が実施されている[1]．移植された正常ドナー由来の血液細胞からは欠損していた酵素が生涯にわたって産生され，流血中に放出されて障害された組織の修復を行うことになる．また，造血幹細胞から分化した単球・マクロファージは組織レベルで分化し，肺胞マクロファージ，肝Kupffer細胞，中枢神経系ミクログリアなどになっていることが知られている．特に中枢神経系異常を主体とする先天代謝異常症においては，投与した酵素や移植した細胞から産生される酵素が血液脳関門を通過しないことから，ドナー由来の単球・マクロファージから分化したミクログリアが中枢神経系の症状を改善しているものと考えられている．

2 造血幹細胞移植の種類

a ドナーによる分類

造血幹細胞移植は患者自身の造血幹細胞を用いる「自家移植」と健康なドナーからの「同種移植」に分けられるが，先天代謝異常症においては同種造血幹細胞移植が適応となる．同種造血幹細胞移植においてはドナーとレシピエントのヒト白血球型抗原（human leukocyte antigen；HLA）が一致していることが必要で，兄弟姉妹などの同胞間では1/4の確率でHLAが一致するが，適合同胞のいない大多数の患者ではHLAが部分的に一致する血縁者やHLAが一致する非血縁者からの移植が行われている．

b 移植細胞による分類

造血幹細胞は骨髄中に豊富に存在することから，1980年代までは骨髄を移植細胞源とする「骨髄移植」のみが行われていたが，その後，顆粒球コロニー刺激因子（granulocyte-colony stimulating factor；G-CSF）により骨髄中の造血幹細胞を末梢血中に動員して，成分採取器で採取した末梢血幹細胞による「末梢血幹細胞移植」も増加してきた．さらに，1990年代になって分娩直後の胎盤中に残

存する臍帯血幹細胞を用いる「臍帯血移植」が行われるようになり，これらの移植を総称して「造血幹細胞移植」または「造血細胞移植」と呼ぶようになった．本書では「造血幹細胞移植」という用語を用いることとする．

c 前処置による分類

同種造血幹細胞移植においてドナーの造血幹細胞が生着するためにはレシピエントとなる患者の造血能と免疫能を涸渇させる必要があり，そのための治療を「前処置」と呼んでいる．前処置には造血能と免疫能をすべて抑制する「骨髄破壊的前処置（myeloablative conditioning；MAC）」と，おもに免疫能を抑制する「骨髄非破壊的前処置（reduced intensity conditioning；RIC）」がある．

MACにおいては超致死量の化学療法を単独もしくは放射線照射と組み合わせて行う．化学療法としてはブスルファン，エンドキサンなどの超大量が用いられる．放射線照射は照射範囲により全身放射線照射（total body irradiation；TBI），全身リンパ節照射（total lymphoid irradiation；TLI），胸腹部照射（thoraco-abdominal irradiation，；TAI）などに分類され，6～12 Gyの高線量が照射される．

このような治療は臓器毒性が極めて強いため，全身状態の悪い高齢者や臓器不全を有する患者に対しては，免疫能の抑制を主眼としたRICが開発されて普及し始めている．RICにおいてはフルダラビンとメルファランの組み合わせに，抗胸腺細胞グロブリン（anti-thymocyte globulin；ATG）または抗リンパ球グロブリン（anti-lymphocyte globulin；ALG）や低線量（2～4 Gy）のTLIやTAIを追加することが多い．

d 移植片対宿主病（GVHD）予防による分類

移植されたドナーリンパ球は宿主であるレシピエント（患者）を免疫学的に攻撃し，移植片対宿主病（graft-versus-host disease；GVHD）という合併症を起こすので，移植時あるいは移植後には計画的に免疫抑制薬を投与する．シクロスポリンやタクロリムスと短期メトトレキサートによるGVHD予防が一般的である．

ゴーシェ病に対する造血幹細胞移植

1 最初の試み

1984年にボストン小児病院のRappeportらにより8歳の3型ゴーシェ病男児において骨髄移植が行われ，ドナー細胞の完全生着が得られたとの報告がなされた[2]．この論文中には実際の移植実施時期に関する明確な記載はないものの，他の文献において「1982年であった」と記述されている．本患児は1歳でゴーシェ病と診断され，2歳時に脾臓摘出術を受けている．

ブスルファン，エンドキサン，ATGの組み合わせによる前処置後，同胞からの骨髄（$5.9×10^8$/kg）が移植され，GVHD予防はメトトレキサート単独で移植後1，3，6，11日の4回のみの投与であった．移植後15日にはドナー細胞の生着が確認され，急性GVHDは軽症で，慢性GVHDは認められなかった．移植後には頭蓋内出血（53日）により左半身不全麻痺と同名半盲の後遺症が続き，91日と142日には大量の食道出血を合併し，移植後の状態は極めて重篤であり，血小板数は移植後の低値で5万/μL程度で推移した．単核球におけるグルコセレブロシダーゼ（glucocerebrosidase）[酸性 β-グルコシダーゼ（acid β-glucosidase）]の酵素活性と血漿中のグルコセレブロシド（glucocerebroside）は正常化したものの，骨髄中のゴーシェ細胞は少なくとも移植後274日まで残存し，臨床症状に著明な改善がないまま，移植後13か月に大腸菌による敗血症で死亡した．

ドナーは兄弟であり，HLA適合性については論文中に記載がないが一致していたと考えられる．また，保因者であるか否かの記載もないが，移植後の酵素活性が正常コントロールを上回っていたことから非保因者であったものと推測される．

この最初の試みは臨床的には失敗に終わったが，ゴーシェ病に対して骨髄移植が有効である可能性を示したとして，歴史的な意義をもつものと評価されている．

2 スウェーデンからの報告

ボストンの症例と同じ1982年11月に，ストッ

E 治　療

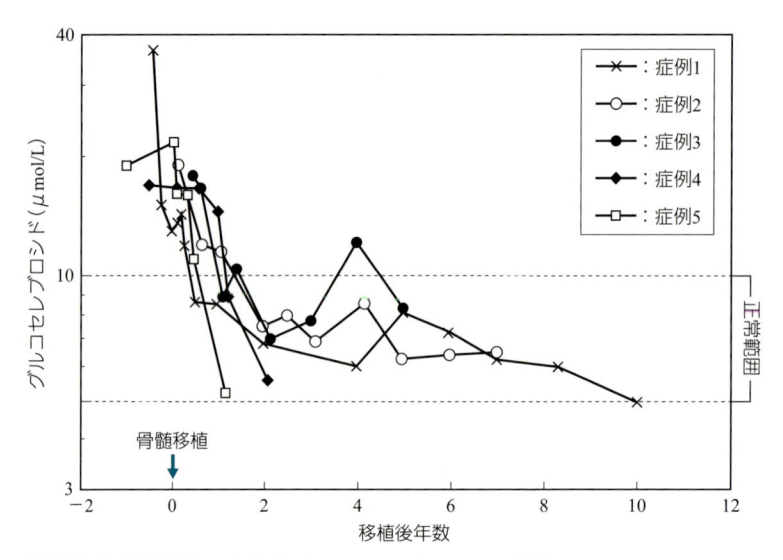

図1 骨髄移植後の血漿中グルコセレブロシドの推移
(Ringdén O, *et al*: *Transplantation* 1995; **59**: 864-870)

クホルムのカロリンスカ研究所のRingdénらによって，9歳の3型ゴーシェ病女児に対してHLA一致の1歳の弟から骨髄移植が行われた[3]．移植前に脾臓摘出術が行われ，エンドキサンとTBIによる前処置ののちに2.8×10^8/kgの骨髄が輸注された．GVHD予防としてシクロスポリンが投与され，生着は速やかで30日後の染色体はすべてドナー型であることが確認され，急性GVHDはI度であった．3か月後に呼吸困難にて再入院したが無治療で軽減し，閉塞性呼吸障害を認めるものの全身状態は良好で移植後5年を経過していた．

移植直後の単核球中のグルコセレブロシダーゼ活性は150％までに増加し，その後，正常範囲で長期間安定して推移した．血漿中のグルコセレブロシドは脾臓摘出後に急速に減少していたが，移植後にさらに低下し正常化した．肝腫大は移植後著明に減少し，触知しなくなった．移植後数回実施された肝生検では，移植前57％であったゴーシェ病細胞が1か月後には39％，2か月後には13％，1年後には5％と減少し，3年後には完全に消失した．

移植後，日常生活上の活動性は著明に向上したが，移植後5年間の経過ではウェクスラー児童用知能検査(Wechsler intelligence scale for children；WISC)は徐々に低下する傾向があると報告された．

Ringdénらは，その後，この症例を含めて6例のゴーシェ病における骨髄移植の成績を1990年[4]，1995年[5]，2006年[6]に報告している．ゴーシェ病の病型は1型が2例，3型が4例，年齢中央値は2.5歳(2～9歳)，性別は男児が3例，女児が3例であった．ドナーはHLA一致同胞が4例，1抗原不一致の父親が1例，HLA一致の非血縁者が1例であり，保因者が3名，非保因者が3名であった．

4例で脾臓の全摘出，2例で部分摘出が移植前に行われ，全摘出の1例で移植後肺炎球菌による髄膜炎を合併し，部分摘出例では移植後の輸血量が増加した．父親からの骨髄移植を行った1例では拒絶されたが，ほかの5例では生着し，移植後2～11年の期間ドナーレベルの酵素活性が維持されていた．2例で混合キメラ(ドナー成分が40％，80％)となり，1例ではリンパ球中の酵素レベルが低値となったが，臨床効果は極めて良好であった．血漿中のグルコセレブロシドは生着例ではすべて正常化した(図1)[5]．骨髄中のゴーシェ細胞は消失し，肝臓サイズは移植後2～3年で正常化または減少した．生着例のすべてで成長のスパートが認められたが，亀背は3例では移植後も改善なく，1例では移植後徐々に出現し8年で明確となった．

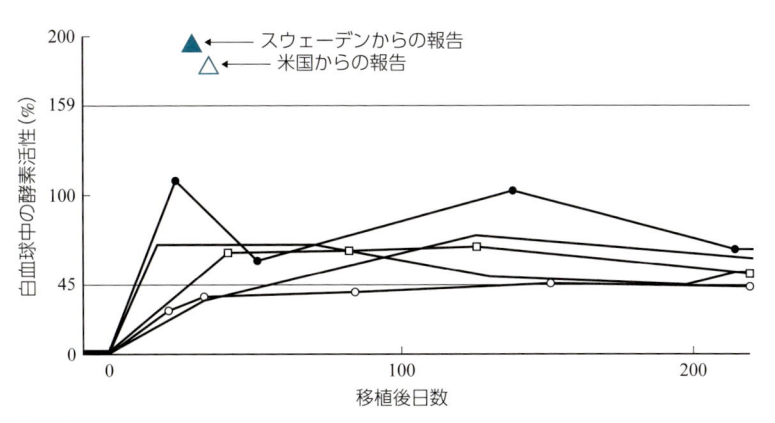

図2 骨髄移植後生着5例における白血球中グルコシダーゼ活性の推移（成人正常値に対する％）

参考として，1982年に移植を受けた症例の活性が示されている（▲と△）．
（Hobbs JR, *et al*: *Lancet* 1987; **1**: 1111-1115）

前述の第1例目で移植後5年までに低下傾向にあった精神運動発達はその後に改善がみられ，移植後8年と10年のIQは112と120までに向上した．3型のその他の3例では移植後1〜4年のWISCはやや低下していたが，1型の2例では移植後1〜6年後まで良好な状態が保たれていた．なお，1例の拒絶例では酵素補充が行われているが，精神運動発達は不良で，運動機能も著しく低下していたと報告されている．

3 Hobbsらの報告

1980年代にゴーシェ病を含めたライソゾーム病に対して積極的に骨髄移植を行ったのは英国のHobbsらのグループであった．彼らは1982年に世界で初めてムコ多糖症（mucopolysaccharidosis；MPS）I型の症例で骨髄移植による治療に成功し，その他のライソゾーム病に対しても骨髄移植を行い，ゴーシェ病においても1983年以降の6例での治療成績を1987年に報告した[7]．

この6例はいずれも1型で，性別は男児が2例，女児が4例，移植時年齢は5.5〜16歳，ドナーは同胞が5例，叔父が1例で，保因者が5例であった．4例では移植前に脾臓摘出術を行い，移植前処置はブスルファンとエンドキサンの組み合わせで，GVHD予防はシクロスポリンによって行われた．脾臓摘出術を行った4例では速やかな生着が得られたのに対して，脾臓摘出術を行っていな

かった2例では1例で生着不全，1例で著しい生着遅延があり，移植前の脾臓の摘出が移植後の生着に有利に働くことを強調した．

生着した5例では移植後酵素活性の速やかな正常化が得られ，そのレベルはドナーのレベルと相関していた（図2）[7]．移植前に著明に肥大していた肝臓は移植後劇的に縮小し，肝生検においてもゴーシェ細胞は肝葉部では速やかに消失したが，門脈部では緩やかに減少して6か月頃（一部の症例では1〜2年）までに消失した．

移植前に多数のゴーシェ細胞の浸潤がみられた骨髄では移植後6か月までにゴーシェ細胞が50％以下までに減少し，1年後には10％未満となり，骨CT検査においても改善が認められ，臨床的にも骨痛は徐々に減少しながら消失していった．移植時に10パーセンタイル未満であった身長は生着例では著明に回復し（図3）[7]，3か月以内には活動性が向上した．

Hobbsらのグループの放射線科医のStarerらは，上記6例を含めた7例のゴーシェ病移植例における移植後のX線画像上の変化を検討した結果，骨のCT減衰値（attenuation value）が酵素活性レベルと相関していて，骨変化を最も鋭敏に評価できる指標となると報告した[8]．

4 その他の報告

その他の報告としては，1992年のTsaiらによる

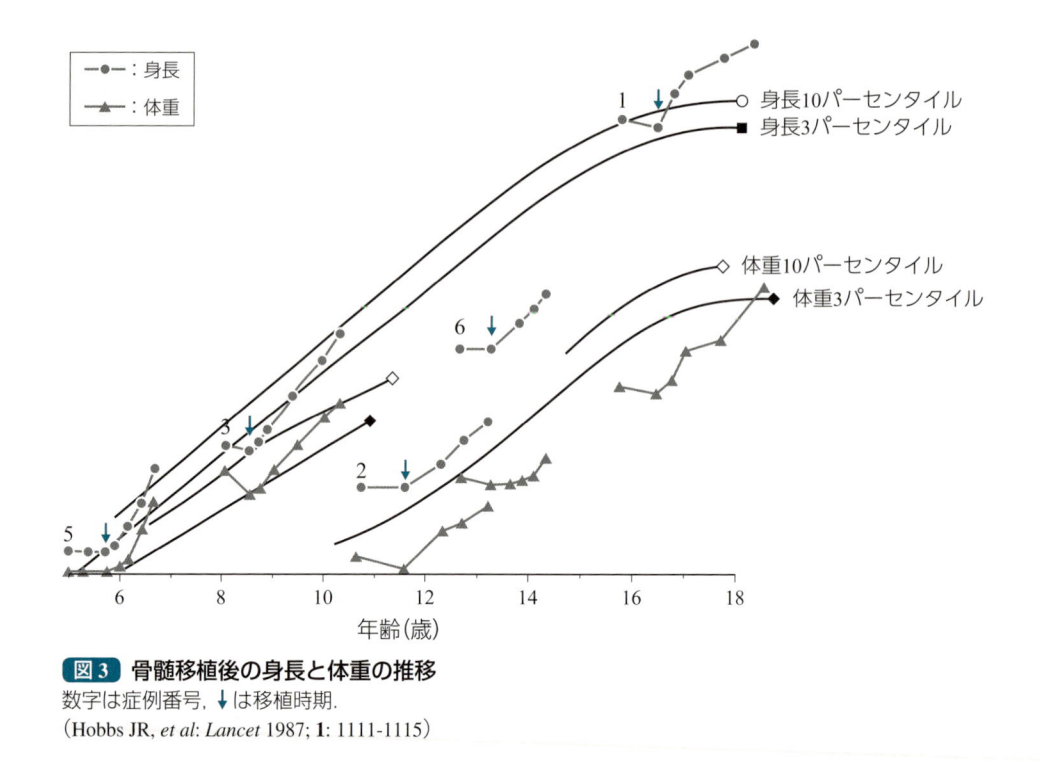

E 治　療

図3 骨髄移植後の身長と体重の推移
数字は症例番号，↓は移植時期．
（Hobbs JR, et al: *Lancet* 1987; **1**: 1111-1115）

1歳の3型患者における同胞間骨髄移植があるが，移植後に発達遅延や斜視は不変のままで，移植後24か月で敗血症のために死亡している[9]．

Chan らによるカナダからの1歳の1型患者における血縁者間骨髄移植例では著効が得られ，長期生存している[10]．

Lange らによるブラジルの3歳の1型患者における同胞間移植例でも著効が得られ，長期生存している[11]．

Chen らによる台湾の3歳の3型患者は裂脳症を合併していたが，3年間の ERT により脾臓を縮小させたのち，脾臓摘出術を施行せずに非血縁者間骨髄移植を行い，速やかな生着と脾腫の消失が認められ，順調な成長が得られていると報告されている[12]．

5　わが国における移植例

わが国では4例のゴーシェ病移植症例が登録されており，病型は1型が2例，2型が1例，3型が1例で，性別は男女それぞれ2例，年齢は11か月〜3歳7か月であったことが，先天代謝異常症に対する造血幹細胞移植の報告として論文化されている[13]．論文中には症例の詳細は記述されていないが，概要は以下の通りである．

ドナーはすべて HLA 一致同胞で，移植細胞は全例で骨髄であった．生着は全例で認められたが，1型の1例は移植後徐々に混合キメラとなり，臨床的な治療効果の減弱がみられたため，同一ドナーから末梢血幹細胞の追加移植を行ったところ，完全キメラに復帰するとともに臨床効果の回復が認められている[14]．2型の症例は早期死亡のため評価不能であったが，他の3例では生着とともに単核球中のグルコセレブロシダーゼ活性は正常化した．

1型の2例においては著効が得られ，成長の回復，肝腫大の消失，骨病変の著明な改善などが認められている．図4 は自験2例（1型）の移植前と移植後1年（症例1），6か月（症例2）の全身写真である．短期間で外観が一変したことからも劇的な治療効果がわかる．一方，3型の症例では喉頭痙攣発作などの神経症状の改善は限定的であった．

6　国際的な集計

ゴーシェ病のような希少疾患では，単一施設や

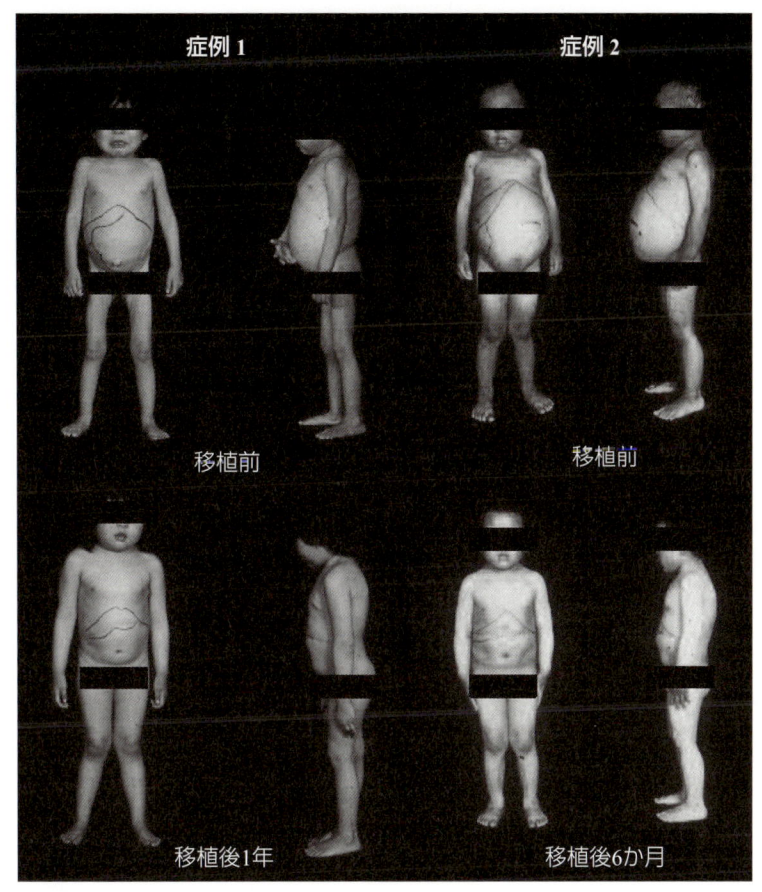

図4　自験例における移植前後の体型の変化
[巻頭カラー口絵8]

一国内での集計だけで治療法の評価や比較を行うことは困難であり，国際間での症例の登録による解析が重要である．このような国際的登録の最初の報告は1995年のHoogerbruggeらによる欧州血液骨髄移植グループ（The European Group for Blood and Marrow Transplantation；EBMT）からのものであり，63例のライソゾーム病患者に対する骨髄移植症例のなかに8例のゴーシェ病患者が含まれていた（表1）[15]．その後，EBMTは欧州内での移植例の登録を進め，さらには米国を中心とする国際血液骨髄移植研究センター（Center for International Blood and Marrow Transplant Research；CIBMTR）との合同登録システムへと発展している．

CIBMTRの未発表データによると，米国と欧州内で造血細胞移植を受けたゴーシェ病患者は50例が登録されており，年齢中央値は4歳（0〜38歳），ドナーはHLA一致血縁者31例，その他の血縁者9例，HLA適合非血縁者10例，移植細胞源としては骨髄45例，臍帯血4例，末梢血幹細胞1例であることがItoらの最近の総説に記載されているが，それ以上の詳細は不明である[16]．

7　ERTとの比較

英国のYoungらは8例の骨髄移植症例と8例のERT症例における血漿中のキトトリオシダーゼ（chitotriosidase）[キチナーゼ（chitinase）]を測定し，両者の治療効果を比較した[17]．この酵素はゴーシェ病患者の血漿中で著増し，ERTの治療効果を評価するうえで有用である．

骨髄移植症例8例の病型は1型が5例，3型が3例で，移植時の年齢中央値は7.6歳（1〜16歳）であった．1型の4例はかつてHobbsらのグルー

表1 ゴーシェ病に対する造血幹細胞移植の報告

報告年(文献)	報告者国	例数	病型	年齢中央値(範囲)	ドナー	移植細胞	前処置	生着	観察年数中央値(範囲)	生化学的反応(酵素活性)	臨床効果	生存
1984 (2)	Rappeport 米国	1	3型(1)	8	血縁	骨髄	Bu/CY/ATG	あり	1	28日までに正常化	肝脾腫など不変	死亡(敗血症)
1987 (7)	Hobbs 英国	6	1型(6)	10.5 (5.5-16)	血縁	骨髄	Bu/CY	あり(5) 不明(1)	1.5 (0.1-3)	生着5例で6か月までに正常化	生着例では著効 骨痛、肝腫など消失	5例生存 1例死亡(真菌症)
1987 (8)	Starer 英国	7	1型(7)	9.5 (2-16)	血縁	骨髄	Bu/CY	あり(6) 不明(1)	1.5 (0.1-3)	生着6例で6か月までに正常化	生着例では著効 骨痛、肝腫など消失	6例生存 1例死亡(真菌症)
1988 (3)	Ringdén スウェーデン	1	3型	9	血縁	骨髄	CY/TBI	あり	5	1か月正常化	成長回復、肝腫消失、骨改善、知能やや低下	生存(5年)
1992 (9)	Tsai 米国	1	3型(1)	1	血縁	骨髄	Bu/CY/ATG	あり	2	血漿では正常化、剖検時の脳では低値	発達遅延と斜視は不変 脳波では改善	死亡(敗血症)(24か月)
1994 (10)	Chan カナダ	1	1型(1)	2.5	血縁	骨髄	Bu/CY	晩期拒絶	2	3か月正常化、9か月で消失	骨痛消失、活動性と成長改善	生存
1995 (15)	Hoogerbrugge EBMT	8	1型(8)	0.6-9.7	不明	不明	不明	不明	0.2-10	評価可能な3例では正常化	全例で著効 骨痛、肝腫など消失、成長回復	不明
1995 (5)	Ringden スウェーデン	6	1型(2) 3型(4)	2.5 (2-9)	血縁(5) 非血(1)	骨髄	CY/TBI Bu/CY	あり(5) なし(1)	5.5 (2-11)	生着5例では1年までに正常化	生着例で著効 肝腫消失、成長回復、精神発達良好	全例生存
1997 (17)	Young 英国	8	1型(5) 3型(3)	7.6 (1-16)	不明	不明	不明	あり	8.1 (5-12)	Chitotrisidase：6例で正常化、2例で軽度増加	1型：全例無症状 3型：1例で骨症状残存	生存(5-12年)
2005 (14)	Yabe 日本	1	1型(1)	2	血縁	骨髄	CY/TAI/ALG	あり	16	1か月で正常化	著効、骨痛、肝腫など消失、成長回復	生存(16年)
2006 (6)	Ringden スウェーデン	6	1型(2) 3型(4)	2.5 (2-9)	血縁(5) 非血(1)	骨髄	CY/TBI Bu/CY	あり(5) なし(1)	5.5 (2-11)	生着5例では1年までに正常化	生着4例中2例無症状、2例痙攣治療	4例生存(14-22年)
2006 (11)	Lange ブラジル	1	1型(1)	3	血縁	骨髄	Bu/CY	あり	15	正常化	著効、骨痛、肝腫など消失、成長回復	生存(15年)
2007 (12)	Chen 台湾	1	3型(1)	3	非血縁	骨髄	Bu/CY/ATG	あり	1.5	正常化	肝脾腫消失など著効。	生存(1.5年)
2012 (16)	CIBMTR 米国	50	不明	4 (0-38)	血縁(40) 非血(10)	骨髄(45) 臍帯血(4) 末梢血(1)	不明	不明	不明	不明	不明	不明
2015 (13)	Kato 日本	4	1型(2) 2型(1) 3型(1)	3 (1-4)	血縁	骨髄	BU/CY CY/TAI	あり(4)	20 (0-22)	正常化	1型：著効 2型：早期死亡 3型：有効	3例生存(20-22年)

BU：ブスルファン, CY：エンドキサン, ATG：抗胸腺細胞グロブリン, TBI：全身放射線照射, TAI：胸腹部照射, ALG：抗リンパ球グロブリン.
(Hoogerbrugge PM, et al: Lancet 1995; **345**: 1398-1402 より改変して加筆)

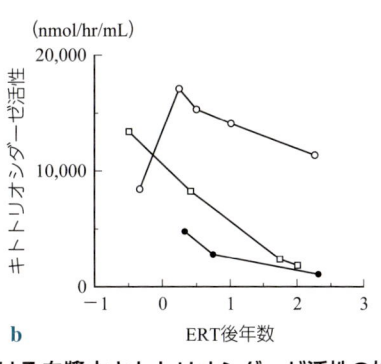

図5 骨髄移植後とERT後の3年間における血漿中キトトリオシダーゼ活性の推移
(Young E, et al: J Inherit Metab Dis 1997; **20**: 595-602)

プがウェストミンスター小児病院で骨髄移植を行った症例であるため，移植前と移植後2年のデータはなく，移植後9〜12年の時点のサンプルが用いられている．1989年と1990年に移植を受けた4例は移植前と移植後2年のサンプルを含めて移植後5〜7年までの本酵素活性が測定されており，1型が1例，3型が3型であった．

ERT症例8例の病型は1型が5例，3型が2例，1型で他の原因で神経症状を有する例が1例であった．使用された酵素製剤はヒト胎盤由来のアルグルセラーゼ（alglucerase）で，投与期間は6か月〜4年であった．

骨髄移植症例で移植前と移植後2年に血漿キトトリオシダーゼ（正常範囲；0〜150 nmol/hr per mL）を測定できた4例では，移植後2年には移植前の値よりも93〜98％の低下が認められた（図5a）．さらに移植後5年までには7例で500 nmol/hr未満となり，5〜12年後の8例の中央値は80.5（28〜272）nmol/hrまで低下し，本酵素の正常範囲をわずかに超えているのは2例のみであった．

一方，アルグルセラーゼによるERTを受けた8例においても本酵素は治療後に低下し始めたが，その速度は骨髄移植症例に比べると緩徐で，治療後2年の平均値は治療前の55％程度で，平均低下率は45％であった（図5b）．ERT群での観察期間は0.5〜4年であり，骨髄移植群の5.5〜12年よりも短く，両者の比較は治療開始後数年に限定されるものの，血漿キトトリオシダーゼの低下効果は骨髄移植群のほうが優れていた．

8 これまでの成績のまとめ

1980年代から1990年代にかけて行われたゴーシェ病に対する造血幹細胞移植の成績をまとめると以下のようになる．

a 移植前の脾臓摘出術

ゴーシェ病患者では巨大な脾臓の存在により生着の遅延が起こることから，移植前に脾臓を全摘出または部分摘出することで迅速な生着を得られる．脾臓摘出後は肺炎球菌などの感染が重症化しやすいので，脾臓摘出前に肺炎球菌ワクチンを接種しておく必要がある．

b 前処置と生着

ブスルファンとエンドキサンにATGもしくは放射線照射（TAIやTLI）を組み合わせたMACにより高い生着率が得られている．

c GVHD予防とGVHD

シクロスポリンまたはタクロリムスと短期メトトレキサートを組み合わせたGVHD予防により急性あるいは慢性GVHDは重症化しなかった．

d 生着後の生化学的効果

生着した症例では単核球中のグルコセレブロシダーゼ活性は移植後1か月までに正常化し，血漿中のグルコセレブロシドも急速に減少していった．最終的な酵素活性はドナーのレベル前後となり，混合キメラ症例においてはキメラの割合と比例していた．

e 移植による臨床的効果

1型においては成長（身長の伸び），肝腫大の消失または縮小，骨密度の改善と骨痛の消失など著

明な臨床的効果が認められ，日常生活上の活動性も大幅に向上していた．

3型における神経症状の改善の有無と程度には個人差があり，知能の正常化が認められた症例から移植前と比較して変化が認められなかった症例まであった．

造血幹細胞移植の最近の進歩と適応の見直し

1990年代にゴーシェ病に対するERTが導入されると，致死的合併症のリスクを含む造血幹細胞移植の実施は控えられるようになり，世界的にみても2000年以降の造血幹細胞移植の報告はほとんどなくなった．ゴーシェ病の治療に関する総説においても，造血幹細胞移植は「適応ではない」とするものや，「神経症状を伴う症例に限定すべきである」とするものがほとんどであった[18,19]．

しかしながら，造血幹細胞移植の領域では2000年以降にいくつかの進歩がみられ，必ずしも2000年以前のように「危険な治療」とはみなされなくなっている．具体的には，臍帯血バンクの発展により臍帯血移植が普及し，同胞間に適合ドナーを見出せない先天代謝異常症などの遺伝性疾患の患者に対して正常な酵素活性を有するドナーから迅速な移植を実施できるようになったこと，先天代謝異常症に対する造血幹細胞移植にRICが導入されて移植関連合併症や死亡が減少し，安全性が高くなってきたことなどがあげられる．

一方，「安全な治療」として定着したかのようにみえたERTにおいてもいくつかの問題点が明らかとなってきた．具体的には，酵素製剤は血液脳関門を通過しないため，神経症状を有する2型や3型では中枢神経系に対する効果が期待できないこと，一生涯にわたって高価な製剤を投与し続けなければならないため，患者にとっても医療提供側にとっても次第に様々な負担や不都合を生じるようになってきたことである．

このような状況の変化を受けて，最近，米国国立衛生研究所（National Institutes of Health；NIH）のItoとBarrettは「ゴーシェ病に対する造血幹細胞移植を見直すべき時期がきたのではないか」との見解を発表した[16]．この論文に対する反応は賛否両論があり，直ちに造血幹細胞移植が増加すると

は考えにくいが，長期的にみれば1つの転換点となる提案であるのかもしれない．

具体的な戦略としては，まずERTによって脾腫を縮小させたうえで，脾臓摘出をせずにHLAが適合した同胞あるいは非血縁者ドナーからの骨髄あるいは臍帯血を用いて安全性の高いRICによる移植を行うというシナリオが考えられる．仮に生着が得られなかった場合でも，ERTによる治療は継続でき，異なったドナーや細胞源による再移植を計画することも不可能ではない．

また，遺伝子導入した自己造血幹細胞移植により同種造血幹細胞移植と同等の治療効果を得ようという遺伝子治療の技術にも急速な進歩が認められることから，ゴーシェ病において遺伝子治療が可能となる日もそう遠くないのかもしれない．

文献

1) Hobbs JR, Hugh-Jones K, Barrett AJ, *et al*: Reversal of clinical features of Hurler's disease and biochemical improvement after treatment by bone-marrow transplantation. *Lancet* 1981; **2**: 709-712.
2) Rappeport JM, Ginns EI: Bone-marrow transplantation in severe Gaucher's disease. *N Engl J Med* 1984; **311**: 84-88.
3) Ringdén O, Groth CG, Erikson A, *et al*: Long-term follow-up of the first successful bone marrow transplantation in Gaucher disease. *Transplantation* 1988; **46**: 66-70.
4) Erikson A, Groth CG, Månsson JE, *et al*: Clinical and biochemical outcome of marrow transplantation for Gaucher disease of the Norrbottnian type. *Acta Paediatr Scand* 1990; **79**: 680-685.
5) Ringdén O, Groth CG, Erikson A, *et al*: Ten years' experience of bone marrow transplantation for Gaucher disease. *Transplantation* 1995; **59**: 864-870.
6) Ringdén O, Remberger M, Svahn BM, *et al*: Allogeneic hematopoietic stem cell transplantation for inherited disorders: experience in a single center. *Transplantation* 2006; **81**: 718-725.
7) Hobbs JR, Jones KH, Shaw PJ, *et al*: Beneficial effect of pretransplant splenectomy on displacement bone marrow transplantation for Gaucher's syndrome. *Lancet* 1987; **1**: 1111-1115.
8) Starer F, Sargent JD, Hobbs JR: Regression of the radiological changes of Gaucher's disease following bone marrow transplantation. *Br J Radiol* 1987; **60**: 1189-1195.
9) Tsai P, Lipton JM, Sahdev I, *et al*: Allogenic bone marrow transplantation in severe Gaucher disease. *Pediatr Res* 1992; **31**: 503-507.
10) Chan KW, Wong LT, Applegarth D, *et al*: Bone marrow transplantation in Gaucher's disease: effect of mixed chimeric state. *Bone Marrow Transplant* 1994; **14**: 327-330.
11) Lange MC, Teive HA, Troiano AR, *et al*: Bone marrow transplantation in patients with storage diseases: a developing

country experience. *Arq Neuropsiquiatr* 2006; **64**: 1-4.
12) Chen RL, Hou JW, Chang PY, *et al*: Matched unrelated bone marrow transplantation without splenectomy for a child with Gaucher disease caused by homozygosity of the L444P mutation, who also suffered from schizencephaly. *J Pediatr Hematol Oncol* 2007; **29**: 57-59.
13) Kato S, Yabe H, Takakura H, *et al*: Hematopoietic stem cell transplantation for inborn errors of metabolism: A report from the Research Committee on Transplantation for Inborn Errors of Metabolism of the Japanese Ministry of Health, Labour and Welfare and the Working Group of the Japan Society for Hematopoietic Cell Transplantation. *Pediatr Transpl* 2015; **20**: 203-214.
14) Yabe H, Yabe M, Hattori K, *et al*: Secondary G-CSF mobilized blood stem cell transplantation without preconditioning in a patient with Gaucher disease: Report of a new approach which resulted in complete reversal of severe skeletal involvement. *Tokai J Exp Clin Med* 2005; **30**: 77-82.
15) Hoogerbrugge PM, Brouwer OF, Bordigoni P, *et al*: Allogeneic bone marrow transplantation for lysosomal storage diseases. The European Group for Bone Marrow Transplantation. *Lancet* 1995; **345**: 1398-1402.
16) Ito S, Barrett J: Gauchers disease-A reappraisal of hematopoietic stem cell transplantation. *Pediatric Hematology and Oncology* 2013; **30**: 61-70.
17) Young E, Chatterton C, Vellodi A, *et al*: Plasma chitotriosidase activity in Gaucher disease patients who have been treated either by bone marrow transplantation or by enzyme replacement therapy with alglucerase. *J Inherit Metab Dis* 1997; **20**: 595-602.
18) Jmoudiak M, Futerman H: Gaucher disease: pathological mechanisms and modern management. *Br J Haematol* 2005; **129**: 178-188.
19) Cox TM: Gaucher disease: clinical profile and therapeutic developments. *Biologics* 2010; **4**: 299-313.

E 治　療

5　遺伝子治療

東京慈恵会医科大学総合医科学研究センター　**大橋十也**

近年，遺伝性疾患の遺伝子治療は急速な発展を遂げている．これは遺伝子導入技術の進歩，幹細胞研究の進歩などがそのおもな要因である．実際に効果を上げているものとして，遺伝性疾患ではまず原発性免疫不全症があげられる．また，造血幹細胞移植が有効なことが判明している先天代謝異常症においても有効例が報告されている．ゴーシェ病（Gaucher disease）ではまだ有効性を示す報告はないが，ゴーシェ病は造血幹細胞移植が有効な疾患であり，近い将来報告されるものと期待される．

本項では，ゴーシェ病における遺伝子治療について Q & A 方式で概説する．

遺伝子治療とは？

遺伝子治療とは，細胞に遺伝子を導入して疾患を治療する治療法である．大きく分けて，遺伝子そのもの，あるいはウイルスなどに遺伝子を搭載して直接個体に投与する方法と，いったん個体から細胞を採取し，それに遺伝子を導入して個体に戻す方法がある．前者を「*in vivo* 法」，後者を「*ex vivo* 法」と呼ぶ．ゴーシェ病の場合，おもな罹患細胞がマクロファージであるため，造血幹細胞を標的として遺伝子を導入し，それを個体に戻すという *ex vivo* 遺伝子治療が考えられる．

細胞に遺伝子を導入する方法はいくつかあるが，最も用いられているのはウイルスを使った方法である．ウイルスは細胞に感染し，細胞内で自身の遺伝子を元に細胞がもつシステムを利用して蛋白質を合成し，自身を再生する能力をもつ．したがって，ウイルスの遺伝子に治療遺伝子を搭載すれば，治療遺伝子はウイルスの能力を利用して細胞に導入され蛋白質を作る．

ゴーシェ病の場合，治療遺伝子はグルコセレブロシダーゼ（glucocerebrosidase）［酸性 β-グルコシダーゼ（acid β-glucosidase）］遺伝子である．遺伝子導入に使われるウイルスベクターは，おもにレトロウイルス，レンチウイルス，アデノウイルス，アデノ随伴ウイルスなどである．前二者はおもに *ex vivo* 遺伝子治療に，後二者はおもに *in vivo* 遺伝子治療に用いられる．

遺伝子治療によって変異遺伝子も治る？

現在行われている遺伝子治療は，変異遺伝子はそのままに，正常遺伝子を新たに導入するという，いわゆる付加的遺伝子治療である．しかし，近年の遺伝子編集技術の進歩により，変異遺伝子を治療する遺伝子治療についても盛んに研究されており，近い将来，変異遺伝子を治療する遺伝子治療が実現するかもしれない．

事実，遺伝性疾患ではないが，ヒト免疫不全ウイルス（human immunodeficiency virus；HIV）に感染した患者において，CD4 陽性リンパ球の CCR5 遺伝子に変異を導入して HIV が感染しにくいリンパ球を作り，患者に投与したところ，大きな効果を上げたことが報告された[1]．CCR5 は HIV が CD4 陽性リンパ球に感染する際に必要な受容体であるため，変異が導入されると HIV は細胞に感染できなくなる．現在，臨床研究が進められている．

ヒトを対象とした遺伝子治療の臨床研究の数はどのくらい？

現在まで，世界中で 2,000 以上の遺伝子治療の臨床試験が行われている．最も多い対象疾患は癌

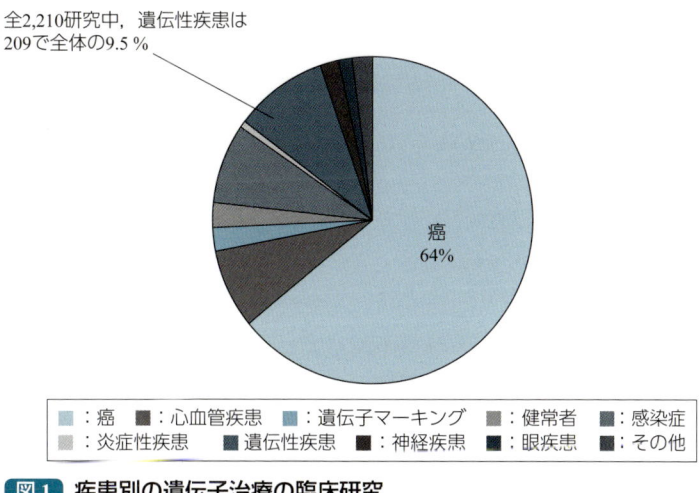

図1 疾患別の遺伝子治療の臨床研究

(凡例：癌／心血管疾患／遺伝子マーキング／健常者／感染症／炎症性疾患／遺伝性疾患／神経疾患／眼疾患／その他)

全2,210研究中，遺伝性疾患は209で全体の9.5％

癌 64％

で，全体の64％を占める（図1）．ゴーシェ病を含む遺伝性疾患の臨床試験は209で全体の9.5％となっている．

承認されている遺伝子治療薬は？

欧米において2種類の薬剤が承認されている．

1つはGlybera®（uniQure社）というリポ蛋白リパーゼ（lipoprotein lipase；LPL）欠損症に対して承認されたアデノ随伴ウイルスである．アデノ随伴ウイルスの遺伝子のなかにヒトのLPL遺伝子が組み込まれている．

もう1つは遺伝性疾患ではないが，悪性黒色腫を対象にした腫瘍溶解性ウイルスImlygic®（Amgen社）で，これはウイルスの遺伝子を改変することにより腫瘍細胞だけで増殖し腫瘍を死滅させるヘルペスウイルスである．治療遺伝子を導入するわけではないので通常の遺伝子治療とは異なるが，遺伝子治療の1つに数えられている．

そのほか，中国で2つ，ロシア，フィリピンで1つずつ承認薬がある．

ゴーシェ病のような遺伝性疾患で遺伝子治療の効果が認められている疾患は？

まず前述のLPL欠損症があげられる．次いで造血幹細胞移植の有効性が認められる遺伝性疾患があげられる．その理由は，造血幹細胞を標的としたex vivo遺伝子治療が可能であることによる．

1 原発性免疫不全症

遺伝性疾患の遺伝子治療の分野でまず著しい進歩を遂げたのが，原発性免疫不全症である．最初の対象疾患はアデノシンデアミナーゼ（adenosinedeaminase；ADA）欠損症という免疫不全症である[2]．はじめは患者のリンパ球にADA遺伝子をレトロウイルスベクターで導入し患者に戻すという方法がとられた．その後，リンパ球ではなく，そのもととなる細胞である造血幹細胞へ遺伝子導入する方法がとられた．結果は良好で，現在製薬会社がスポンサーとなり承認に向けたプロセスが踏まれている．

大きな話題を呼んだのが，X連鎖性重症複合免疫不全症に対する遺伝子治療である[3,4]．本疾患では，リンパ球の分化，機能に必須のインターロイキン（IL）受容体の共通鎖であるγc鎖の遺伝子が欠損するため，T細胞，ナチュラルキラー（NK）細胞が欠損し，B細胞もT細胞からのシグナルがないために抗体産生は失われる．フランスにおいて，このγc鎖の遺伝子をレトロウイルスベクターで造血幹細胞に導入し移植する研究が行われ，10例中9例でT細胞が回復するという素晴らしい成果が報告された．その後，英国における臨床研究でも全例（10例）でT細胞が回復した．しかしながら，その後，挿入変異による白血病が発症するとの報告がなされた[5]．挿入変異とは，ウイルスベクターがランダムにゲノムに挿入されるこ

とにより，近傍の癌遺伝子がベクターにある強力なウイルスプロモーターにより活性化し発癌するというものである．治療を行った20例中5例で白血病を発症し，そのうちの4例は通常の治療で寛解したものの，大きな問題となった．

原発性免疫不全であるADA欠損症，ウィスコット・アルドリッチ症候群(Wiskott-Aldrich syndrome)，慢性肉芽腫症においても造血幹細胞を標的としたレトロウイルスベクターを用いたex vivo遺伝子治療が行われたが，やはり白血病関連の有害現象が認められている．最近では，ベクターとしてレトロウイルスベクターに代わりレンチウイルスベクターが使用されることが多く，挿入変異による白血病関連の有害事象は認められていない．

2　先天代謝異常症

先天代謝異常症でも遺伝子治療の効果が報告されている疾患がある．やはり造血幹細胞移植の有効性が認められる疾患である副腎白質ジストロフィー(adrenoleukodystrophy；ALD)[6]と異染性白質ジストロフィー(metachromatic leukodystrophy；MLD)[7]である．

ALDはペルオキシソーム膜に発現しているALD蛋白質(ALD protein；ALDP)の欠損症で，極長鎖脂肪酸が蓄積して脱髄，副腎不全などを呈する疾患である．発症早期における造血幹細胞移植の有効性が知られていたため，フランスにおいてドナーがみつからない発症早期の患者で造血幹細胞を標的とした遺伝子治療が行われた[6]．遺伝子導入のベクターにはレンチウイルスが用いられた．その結果，極長鎖脂肪酸の低下，症状の安定化が認められ，現在このデータをもとに米国Bluebird Bio社が治験として研究を継続している．

MLDはゴーシェ病と同様にライソゾーム病(lysosomal storage disease)に分類されており，アリルスルファターゼAの欠損症で，脱髄を呈する代表的疾患である．ALDと同様の手法で遺伝子治療が行われ，やはり症状の安定化や，無治療の場合に比して発達指数の維持，神経伝達速度の改善維持などが認められている[7]．現在，製薬会社の協力による治験が進められている．

3　その他の疾患

in vivo遺伝子治療では，つい最近第III相試験で有意な結果が出たレーバー先天盲(Leber congenital amaurosis)，芳香族L-アミノ酸脱炭酸酵素(aromatic L-amino acid decarboxylase；AADC)[8]，ムコ多糖症(mucopolysaccharidosis；MPS)III型，ポンペ病(Pompe disease)[9]に対する遺伝子治療などが，おもにアデノ随伴ウイルスベクターを用いた遺伝子治療で効果を上げている．

ゴーシェ病に対する遺伝子治療の状況は？

ゴーシェ病ではマクロファージがおもな罹患細胞であるため，造血幹細胞移植の有効性が認められる．そのため，造血幹細胞を標的とした遺伝子治療がかなり昔から考えられてきた．

まず，マウスを用いた検討が行われた．当初ゴーシェ病では自然発症のモデルマウスがおらず，モデル動物を用いた検討は最近までなかった．野生型マウスでの造血幹細胞を標的としたレトロウイルスベクターを用いた遺伝子治療や培養造血幹細胞への遺伝子導入の成功を受けて[10]，造血幹細胞を標的とした遺伝子治療がヒトを対象に行われた[11]．これは前処置などを全く行わなかったため，末梢血における遺伝子の発現は一過性に終わった．その後，ゴーシェ病のモデルマウスが開発され，造血幹細胞を標的としてレトロウイルスベクターで遺伝子を導入し，効果を上げたという報告[12]や欠損酵素を発現するアデノ随伴ウイルスベクターをゴーシェ病モデルマウスに静脈内投与し，効果を認めたことなどが報告された[13]．最近，レンチウイルスベクターを用いたゴーシェ病モデルマウスの遺伝子治療が発表された[14]．治療遺伝子を比較的弱いプロモーター，たとえばフォスフォグリセレートキナーゼ(phosphoglycerate kinase；PGK)プロモーターなど，本来哺乳類の遺伝子がもつプロモーターなどで発現させる．これは，ウイルスプロモーターなどを使うと，前述の挿入変異による癌化の危険性があるためである．その結果，強力なウイルスプロモーターはもちろん，PGKなど弱いプロモーターで治療遺伝子を発現させても骨髄，脾臓，肝臓などの蓄積物質を著

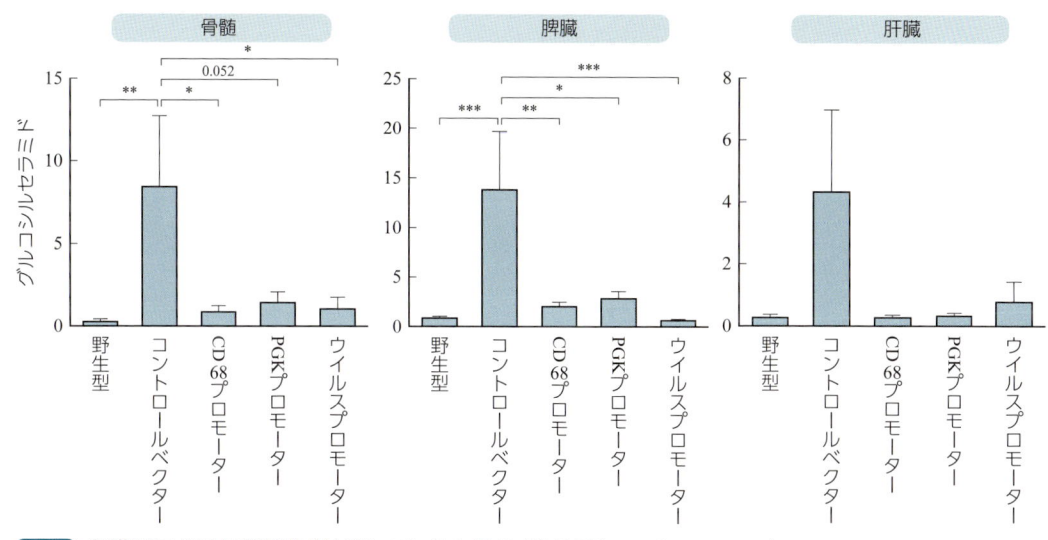

図2 各臓器における蓄積物質(グルコシルセラミド)の量(nmol/mg protein)
野生型：正常マウス，コントロールベクター：治療遺伝子を含まないベクターで治療，CD68 プロモーター：治療遺伝子を CD68 プロモーターで発現，PGK プロモーター：治療遺伝子を PGK プロモーターで発現，ウイルスプロモーター：治療遺伝子を脾フォーカス形成ウイルスのプロモーターでの発現．

明に減少させた(図2)．今後は安全性を優先し，この研究で使用されたようなウイルスベクターが使用される可能性が高いと思われる．

おわりに

遺伝性疾患に対する遺伝子治療が初めてヒトに施行されてから25年が経過した．白血病の発症，本項では触れなかったオルニチントランスカルバミラーゼ(ornithine transcarbamylase：OTC)欠損症での不適切な臨床研究など，多くの困難を乗り越えて，ようやく薬として世に出てきた．ゴーシェ病においても，遺伝子治療による ALD や MLD での中枢神経系病変の改善という成功例を鑑みると，特に中枢神経症状を呈する3型ゴーシェ病などでは第一選択となるかもしれない．そのような日が来るのを期待して稿を終える．

文献

1) Tebas P, Stein D, Tang WW, et al: Gene editing of CCR5 in autologous CD4 T cells of persons infected with HIV. *N Engl J Med* 2014; **370**: 901-910.
2) Blaese RM, Culver KW, Miller AD, et al: T lymphocyte-directed gene therapy for ADA- SCID: initial trial results after 4 years. *Science* 1995; **270**: 475-480.
3) Cavazzana-Calvo M, Hacein-Bey S, de Saint Basile G, et al: Gene therapy of human severe combined immunodeficiency (SCID)-X1 disease. *Science* 2000; **288**: 669-672.
4) Hacein-Bey-Abina S, Le Deist F, Carlier F, et al: Sustained correction of X-linked severe combined immunodeficiency by ex vivo gene therapy. *N Engl J Med* 2002; **346**: 1185-1193.
5) Hacein-Bey-Abina S, Von Kalle C, Schmidt M, et al: LMO2-associated clonal T cell proliferation in two patients after gene therapy for SCID-X1. *Science* 2003; **302**: 415-419.
6) Cartier N, Hacein-Bey-Abina S, Bartholomae CC, et al: Hematopoietic stem cell gene therapy with a lentiviral vector in X-linked adrenoleukodystrophy. *Science* 2009; **326**: 818-823.
7) Biffi A, Montini E, Lorioli L, et al: Lentiviral hematopoietic stem cell gene therapy benefits metachromatic leukodystrophy. *Science* 2013; **341**: 1233158.
8) Hwu WL, Muramatsu S, Tseng SH, et al: Gene therapy for aromatic L-amino acid decarboxylase deficiency. *Sci Transl Med* 2012; **4**: 134ra61.
9) Byrne BJ, Falk DJ, Pacak CA, et al: Pompe disease gene therapy. *Hum Mol Genet* 2011; **20**: 61-68.
10) Ohashi T, Boggs S, Robbins P, et al: Efficient transfer and sustained high expression of the human glucocerebrosidase gene in mice and their functional macrophages following transplantation of bone marrow transduced by a retroviral vector. *Proc Natl Acad Sci USA* 1992; **89**: 11332-11336.
11) Dunbar CE, Kohn DB, Schiffmann R, et al: Retroviral transfer of the glucocerebrosidase gene into CD34 + cells from patients with Gaucher disease: in vivo detection of transduced cells without myeloablation. *Hum Gene Ther* 1998; **9**: 2629-2640.
12) Enquist IB, Nilsson E, Ooka A, et al: Effective cell and gene therapy in a murine model of Gaucher disease. *Proc Natl Acad Sci USA* 2006; **103**: 13819-13824.
13) McEachern KA, Nietupski JB, Chuang WL, et al: AAV8-mediated expression of glucocerebrosidase ameliorates the storage pathology in the visceral organs of a mouse model of Gaucher disease. *J Gene Med* 2006; **8**: 719-729.
14) Dahl M, Doyle A, Olsson K, et al: Lentiviral gene therapy using cellular promoters cures type 1 Gaucher disease in mice. *Mol Ther* 2015; **23**: 835 844.

E 治　療

6 整形外科的治療

帝京大学医学部整形外科学　阿部哲士

　ゴーシェ病（Gaucher disease）の骨病変は，グルコセレブロシド（glucocerebroside）が蓄積した異常なゴーシェ細胞が骨髄に浸潤・蓄積することにより引き起こされる．ゴーシェ細胞は，サイトカインの放出，骨髄内血行動態の変化，骨髄内圧の上昇などにより骨融解病変や骨壊死をきたすと考えられている[1]．

　臨床的には，ゴーシェ病の骨病変は，①成長障害や骨変形，②骨融解病変による骨脆弱性，③骨壊死などがあげられる．以下，それぞれの病態に対する整形外科的治療を解説する．

成長障害や骨変形

　幼少期にゴーシェ細胞が骨髄に浸潤すると，成長障害やそれに伴う骨変形をきたす．大腿骨遠位骨幹端部の管状化が障害されると骨皮質の菲薄化が起こり，骨幹端部のフラスコ状に広がったエルレンマイヤーフラスコ変形をきたす（図1）．

　山本らは7歳のゴーシェ病患者に対して酵素補充療法（enzyme replacement therapy；ERT）を投与量60 U/kgで開始したが，30 U/kgに減量したところ両大腿骨頭壊死が出現したことを報告している．本症例では8歳時に投与量を60 U/kgに戻したところ壊死巣は修復され，骨頭の圧壊，変形が回避された[2]．このように成長終了後に遺残する骨成長障害を回避するためには，小児においてはできるだけ早くからERTなどの積極的な治療を開始し成長障害を予防することが必要である．

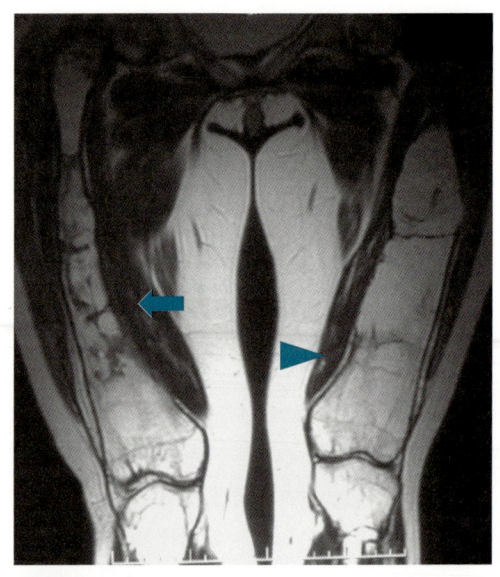

図1　大腿骨変形
MRI T2強調画像．20歳女性．右大腿骨は骨幹部にて弯曲し内反変形をきたしている（矢印）．骨髄内にはまだらに低信号域が広がっており，ゴーシェ細胞浸潤が示唆される．左大腿骨遠位は骨幹端部が腫大したエルレンマイヤーフラスコ変形をきたしている（矢頭）．両大腿骨の骨皮質は菲薄化している．

骨融解病変による骨脆弱性

1　骨量減少

　ゴーシェ細胞の骨髄浸潤が進行すると，サイトカインを介して，骨芽細胞や破骨細胞に作用して骨量の減少をきたす．その詳細な機序は解明されていないが，インターロイキン（IL）-1，IL-6やマクロファージコロニー刺激因子（macrophage-colony stimulating factor；M-CSF）などが関与して全身の骨吸収が促進されるとしている[1,3]．骨量の減

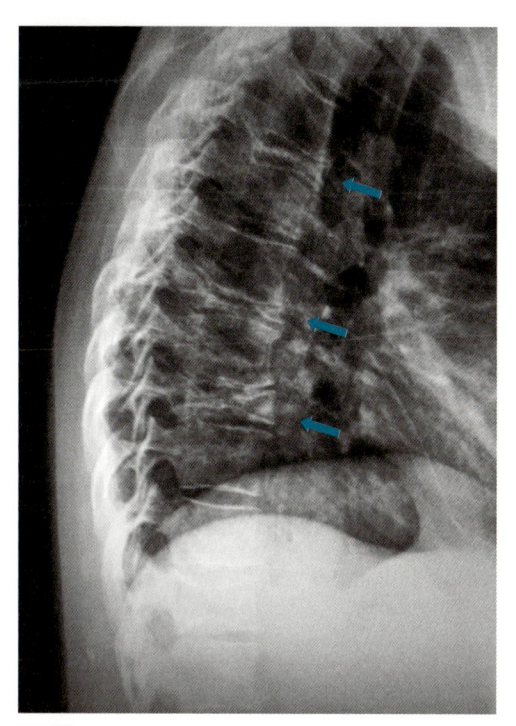

図2 脊椎椎体多発骨折
第5，7，9胸椎は陳旧性の圧迫骨折により著しい扁平化を呈している（矢印）．このため円背変形をきたしている．

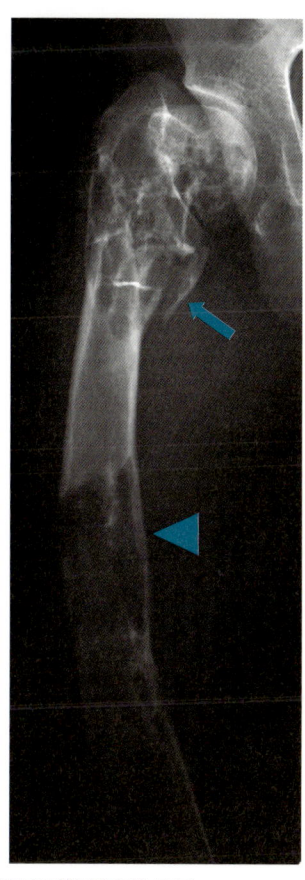

図3 右大腿骨近位部病的骨折
大腿骨近位部は溶骨性の変化が著しく，軽微な外力で病的骨折をきたしている（矢印）．大腿骨骨幹部にも溶骨性変化をきたしており，骨皮質は菲薄化し内反変形を呈している．

少は椎体骨折などの脆弱性骨折をきたす（図2）．

The Inernational Collaborative Gaucher Group（ICGG）Gaucher Registry の報告によると，腰椎の骨密度低下は有意な骨折リスクとされる．したがって，X線検査による局所の骨強度の評価だけでなく，椎体骨密度の経時的な評価が有用とされる[4]．ERT では骨，肺，心臓への取り込み効率は肝臓や脾臓に比して劣っており，骨病変に対する効果発現は遅いとされる．したがって，ERT に追加してビスフォスフォネート製剤などの骨密度を改善する治療の併用が検討されている．ビスフォスフォネート製剤の使用により全身の骨密度の改善は得られるが，局所的な溶骨性病変は改善されず，有望な治療であるものの有用性が確立したものではない[3]．成長期の小児では骨端線の早期閉鎖や顎骨壊死，非定形骨折の合併症のリスクも存在するので注意を要する．

2 骨溶解性病変と病的骨折

ゴーシェ細胞が骨髄内に局所的に著しく集積すると溶骨性病変をきたす（図3）．骨皮質は菲薄化し，脆弱化し長管骨の骨変形をきたす．軽微な力で骨皮質が破綻すると病的骨折をきたしてしまう．骨質が不良で骨脆弱性があり，出血や易感染性などの手術リスクが高いことから，病的骨折に対する治療方針は原則として保存的治療が選択される．

このような溶骨性病変はERTによって骨髄内のゴーシェ細胞が減少することにより，緩徐ではあるが改善していく．白澤らは，ゴーシェ病の両大腿骨骨髄の手術時検体の標本を検討している．ERT 開始後3年での大腿骨骨髄検体では多数のゴーシェ細胞が認められていたが，開始後10年時点での対側大腿骨骨髄検体ではゴーシェ細胞が著しく減少していることを報告している．しかし，10年間にわたる ERT によっても，組織学的には

121

ゴーシェ細胞を減少させることはできても消失させることはできなかった[5]．

菲薄化した骨皮質の代謝回転率は遅く，骨梁のリモデリングには骨髄組織と比較して長時間を要する．骨強度の回復には骨皮質が改善されなければならないことからも，病的骨折リスクを軽減するためには長期にわたる継続的なERTが必要であると考えられる．

骨壊死

骨髄内にゴーシェ細胞が集積することにより阻血性変化をきたして骨梗塞に至る．骨の阻血性変化は，通常は症状に乏しく，慢性に潜行性に進行していく．

1 骨痛，骨クリーゼ

局所的な強い骨痛，発熱，腫脹などの急性の炎症を呈するものを「骨クリーゼ」として，ゴーシェ病に特徴的な症状とされる．ゴーシェ病による細胞浸潤による無腐性骨壊死に伴う急性炎症とされるが，急性化膿性骨髄炎と同じような病態であり，鑑別に注意を要する[3]．

2 無腐性骨壊死

慢性的に骨壊死をきたした病巣はX線画像上では骨硬化巣として描出される．さらに進行すると骨の圧壊や変形をきたし，関節軟骨の破壊による関節症変化をきたし，関節機能の著しい障害を招く．大腿骨頭，上腕骨頭や椎体が無腐性骨壊死をきたしやすい部位である．特に大腿骨頭は解剖学的にも無腐性骨壊死の好発部位であり，荷重関節であることからもひとたび骨頭壊死をきたすと不可逆性の変化となってしまい，保存的治療は困難となる（図4）．

股関節機能の再建には人工関節置換術の適応となる．しかし，ゴーシェ病では骨髄機能低下による出血リスクや感染リスクがある．さらに，骨髄内のゴーシェ細胞浸潤による骨質低下を伴うためインプラントの緩みのリスクも高いことから，術前後の十分なERTが不可欠である[2,5]．

1型ゴーシェ病の骨病変について，脾臓摘出患者群は骨痛，骨クリーゼと骨壊死の発生率が有意

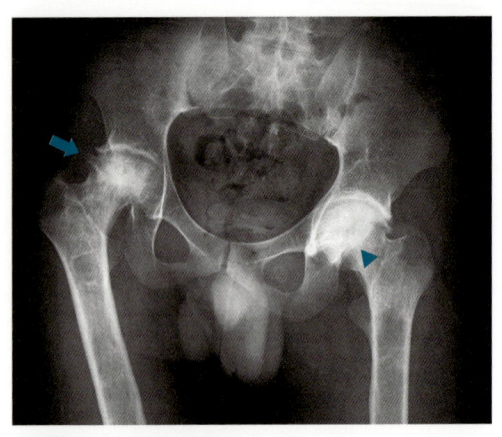

図4 両大腿骨頭壊死
28歳男性．左大腿骨頭はびまん性に骨硬化を呈している（矢頭）．関節裂隙の狭小化が始まり，初期股関節症の像を呈している．右大腿骨頭は骨硬化と圧潰・扁平化をきたしており，関節裂隙の狭小化と骨棘形成があり，関節症変化が進行している（矢印）．

に高いとされており，骨病変の経時的評価が必要である[6]．

骨病変における治療効果判定

1型ゴーシェ病の骨病変の評価については複数のスコアリングシステムが存在する[7,8]．これらの評価項目には，骨痛，骨クリーゼ，骨壊死，骨髄浸潤，骨密度低下，溶骨性病変，病的骨折が含まれ，点数化される．

1 骨痛，骨クリーゼ

骨クリーゼや骨痛は，様々な程度で患者の日常生活動作（activities of daily living；ADL）を低下させるが，ERT開始後1〜10年程度で有意に改善するとの報告がある[6,9,10]．

2 無腐性骨壊死

骨壊死を評価するためには，単純X線検査のみでなくMRIにより大腿骨頭をスクリーニングしておくべきである．大腿骨頭壊死は不可逆性の病変であり，診断確定後はできるだけ早期からERTを行ったほうが骨壊死の発生頻度が低下するとの報告があることからも，継続的な経過観察が望ましい[2]．

3 骨髄浸潤と骨密度低下

ゴーシェ細胞の骨髄浸潤は，前述した骨壊死や骨皮質の菲薄化をきたすだけでなく，様々なサイトカインを介して全身の骨量の低下をきたし，脊椎圧迫骨折などの脆弱性骨折を惹起する．

MRIによる骨髄内の輝度変化の回復過程をbone marrow burden（BMB）scoreで評価することが報告されている．これは，腰椎と大腿骨について，MRIの信号強度を高信号，低信号などT1，T2含め定義しスコア化（0～5点）したものである．さらに骨浸潤のパターンについても，まだら，広く散らばるなどに定義しスコア化（0～3点）する．その結果，BMB scoreはERTにより経年的に低下していき，治療効果判定において簡便で有用な方法であるとしている[11,12]．Mikoschは腰椎と大腿骨のMRIを1～2年毎に評価することを推奨している[3]．

Pastoresらは1型ゴーシェ病者に対して二重エネルギーX線吸収測定法（dual energy X-ray absorptiometry；DXA法）による骨塩定量を行い，同性・同年齢健常者と比較して骨密度が低下していることを報告している[13]．また，SimsらはERTにより経時的に骨密度は改善していくと報告している[14]．しかし，その改善率などは椎体，大腿骨頸部，大腿骨転子部，橈骨遠位とそれぞれ異なっており，至適な計測部位は確定していない．Khanらは椎体骨密度低下のみが有意に骨折リスクに関連していると報告している[4]．経時的な骨密度評価は，ERTの治療効果判定のみならず，前述したビスフォスフォネート製剤などの骨密度改善のための治療効果判定としても有用である．

4 溶骨性病変や病的骨折

溶骨性病変や病的骨折の有無の評価には単純X線検査を欠かすことはできない．特に骨変形の有無，骨皮質の菲薄化，溶骨巣の広がりや局在から病的骨折リスクを単純X線検査やCTにより検討すべきである．病的骨折をきたしてしまうと，手術治療はリスクが高く，保存的治療では骨癒合により長期間を要するため治療に難渋する．あらかじめX線学的な局所の骨強度の判定ならびに病的骨折リスクの評価を整形外科医によって行うことが極めて重要である．単純X線検査では治療経過での微細な骨病変の変化を捉えるのは困難であるため，治療効果判定には不向きである．

文献

1) Mikosch P, Hughes D: An overview on bone manifestations in Gaucher disease. *Wien Med Wochenschr* 2010; **160**(23-24): 609-624.
2) 山本 拓, 阿部哲士, 時崎 暢, 他: Gaucher病骨病変に対する酵素補充療法. 整形外科 2004; **55**: 264-267.
3) Mikosch P: Gaucher disease and bone. *Best Practice & Research Clinical Rheumatology* 2011; **25**: 665-681.
4) Khan A, Hangartner T, Weinreb NJ, et al: Risk factors for fractures and avascular osteonecrosis in type 1 Gaucher disease-a study from the International Collaborative Gaucher Group （ICGG）Gaucher Registry. *J Bone Miner Res* 2012; **27**: 1839-1848.
5) 白澤栄樹, 山本豪明, 内山勝文, 他: Gaucher病による変形性股関節症に対して両側人工股関節全置換術を施行した1例. 関東整災外会誌 2015; **46**: 80-85.
6) Weinreb NJ, Goldblatt J, Villalobos J, et al: Long-term clinical outcomes in type 1 Gaucher disease following 10 years of imiglucerase treatment. *J Inherit Metab Dis* 2013; **36**: 543-553.
7) Di Rocco M, Giona F, Carubbi F, et al: A new severity score index for phenotypic classification and evaluation of responses to treatment in type I Gaucher disease. *Haematologica* 2008; **93**: 1211-1218.
8) Weinreb NJ, Cappellini MD, Cox TM, et al: A validated disease severity scoring system for adults with type 1 Gaucher disease. *Genet Med* 2010; **12**: 44-51.
9) Charrow J, Dulisse B, Grabowski GA, et al: The effect of enzyme replacement therapy on bone crisis and bone pain in patients with type 1 Gaucher disease. *Clin Genet* 2007; **71**: 205-211.
10) Andersson H, Kaplan P, Kacena K, Yee J: Eight-year clinical outcomes of long-term enzyme replacement therapy for 884 children with Gaucher Disease Type 1. *Pediatrics* 2008; **122**: 1182-1190.
11) Maas M, Hollak CE, Akkerman EM, et al: Quantification of skeletal involvement in adults with type I Gaucher's disease: fat fraction measured by Dixon quantitative chemical shift imaging as a valid parameter. *Am J Roentgenol* 2002; **179**: 961-965.
12) Robertson PL, Maas M, Goldblatt J: Semiquantitative assessment of skeletal response to enzyme replacement therapy for Gaucher's disease using the bone marrow burden score. *Am J Roentgenol* 2007; **188**: 1521-1528.
13) Pastores GM, Wallenstein S, Desnick RJ, et al: Bone density in type 1 Gaucher disease. *J Bone Min Res* 1996; **11**: 1801-1807.
14) Sims KB, Pastores GM, Weinreb NJ, et al: Improvement of bone disease by imiglucerase（Cerezyme）therapy in patients with skeletal manifestations of type 1 Gaucher disease: results of a 48-month longitudinal cohort study. *Clin Genet* 2008; **73**: 430-440.

E 治療

7 対症療法―呼吸管理，栄養管理，痙攣コントロール

鳥取大学医学部脳神経小児科　成田　綾

ゴーシェ病（Gaucher disease）の治療は，酵素補充療法（enzyme replacement therapy；ERT）や基質合成抑制療法（substrate reduction therapy；SRT），骨髄移植などの疾患特異的治療法が開発・承認されており，患者の全身状態やQOLの改善が望めるようになってきた．一方で，神経症状に対するこれら疾患特異的治療法の効果は限定的であることから，対症療法の重要性は依然として大きい．

神経型（2型，3型）ゴーシェ病では進行性の神経変性により，てんかん発作や不随意運動（ミオクローヌスやジストニア），痙縮，球麻痺症状として摂食嚥下障害や呼吸障害が生じる．てんかん発作や不随意運動，痙縮の治療には各種抗てんかん薬や不随意運動治療薬を用いるが，多くは鎮静作用や流涎増加作用があるため，呼吸抑制や誤嚥のリスクと背中合わせである．痙縮や不随意運動などの筋緊張の異常によって，骨関節の変形拘縮や側弯症による拘束性呼吸障害の併発，食道胃逆流症，易骨折性などの病態を合併することも多い．

これらの合併症は互いに密接に関連しており，その対応にはしばしば難渋する．いわゆるゴーシェ病に特異的な対症療法はなく，その対応は基本的に進行性神経筋疾患や重症心身障害児（者）で必要とされるものと同様であるが，中にはゴーシェ病に特徴的な病態（乳児期の喘鳴や喉頭痙攣，肺病変，腸間膜リンパ節腫脹と蛋白漏出性腸症等）もあり，注意深くモニタリングする必要がある．

呼吸管理

2型ゴーシェ病の初発症状として，球麻痺症状としての喘鳴がしばしば経験される．生後3〜6か月頃より進行性に増悪し，反復性気道感染症を呈する．また，筋緊張の異常（オピストトーヌス，頸部過伸展）による閉塞性呼吸障害や突然の無呼吸・チアノーゼを伴う喉頭痙攣の反復，中枢性無呼吸の併発などにより，多くの症例で気管切開や人工呼吸器管理を要する．3型ゴーシェ病においても球麻痺の進行によって嚥下障害が生じ，反復性誤嚥性肺炎を繰り返すため，適切な時期に気管切開と誤嚥防止術（声門閉鎖術や喉頭気管分離術）を検討する必要がある．

さらにゴーシェ病による肺病変の合併（間質性肺炎，肺動脈性肺高血圧症，肝肺症候群）が知られており，肺出血を呈した症例の報告もある[1]．病態としては，肺実質や間質，肺胞内へのゴーシェ細胞の浸潤や，肺動脈毛細血管内のゴーシェ細胞の塞栓，肺動脈血管内膜および中膜の肥厚所見などが病理学的に示されており，胸部CTにてすりガラス状陰影を認める．肺病変に対するERTの効果は一般的に限定的[2,3]とされるが，高用量投与で改善したとする報告もある[4,5]．

栄養管理

神経型ゴーシェ病では球麻痺の進行によって嚥下障害をきたし，過度の流涎や窒息，栄養障害を生じる結果，経管栄養を必要とすることがある．流涎や発汗過多，気道分泌物などによる水分の喪失に加えて，てんかん発作や不随意運動，痙縮などの筋緊張の異常や呼吸障害などで消費熱量が増加するため，脱水や成長障害をきたしやすくなるので，尿量や体重増加量をモニタリングしながら適正な水分・熱量の投与量を患者ごとに設定する必要がある．

食道胃逆流症の合併は経管栄養注入時の緊張や

誤嚥性肺炎，無呼吸・喉頭痙攣の増悪因子となりうることから，明らかな嘔吐などがない場合であっても積極的にルールアウトする必要があると考える．小児外科にコンサルトし，上部消化管造影や24時間pHモニタリングを行い，適切な治療（制酸薬，とろみ付けや半固形剤などの注入剤型の検討，注入時の体位調整，外科手術）を検討する．

ゴーシェ病では腸間膜リンパ節腫脹や蛋白漏出性胃腸症をきたすことが知られている[6,7]．これらはERTを行っている患者でも生じ，高用量のERTにも反応しなかったと報告されている．蛋白漏出性胃腸症に対してMCT（中鎖脂肪酸トリグリセリド）オイルを併用した完全静脈栄養とステロイド投与をERTとSRTに併用して緩解に至った症例報告もあるが[8]，多くは治療に難渋する．

てんかん，不随意運動の治療

神経型ゴーシェ病ではてんかん発作（全般強直間代発作やミオクロニー発作）や不随意運動（ミオクローヌスやジストニア）を伴うことがある．てんかん発作やミオクローヌスと同時に知的退行や小脳失調を伴い，その病歴から進行性ミオクローヌスてんかん（progressive myoclonus epilepsy；PME）と診断される症例もある．このような患者のなかには，肝脾腫や貧血，血小板数減少などのゴーシェ病でみられる典型的な全身症状は軽度で，神経症状が前景に立つ場合もあり，PMEの基礎疾患の1つにゴーシェ病を検討する必要がある．

神経型ゴーシェ病のてんかん発作や不随意運動は進行性で，しばしば治療抵抗性であることが知られている．その治療は他のてんかん症候群や不随意運動と同様に発作型に応じた薬剤選択がなされるが，有効性は症例によって異なる．てんかん発作，ミオクローヌスに対してはおもにバルプロ酸とベンゾジアゼピン系（通常はクロナゼパム）との組み合わせが用いられる．レベチラセタムは，ゴーシェ病のミオクローヌス重積状態の改善[9]やその他のPMEのてんかん発作およびミオクローヌスに効果が示されており，治療選択薬の1つと考えられる．また，トピラメートやゾニサミドも他のPMEで併用薬として有効性が示されており，ゴーシェ病においても選択薬剤の1つと考える．

また，高用量のピラセタム（24 g/日）がウンフェルリヒト・ルントボルク病（Unverricht-Lundborg disease；ULD）によるPMEのミオクローヌスに有効とする試験結果もある[10]．

一方で，抗てんかん薬のいくつか（フェニトイン，カルバマゼピン，ガバペンチン，ビガバトリン，ラモトリギン等）は潜在的にPMEやミオクローヌスを悪化させる作用を有することが報告されており，一般的には避けるべきとされる[11,12]．しかし，フェニトインに関しては，3型ゴーシェ病の1例を含む9例の重度進行例のPME患者（6例が寝たきり）の痙攣重積に対するボーラス投与の有効性や，その後の内服による痙攣重積の予防やミオクローヌスの軽減効果が確認された症例報告があり[13]，副作用を十分にモニタリングする必要はあるが，従来の治療で特に痙攣重積のコントロールに難渋するような症例で選択肢となりうる．

てんかん発作やミオクローヌスの非薬物治療としては，迷走神経刺激療法（vagus nerve stimulation；VNS）や深部脳刺激療法（deep brain stimulation；DBS）があげられるが，いずれも症例の蓄積は少なく，ゴーシェ病やその他のPMEに対する有効性は確立されていない．VNSに関しては，3型ゴーシェ病の1例に施行され，痙攣重積が改善されたとの報告がある[14]．

痙縮治療

1 内科的治療

神経型ゴーシェ病患者では神経症状の1つとして痙縮（spasticity）を呈する．2型患者の多くや3型の患者のなかには，過度の筋緊張亢進状態が間欠的または持続的に生じ，その結果，疼痛や頻脈，嚥下障害の増悪，発汗過多，睡眠障害，体重増加不良，睡眠障害を引き起こす．さらには，側弯症の悪化やそれに伴う胸郭の変形からくる拘束性呼吸障害，骨折，関節の変形拘縮・脱臼，胃食道逆流症の悪化など二次障害を引き起こし，QOLの著しい低下をもたらすことから，痙縮の治療は重要である．

内科的治療としては，種々の抗痙縮薬の投与が試みられており，ダントロレンやバクロフェン，

E 治療

チザニジン，ジアゼパムやクロナゼパムなどが一般的に用いられる[15]．いずれの薬剤も低用量から開始し，眠気や流涎などの副作用の出現に注意しながら段階的に増量する．間欠的な経口薬のみで十分な抗痙縮効果を得ることはむずかしい場合も多く，チザニジンの持続注入などが試みられる場合がある[16]．持続的な筋緊張亢進状態に対する痙縮治療への反応が不良の場合，原疾患に伴うジストニアの合併（ジストニア重積状態）も念頭に置き，ミダゾラムなどによる鎮静のほかに中枢性抗コリン薬であるトリヘキシフェニジルの併用が有効なこともあるが，明確なエビデンスはない．

2 外科的治療

内科的治療や神経リハビリテーションに加えて，外科的治療としてボツリヌス療法やバクロフェン髄腔内投与療法（intrathecal baclofen therapy；ITB），機能的後根切除術などがある．

a ボツリヌス療法

痙縮に対するボツリヌス療法は近年一般的な治療法として普及しており，2014年の日本リハビリテーション医学会「脳性麻痺リハビリテーションガイドライン 第2版」においても「上下肢の痙縮，筋緊張，関節可動域において時間制限つきであるが有益な効果を発揮し，歩行も改善するので強く勧められる（グレード A）」と記されている．標的とする筋肉内にボツリヌス毒素を注射することで，高い特異性で筋弛緩作用が得られる．毒素の効果は通常3～4か月持続し，疼痛の緩和や日常生活での介助量の減少，リハビリテーションとの相乗効果が期待されるなどのメリットがある．一方で，反復投与による長期効果については，歩行や手の機能などに有意な改善を認めたとの報告があるが，筋緊張や関節可動域では効果にばらつきがあり，また繰り返しの注射による効果の減弱化や長期投与に伴う筋の成長への影響は不明であり，長期観察が必要である．

b バクロフェン髄腔内投与療法（ITB）

ITBは，従来の治療法で十分にコントロールできない重度痙縮に対して2006年に保険適用が認可され，2007年に小児に対する適応が追加された．「脳性麻痺リハビリテーションガイドライン 第2版」においても，「広範囲にわたる難治性痙縮の治療として，バクロフェン髄腔内投与療法は勧められる（グレード B）」と位置づけられている．国内では71名の小児痙縮例に対する使用成績が報告されており[17]，その内訳は男児50名，女児21名で，年齢は中央値11歳（範囲1～16歳），体重の分布は中央値22.1 kg（範囲7.7～72.1 kg）とされている．症例の大半は筋緊張評価スケールであるアシュワーススケール（Ashworth scale）による評価で平均3点以上の重症例であったが，スクリーニングテスト実施の87.3％が有効と判定され，その69％が長期持続投与（バクロフェンポンプ埋込術施行）に移行しており，アシュワーススケールで計測した評価において有意な改善を認めた．安全性に関しては，長期持続投与例における手術関連合併症は10％以下で，有害事象発現率は成人と比して有意な増加を認めなかった．一定の割合で手術に関連するトラブル（感染症やデバイスのトラブルによる急激なリバウンド等）は生じるが，現行の治療が無効な重度痙縮に対する有用な治療法の1つと考えられる．ただし，長期的な効果を示すエビデンスはまだ十分ではなく，さらなる症例の蓄積が望まれる．

痙縮の治療に関しては，前述の抗痙縮薬やボツリヌス療法，ITB以外にもフェノールブロックや選択的脊髄後根切除術，末梢神経縮術，整形外科的選択的軟部組織解離術など多くの治療法があり，その重症度や分布（限局性，全身性），治療の目的，治療による合併症のリスクなど，それぞれの患者の状態に合わせた治療法を選択することが必要となる．また，痙縮治療に携わる医療従事者（小児科医，整形外科医，リハビリ医，脳外科医，麻酔科医，理学療法士，作業療法士等）の専門枠を越えた連携が重要となる．

文献

1) Vellodi A, Ashworth M, Finnegan N, *et al*：Pulmonary hemorrhage in type 3 Gaucher disease：a case report. *J Inherit Metab Dis* 2010；**33**（suppl 3）：329-331.
2) Goitein O, Elstein D, Abrahamov A, *et al*：Lung involvement and enzyme replacement therapy in Gaucher's disease. *QJM*

2001；**94**：407-415.

3) Burrow TA, Burrow TA, Sun Y, et al：CNS, lung, and lymph node involvement in Gaucher disease type 3 after 11 years of therapy：clinical, histopathologic, and biochemical findings. *Mol Genet Metab* 2015；**114**：233-241.
4) 荒井那津子，植松　貢，阿部　裕，他：補充酵素の増量により肺病変が著明に改善したGaucher病II型の一例．脳と発達 2010；**42**：45-49.
5) Lee SY, Mak AW, Huen KF, et al：Gaucher disease with pulmonary involvement in a 6-year-old girl：report of resolution of radiographic abnormalities on increasing dose of imiglucerase. *J Pediatr* 2001；**139**：862-864.
6) Lee BH, Kim DY, Kim GH, et al：Progressive mesenteric lymphadenopathy with protein-losing enteropathy；a devastating complication in Gaucher disease. *Mol Genet Metab* 2012；**105**：522-524.
7) Burrow TA, Cohen MB, Bokulic R, et al：Gaucher disease：progressive mesenteric and mediastinal lymphadenopathy despite enzyme therapy. *J Pediatr* 2007；**150**：202-206.
8) Mhanni AA, Kozenko M, Hartley JN, et al：Successful therapy for protein-losing enteropathy caused by chronic neuronopathic Gaucher disease. *Mol Genet Metab Rep* 2016；**6**：13-15.
9) Vaca GF, Lenz T, Knight EM, et al：Gaucher disease：successful treatment of myoclonic status epilepticus with levetiracetam. *Epileptic Disord* 2012；**14**：155-158.
10) Koskiniemi M, Van Vleymen B, Hakamies L, et al：Piracetam relieves symptoms in progressive myoclonus epilepsy：a multicentre, randomised, double blind, crossover study comparing the efficacy and safety of three dosages of oral piracetam with placebo. *J Neurol Neurosurg Psychiatry* 1998；**64**：344-348.
11) Kalviainen R, Khyuppenen J, Koskenkorva P, et al：Clinical picture of EPM1-Unverricht-Lundborg disease. *Epilepsia* 2008；**49**：549-556.
12) Genton P, Gelisse P and Crespel A：Lack of efficacy and potential aggravation of myoclonus with lamotrigine in Unverricht-Lundborg disease. *Epilepsia* 2006；**47**：2083-2085.
13) Miyahara A, Saito Y, Sugai K, et al：Reassessment of phenytoin for treatment of late stage progressive myoclonus epilepsy complicated with status epilepticus. *Epilepsy Res* 2009；**84**：201-209.
14) Fujimoto A, Yamazoe T, Yokota T, et al：Clinical utility of vagus nerve stimulation for progressive myoclonic epilepsy. *Seizure* 2012；**21**：810-812.
15) 日本リハビリテーション医学会：脳性麻痺リハビリテーションガイドライン．第2版．金原出版，**2014**：152-170.
16) 日衛嶋郁子，熊田知浩，野崎章仁，他：混合性四肢麻痺を呈する患者の全身性の筋緊張亢進に対するtizanidine（hydrochloride）（テルネリン®）持続注入の効果．脳と発達 2015；**47**：28-31.
17) 師田信人，久保田雅也，根本明宜，他：小児痙縮に対するbaclofen髄注療法：国内初期使用成績のまとめ．脳と発達 2014；**46**：179-186.

F 遺伝カウンセリング

F　遺伝カウンセリング

1　遺伝カウンセリング

国立成育医療研究センターライソゾーム病センター　奥山虎之

　ゴーシェ病（Gaucher disease）は常染色体劣性遺伝形式の先天代謝異常症である．ゴーシェ病家系で遺伝カウセリングが必要になる状況としては，① 発端者のグルコセレブロシダーゼ（glucocerebrosidase）［酸性β-グルコシダーゼ（acid β-glucosidase）］の遺伝子解析を実施する場合，② 発端者の両親および家族構成員の保因者診断を実施する場合，③ 発端者の両親の次子がゴーシェ病に罹患する可能性と出生前診断を考慮する場合などが想定される．これらを実施する際には，日本医学会による「医療における遺伝学的検査・診断に関するガイドライン」および日本小児科学会「小児における遺伝学的検査 Q and A」に基づいて適切に対応することが望まれる．

ゴーシェ病の遺伝学

　ゴーシェ病はグルコセレブロシダーゼ遺伝子の変異により生じる単一遺伝子疾患である．同遺伝子は1番染色体長腕（1q21）に位置する．遺伝子異常は多彩であり，遺伝子解析においては全エクソンのシークエンスを必要とする．遺伝形式は常染色体劣性遺伝形式をとる．両親がともに保因者の場合は子の25％が発症する．

ゴーシェ病の遺伝カウンセリングを行う際に考慮すべき課題

　医学会ガイドライン[1]では，遺伝カウンセリングについて「疾患の遺伝学的関与について，その医学的影響，心理学的影響および家族への影響を人々が理解し，それに適応していくことを助けるプロセスである」と定義している．また，同ガイドラインでは，遺伝カウンセリングは当該疾患の診療経験が豊富な医師と遺伝カウンセリングに精通している者が共同して行うことが推奨されている．ゴーシェ病のような希少疾患のカウンセリングでは，わが国の医療事情に即したカウンセリングを行うために診療経験のある医師の存在は特に重要である．

　また，日本先天代謝異常学会がまとめた保険収載されたライソゾーム病（lysosomal storage disease）5疾患の遺伝学的検査およびカウンセリングの実施に関するガイドラインでは「検査は自発的意思で行われなければならない．しかし，検査を行わず診断が確定しない場合，適切な治療を開始できず結果的に不利益を被る場合があることも伝える必要がある」と述べられている[2]．治療法が確立している5疾患では，患者が小児であっても積極的に早期診断を行うことのメリットを伝えるべきである．すなわち，治療法が存在するゴーシェ病のような疾患については，遺伝学的検査を受けることの自己決定権（autonomy）を強調するあまり，診断と治療の開始が遅れないようにすることの必要性が述べられている．

ゴーシェ病において遺伝カウンセリングが必要となる状況

　ゴーシェ病で遺伝カウンセリングが必要になるのは，以下のような状況が想定される．

1　発端者の遺伝子診断（グルコセレブロシダーゼ遺伝子の変異解析）を実施する場合

　ゴーシェ病の確定診断は，白血球あるいは培養線維芽細胞をサンプルとしたグルコセレブロシダーゼの酵素活性測定で行うのが原則である．したがって，発端者の遺伝子変異解析を行う場合に

は，その意義を十分に説明する必要がある．グルコセレブロシダーゼ遺伝子の変異解析は，病型分類，予後予測に有用である．また，今後開発が期待される化学的シャペロン療法（chemical chaperone therapy）においては，特定の変異を有する患者にだけ有用な治療法となることから，化学的シャペロン療法の適応判定に変異解析が必須となる．

2 発端者の両親および家族構成員の保因者診断を実施する場合

両親の保因者診断は，発端者に検出された変異が疾患の発症の原因となっているか否かを確定するのに必要となる場合がある．発端者の遺伝子解析で2種類の病因変異がヘテロで検出されたとき，その2つの変異が異なったアレル上にあることを示す必要がある．そのためには，発端者の両親が異なった変異をそれぞれヘテロで有していることを確認する必要がある．

3 発端者の両親が次子の出生前診断を考慮する場合

ゴーシェ病の子をもつ両親は，毎回の妊娠で25％の確率でゴーシェ病の罹患児を有することになる．発端者の遺伝子解析で病因となる遺伝子変異が同定され，かつ両親が保因者であることが確定している場合は，次子の出生前診断を行うことは技術的には可能である．出生前診断を実施する場合，その実施前に十分な遺伝カウンセリングを行う必要がある．ゴーシェ病の出生前診断の検査前遺伝カウンセリングを実施する場合には，以下のことを考慮する必要がある[3]．

① ゴーシェ病は酵素補充療法（enzyme replacement therapy；ERT）で治療が可能な疾患である
② ERTは中枢神経症状の進行を抑制できない
③ ERTは骨病変には効果が限定的である
④ 出生前診断で診断された罹患児については，発症前（発症早期）から治療開始することが可能となる

ゴーシェ病はERTなどで治療可能な疾患となっている．しかし，ERTは中枢神経症状の改善には効果がない．出生前診断を希望する両親には，出生前診断後の意思決定に必要な情報をわかりやすく説明する必要があり，特にERTの効果と限界についての情報提供は極めて重要である．

おわりに

ゴーシェ病は遺伝カウンセリングのポイントについて，遺伝カウンセリングが必要になる状況に分けて説明した．罹患児をもつカップルにとっては，次子の罹患確率や出生前診断に関するカウンセリングが大きな課題となる．患者家族に対する心理社会的支援も必要となる．

文献

1) 日本医学会: 医療における遺伝学的検査・診断に関するガイドライン，2011．
http://jams.med.or.jp/guideline/genetics-diagnosis.pdf（日本医学会ホームページ内）
2) 奥山虎之，髙柳正樹，遠藤文夫: 日本先天代謝学会（編）: 保険収載されたライソゾーム病5疾患の遺伝病学的検査および遺伝カウンセリングの実施に関するガイドライン．日本小児会誌 2009; **113**: 789-790.
3) 日本小児科学会遺伝学的検査検討ワーキンググループ: 医療における遺伝学的検査・診断に関するガイドラインQ and A，2013．
http://www.jpeds.or.jp/uploads/files/saisin_130711.pdf（日本小児科学会ホームページ内）

G 附　錄

G 附録

1 診断施設

東京慈恵会医科大学小児科　**横井貴之**

　ゴーシェ病（Gaucher disease）の確定診断には，グルコセレブロシダーゼ（glucocerebrosidase）［酸性 β-グルコシダーゼ（acid β-glucosidase）］の酵素活性を調べる方法（酵素活性測定）と遺伝子変異を調べる方法（遺伝子解析）がある．各検査は専門施設で行われるが，わが国では診断可能な施設が限られている．

　本項では，ゴーシェ病の確定診断に関わるこれらの検査が可能な施設と，各検査の全体的な流れについて述べる．そして，近年の検査機器，検査技術，研究の著しい進歩を踏まえ，今後のゴーシェ病診断の方向性についても触れる．各検査の意義や内容については他項を参照されたい．

ゴーシェ病の診断施設

　酵素活性測定は現在では保険収載されており，受託臨床検査事業を行っているエスアールエル社に委託できる．しかし，遺伝子解析を含めると，診断施設の中心は今も大学の研究室である．日本先天代謝異常学会のホームページ上[1]で代表的な診断施設として紹介されている施設を**表1**に示す．これらの検査を実施する場合，まずはこれを参考に毎回必ず該当施設に問い合わせて，解析の承諾と手順を確認する必要がある．検査の一般的な流れを**図1**に示す．

インフォームドコンセント

　遺伝病患者の検体を取り扱う場合，特に遺伝子

表1 ゴーシェ病の診断施設

検査項目	施設名/担当医（敬称略）	連絡先等
酵素活性値	株式会社エスアールエル	URL：http://www.srl-group.co.jp/
酵素活性値	大阪大学大学院医学系研究科小児科学 酒井規夫	TEL：06-6879-3932 FAX：06-6829-3939 E-mail：norio@ped.med.osaka-u.ac.jp
酵素活性値	鳥取大学脳神経小児科学分野 成田 綾	TEL：0859-38-6777 FAX：0859-38-6779 E-mail：aya.luce@nifty.com
酵素活性値 遺伝子解析	東京慈恵会医科大学小児科学講座 井田博幸	TEL：03-3433-1111 FAX：03-3436-6626 E-mail：hiroy@jikei.ac.jp
酵素活性値 遺伝子解析	鳥取大学医学部附属病院次世代高度医療推進センター 難波栄二	TEL：0859-38-6745 FAX：0859-38-6746 E-mail：ngmc@med.tottori-u.ac.jp
酵素活性値 遺伝子解析	熊本大学大学院生命科学研究部小児科学分野 中村公俊	TEL：096-373-5191 FAX：096-366-3471 E-mail：nakamura@kumamoto-u.ac.jp

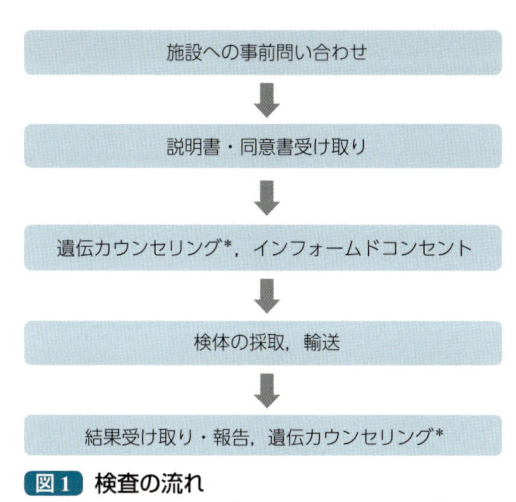

```
施設への事前問い合わせ
        ↓
説明書・同意書受け取り
        ↓
遺伝カウンセリング*，インフォームドコンセント
        ↓
検体の採取，輸送
        ↓
結果受け取り・報告，遺伝カウンセリング*
```

図1　検査の流れ
*：遺伝カウンセリングはいかなるタイミングや状況においても必要になりうる．

解析を行う場合は十分なインフォームドコンセントが必要である．また，ゴーシェ病は希少疾患であるため，結果がそのまま報告・研究対象に値することもある．これらの点を踏まえ，筆者の施設では検査の内容，検体の取り扱い（個人情報の取り扱い），検査結果の研究への応用の一連の流れに関する説明・同意書を「ヒトゲノム・遺伝子解析研究に関する倫理指針」[2]（文部科学省・厚生労働省・経済産業省）および「医療における遺伝学的検査・診断に関するガイドライン」[3]（日本医学会）をもとに作成し，本学倫理委員会の認可を受けたうえで用いている．

他施設から検体の依頼を受けた際には説明・同意書を事前に送付し，同意書を取得してもらっている．その場合，ベッドサイドや一般外来ブースなどではなく，別室にて，できれば臨床遺伝専門医，認定遺伝カウンセラーによる十分な遺伝カウンセリングが行われることが望ましい．現在では，ゴーシェ病の診断や治療の説明に伴う遺伝カウンセリングは保険収載されている．検査内容だけでなく，検査結果のフィードバックは，酵素活性測定の場合で数週間，遺伝子解析の場合で数か月程度かかることがあることもしっかりと伝えておくべきである．また，1回の検査で確定的な結果が得られるとは限らないこと，必ずしも異常を発見できるとは限らないことなどについて，患者はもちろんのこと，検査を依頼する医療者側も十分に理解・認識しておく必要がある．

検体について

グルコセレブロシダーゼの酵素活性測定および遺伝子解析のいずれの場合も，検体は血液リンパ球または培養皮膚線維芽細胞を用いるのが一般的である．

培養皮膚線維芽細胞は，ゴーシェ病のみならず，他疾患においても非常に重要な生体材料である．しかし，基礎研究の経験や知識のない臨床医のなかには，その重要性を認識していない者や知らない者が少なくない．そこで，ここでは少し紙面を割いて概要を示す．

培養皮膚線維芽細胞は，結合組織を構成する細胞の1つである．ある条件下において比較的容易に継代培養・凍結保存でき，凍結保存検体を再び培養することもできる．培養皮膚線維芽細胞からDNAを抽出・解析できるほか，生化学的な評価など様々な研究に応用されている．培養皮膚線維芽細胞を保存しておけば，患者が死亡してしまった後でも，その症例の様々な解析に，複数回・長期にわたり利用できる．近年，培養皮膚線維芽細胞からiPS細胞（induced pluripotent stem cell，人工多能性幹細胞）を樹立できることが山中らにより証明された．これにより，iPS細胞から特定の組織に分化させ，組織特異的な病態解析や治療研究が可能となった．

培養皮膚線維芽細胞の採取方法は，任意の部位の皮膚パンチ生検や肘関節伸側の皮膚をメスで削いで採取する方法などが一般的である．死後の場合も直後であれば採取可能である．皮膚以外でも結合組織を含む部位では採取可能である（外科手術時の組織検体，解剖検体等）．日頃から，培養皮膚線維芽細胞を採取する心構えと採取方法，処理方法を知っておくことが望ましい．自分自身が採取・処理できなくても，依頼できる人物や施設を把握・準備しておくとよい．

検体の採取・輸送について

基本的な検体の取り扱い・輸送・測定方法において，施設間の大きな差異はない．しかしながら，各施設におけるスタンダードは存在する（検査法

表2 検体の取り扱いの一例

検査項目	検体・容器・輸送法
酵素活性値	EDTA管に採取し，冷蔵で輸送(4℃)．ヘパリン管では測定値に影響を与える可能性がある．検体量は5〜10 mL．
遺伝子解析	ヘパリン管に採取し，冷蔵(4℃)で輸送．検体量は最低10 mL．可能であれば，正常コントロールを複数(同じ輸送条件のコントロールとして)同封するのが好ましい．
酵素活性値 遺伝子解析	皮膚線維芽細胞を培養後，フラスコごと翌日必着で輸送(常温)．

筆者が所属する東京慈恵会医科大学小児科学講座における条件．EDTA：ethylenediaminetetraacetic acid(エチレンジアミン四酢酸)．

が異なるという意味ではない)．したがって，検査を考慮する場合は事前に各施設に詳細を確認したうえで，検体の採取・輸送を行うべきである．なぜなら，検体採取・輸送の方法や条件の間違いなど様々なトラブルが起こりうるからである．その場合，測定不能や信頼できない測定結果になるなどの可能性がある．そして，そのことによって解析の遅れや検体の再採取が必要となり，患者に余計な負担・侵襲をかけることとなる．また当然ながら，患者が死亡している場合は再び検体を得ることはできない．

検体の輸送条件は検体の種類や検査目的によって異なる．たとえば「常温での輸送」という指示があった場合，季節的に心配だからといって冷やして輸送する必要はない．また，冷蔵(4℃)と冷凍(−20℃)では全く条件が異なることは意外と認知されていない．それらが守られない場合，測定不能となったり，測定結果に影響が出たりする可能性がある．

ここで一例として，筆者の施設(東京慈恵会医科大学小児科学講座)での検体の取り扱いについて表2に示す．繰り返すが，実際には検査を依頼する各施設における条件を事前に確認する必要がある．

今後のゴーシェ病診断について

今後のゴーシェ病診断における複数のキーワードについて，順不同で以下に述べる．

1　次世代シーケンサー

次世代シーケンサーの登場により，すべての遺伝子の全エクソン，それどころか全ゲノムを短時間で1度に解析することが可能になった．近年，その技術進歩とコストダウンはさらに加速している．当然，ライソゾーム病(lysosomal storage disease)への適用も考えられる[4]．実際，他のライソゾーム病の診断において，次世代シーケンサーを利用した症例報告が散見される．次世代シーケンサーでは，グルコセレブロシダーゼ遺伝子の全エクソンを多検体で同時に解析することも可能である．また，複数のライソゾーム病を同時に診断することもできる．コストや労力を考慮すれば，遺伝子解析の集約化が理想である．

2　化学的シャペロン療法

本書「E-3　シャペロン療法」で述べられているように，ゴーシェ病に対する化学的シャペロン療法(chemical chaperone therapy)の研究が進んでいる[5]．化学的シャペロン療法の適応は遺伝子変異の種類に依存する．そのため，本治療が導入された場合，治療選択のための情報として遺伝子解析は必須になる可能性がある．

3　マススクリーニング

ゴーシェ病は治療法の存在する疾患である．しかし，発症前に診断がついた場合でも，いつ発症するかの予測は困難であり，治療開始時期に関する明確な結論は出ていない．現時点では，治療はできるだけ早期に開始することが望ましいとされている．そのほかにも様々な課題はあるが，マススクリーニングは早期診断と早期治療を実現させるための選択肢の1つである[6]．

4　検査が研究室ベースであることの問題

確定診断の検査の中心が大学の研究室ベースであることには，実は多くの問題が存在する．まず費用の問題である．遺伝子解析の場合，解析費用は研究費から賄われ，ほぼ無償サービスと化している．また，慢性的な人員不足も問題である．このことは後継者不足にもつながる．さらに，遺伝

子解析が大学の研究室で行われた場合，それはあくまでも研究の一環として行われる．すなわち，そこで出された検査結果を臨床の場で確定診断として扱ってよいか否かは大きな問題である．

文　献

1) 日本先天代謝異常学会ホームページ
   http://jsimd.net/
2) 文部科学省・厚生労働省・経済産業省: ヒトゲノム・遺伝子解析研究に関する倫理指針．平成26年11月25日, 2014.
   http://www.mhlw.go.jp/file/06-Seisakujouhou-10600000-Daijinkanboukouseikagakuka/sisin1.pdf
3) 日本医学会: 医療における遺伝学的検査・診断に関するガイドライン，2011.
   http://jams.med.or.jp/guideline/genetics-diagnosis.pdf
4) Winchester B: Lysosomal diseases: diagnostic update. *J Inherit Metab Dis* 2014; **37**: 599-608.
5) Suzuki Y: Chaperone therapy update: Fabry disease, GM_1-gangliosidosis and Gaucher disease. *Brain Dev* 2013; **35**: 515-523.
6) Gelb MH, Scott CR, Turecek F: Newborn screening for lysosomal storage diseases. *Clin Chem* 2015; **61**: 335-346.

G 附録

2 患者会

日本ゴーシェ病の会　小野寺　綾
同　　　　　　　　会員一同

「日本ゴーシェ病の会」について

1 患者会の歴史

ゴーシェ病の患者会は，1986年に「ゴーシェ病患者および親の会」という名称で，2世帯の会員から活動を開始しました［2015年5月4日に「日本ゴーシェ病の会」(http://www.gaucherjapan.com/)に名称変更］．

発足当時は，ゴーシェ病の確立した治療薬，治療法がなく，情報も今のように簡単には入手できない時代でした．そのため，親の会(患者会)は，ゴーシェ病に関する最新情報の収集と共有，稀少疾患の子を持つ親同士の不安な気持ちを軽減できる唯一の場でした．その後，酵素補充療法が確立されると，国内未承認薬(当初はセレデーズ®，のちにセレザイム®)の承認を受けるための活動(陳述書作成等)を中心に患者会の活動はさらに活発になりました．日本国内の患者数は100人ほどのゴーシェ病ですが，当時はこのような活動の甲斐もあり，会員数は70世帯を超えるまでになりました．

1998年にセレザイム®の承認，2001年にライソゾーム病として指定され，安定して治療薬が供給されるようになりました．そして，インターネットが家庭に普及すると，患者や家族はゴーシェ病関連のホームページから最新情報を得たり，他のゴーシェ病患者(家族)のブログから患者の日常生活までも容易に閲覧できる環境となりました．しかし，これらに新たな進展がみられなくなると，患者や家族が患者会にいる必然性が徐々に薄れていきました．患者同士のつながりは自ずと希薄となり，患者家族主体で活動していた患者会はたちまち稼働しなくなってしまいました．

しかし，私たち患者と患者家族にとって，患者会は絶対になくてはならない大切な社会資源の1つです．なぜなら，私たち患者と患者家族が，患者会を最も必要に感じる時期があるからです．それは，①診断時，②急変時，③就園，就学，就職，結婚，妊娠などの人生の節目の時期，そして，④患者の死亡時です．そのときの患者と患者家族の心の状態を支えられるのは，専門知識をもつ医師や看護師だけでなく，同じ境遇のなか同じ体験を経てきた患者やその家族なのです．患者会は，患者会を必要とする患者と家族を温かく見守り，心の痛みに寄り添うだけでなく，患者が快適な生活を送れるような社会資源の情報提供もできます．そして，患者会の活動のなかで患者の心に寄り添う支援と同じくらい重要になるのが，ゴーシェ病の研究と新たな治療法の開発への積極的なアプローチです．私たち患者会は，日本国内のみならず，世界へと日本のゴーシェ病患者の声を発信し，各協力機関に働きかけることで，ゴーシェ病の新しい治療法の開発や，今後の医学の発展に貢献できると信じています．これらの活動すべてが，患者と家族の病気と闘う勇気となり，明日を生きる知恵や希望に変わっていきます．

患者会の活動意義を再認識した私たちは，2015年5月4日に会の名称を「日本ゴーシェ病の会」に変更し，新たな時代の変化に沿った活動を目指して再スタートしました．

2 活動内容

私たち「日本ゴーシェ病の会」の現在の会員数

は45世帯47人です（2015年10月現在）．その内訳は，1型ゴーシェ病患者が15人，2型ゴーシェ病患者が16人，3型ゴーシェ病患者が16人です．

a　Webサイトと SNS の活用

「日本ゴーシェ病の会」のホームページやFacebookでは，ゴーシェ病関連情報や患者会の活動報告を発信しています．患者間での情報共有や患者会活動の停滞を防いだり，社会に対して患者会の活動内容を発信するのが目的です．また，LINEやメールでは病型別のグループを作っています．患者家族の抱く悩みや不安について，全国にいる患者家族と瞬時につながり支え合うことができます．

b　勉強会

年1回，患者，患者家族，医師，製薬会社，行政，ボランティアなどと一緒にゴーシェ病の最新情報を勉強し共有すること，そしてゴーシェ病コミュニティーとして交流を深めることを目的とした活動です．

c　啓発活動─5月4日は「日本ゴーシェ病の日」

毎年，5月4日を「日本ゴーシェ（ゴーシェ）病の日」として，全国の患者が各地域において自分たちの病気の啓発活動（早期発見・早期治療，社会への病気の理解と周知）をする日です．

d　他団体との協働

国内の様々な難病団体と連携・協働し，一団体として社会に参加しています．

e　世界とのつながり─YouTube，10月1日は「世界ゴーシェの日」

世界のゴーシェ病患者団体との交流を目指しています．YouTubeを活用して映像を配信し，日本のゴーシェ病患者を世界に知ってもらうための活動をしています．YouTubeでは，日本語版と英語版を作成しています．現在ホームページにおいて，英語，韓国語，ドイツ語で活動を紹介しています．

ゴーシェ病患者の声

私たち「日本ゴーシェ病の会」では，今回，患者と医療者との意識の溝を埋めてQOLの向上につなげるためにアンケートを実施し，治療上の満足度，医療上の悩みや不安について会員の生の声を募りました．アンケートに参加した家族は全35世帯（1型12世帯，2型10世帯，3型13世帯）です．

1　治療上の満足度

酵素補充療法に対しては，多くの患者が症状の落ち着きや改善を感じており，「満足」という回答が多くみられました．特に治療薬のない時代を経験した現成人患者では，治療を受けられることへの感謝の気持ちが大きいことがわかりました．一方，症状が進行している患者は，より効果の期待できる治療薬や治療法の開発を希望していました．

2　医療者との信頼関係

治療や医療処置など医学的なことがわからない患者にとって，医師からの情報や説明がすべてとなります．特に命に関わる処置の場合，むずかしい医療用語など，医師からの一方通行の説明だけでは，患者・家族は状況を理解しにくいことがあります．医師にわかりやすく説明してもらうことで，医師への信頼度も大きく変わってきます．医師を信用し，命を預ける親の心情を理解し配慮してほしいという願いがあります．

そのほか，「絶望にしか思えない現状を少しでも前向きに考えられるようにフォローしてほしい」という声や，重篤化する2型患者をもつ親からの「『難病＝短命＝何もできない』と考える医師から納得のいく説明がなされず，相談することさえためらわれるくらいに冷たく感じることが多く心細かった」という声もありました．

3　通院と治療

先天代謝異常症を専門とする医師の数は少なく，どこの病院でも診察・治療を受けられるものではありません．ですから，医師との相性や交通の便から転院を考えたとしても，現実はそう簡単ではないのです．

また，診察・治療以外に長時間待たされることが大半で，外来受診（酵素補充）が1日がかりになることが少なくありません．予約時間に行ったらすぐに治療を受けられないものでしょうか．特に症状の重い患者では通院だけでもかなりの負担と

なります．在宅治療を受けられる環境を整備してほしいとの思いがあります．そして，それには医師の協力が不可欠です．

4 他科との連携

他科を受診した場合，同じ病院であっても医師がゴーシェ病を理解されていないことが多く，自身で説明しなくてはならないことがあります．できれば，主治医から他科との情報共有をしてほしいと思います．また，他院を受診する場合も病気のことを説明しやすくしてほしいです．ゴーシェ病の症状，合併症の情報などが書かれた手帳などを患者個人で持てたらよいと思います．そこにかかりつけ医の情報なども書かれていれば，緊急時の他院との連携もうまくいくのではないでしょうか．

5 結婚，出産

患者の場合は「パートナーに病気を理解してもらえるのか」，患児を持つ親の場合は「次児の出産」が大きな悩みとなります．患児を持つ親は，今後患児がどのような病状をたどるかわからないため，大きな不安を抱き，次児をあきらめることが少なくありません．遺伝子カウンセリングを活用し，医師からの正しい情報を受け取り，患者会の経験者と話すことで，夫婦にとって納得のいく答えを導き出せるような仕組みの構築を望みます．

また，アンケート結果から，患者や兄弟児へ病院側のフォローが少ないことがわかりました．これも次児を出産できない原因の1つになっているのかもしれません．中には「ゴーシェ病患者の子どもは必ずゴーシェ病になる」という誤った認識の成人患者もいました．

6 思春期（自立支援）

思春期の1型，3型軽度の患者にとって，病気であることを周囲に伝えることはむずかしいものです．友人との関係を憂うあまり，治療を優先できなくなることもあります．病気について，患者，医師，親，教師が話し合える場があるとよいように思います（治療の大切さ，病気の受け入れ，周囲への伝え方等）．この時期の自立支援が将来の就労などの際に大きく影響を与えると考えます．また，進級時には病気について面談を行う機会が多くありますが，怪我など緊急時の対応は学校任せになる場合もあります．医師から突発事故が起きた際の対処方法（点滴，病院，連絡，近医受診等）を書いたものや，病気の簡単な説明書（ゴーシェ病を知らない救急隊や医師がみてわかるもの）があったらよいと思います．

7 難病制度の利用

ゴーシェ病の幅広い治療に利用できる「特定疾患医療受給者証」や「小児慢性特定疾病受給者証」ですが，医師によっては酵素補充療法にしか利用できないと判断される場合があります．合併症の幅は広く判断がむずかしいこともあると思いますが，できるかぎり補ってほしいと思います．また，指定難病医療などの更新手続きの際，診断書が必要になりますが，病歴の内容によってはその重症度にも反映されますので，詳細に記載してほしいと考えます．

8 アンケート結果のまとめ

ゴーシェ病の治療は一生続きます．ですから，患者はできるだけ快適でストレスのない治療を望んでいます．幼くして発病し，病院で過ごす子どもの親は，子どもと一緒に家に帰れる日を夢見ています．焦りから気持ちが荒み，医師に不信感を持つこともあります．しかし，そんなとき，医師とのコミュニケーションは不安を和らげる「心の薬」となります．そして，小児患者から成人患者への移行で合併症が多くなると，他科とのつながりが必要となってきます．先天代謝異常症の専門医だけがゴーシェ病を知るのではなく，多くの医師に知ってもらいたいです．

最後に，医療従事者の皆様にお願いいたします．私たち患者と家族にわかりやすい言葉で説明し，お互いが納得できる話し合いの場を持つ過程を大事にしてください．そのことが信頼を生み，患者を取り巻く人たちの人生までも豊かにしていくことにつながると考えます．

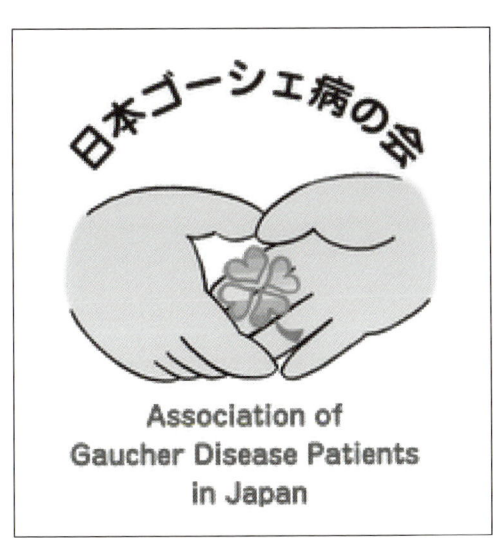

図1 「日本ゴーシェ病の会」のロゴマーク
手と手のなかに生まれた「四ツ葉のクローバー」は，ゴーシェ病患者とつながっている人々の間にもたらされる幸せの象徴です．

「日本ゴーシェ病の会」の願い

日本のゴーシェ病患者は，世界と比較して2型，3型といった神経型の占める割合が多いのが特徴です．日本のゴーシェ病患者全体の約2/3が神経型で，そのうちの約60％が5歳未満で発症します．子どもが言葉を話し出す前に，その声を聞くことなく，気管切開手術，人工呼吸器を余儀なくされる親の気持ちを想像してください．おいしい物を食べる前に胃瘻の手術を余儀なくされる子どもの気持ちを想像してください．病院から退院できず，家族と離れて生活する子ども，日々死と隣り合わせにいる子ども，治療薬の開発もなく無念にも幼くして亡くなっていくゴーシェ病の子どもが日本にはたくさんいます．そして，神経症状の少ない3型の子どもの患者も，成長の過程で常に「いつか今のような生活が送れなくなるのでは…」という不安と葛藤のなかで学校に通い，生きることに一番輝く年齢のときに，自分の将来を想像することすら怖くなる日々を過ごしています．

ゴーシェ病と共存する私たち患者と患者家族と，これから生まれてくるであろうゴーシェ病患者とその家族が，生まれてきたことに誇りと喜びを感じ，心から安心した暮らしが送れるよう，1日でも早く神経型の新薬，新治療法が開発されることを切に願っております．

「日本ゴーシェ病の会」のロゴマーク（図1）

ふたつの手は「患者と患者」「医師と患者」，そして私たちを応援してくださるたくさんの方々との心のつながりを表現しています．手と手のなかに生まれた「四ツ葉のクローバー」は，ゴーシェ病患者とつながっている人々の間にもたらされる幸せの象徴です．今，ゴーシェ病と闘っている患者と家族，これから生まれてくるかもしれないゴーシェ病の子どもたちとその家族のために，会員全員が心を1つにし，「生きることに希望の持てる暖かい患者会活動」を目指して，私たちは活動しています．

索　引

和文索引

あ

亜急性神経型（3型）　　27, 38, 46, 69
悪性腫瘍　　23, 28, 32
アデノシンデアミナーゼ（ADA）　　117
アルグルセラーゼ　　90
アンジオテンシン変換酵素（ACE）　　67, 70, 73
アンブロキソール　　37, 41, 104
移植片対宿主病（GVHD）　　107
異染性白質ジストロフィー（MLD）　　118
一塩基多型（SNP）　　80
遺伝カウンセリング　　77, 83, 130, 135
遺伝子
　　――解析　　78, 130, 134
　　――診断　　77, 80
　　――治療　　114, 115
　　――変異　　17, 30, 36, 40, 51
　　――変異の表記方法　　79
遺伝子型/表現型相関　　17
遺伝性疾患　　49, 117
イミグルセラーゼ　　31, 91, 92, 98
インフォームドコンセント　　83, 134

栄養管理　　124
液体クロマトグラフ-タンデム質量分析計（LC-MS/MS）　　87
エリグルスタット　　3, 31, 96
エルレンマイヤーフラスコ変形　　30, 70, 120
嚥下障害　　28
折り畳み（フォールディング）　　101
折り畳み異常（ミスフォールディング）　　102

か

化学的シャペロン療法　　101, 136
角膜混濁　　28, 55, 56
画像検査　　70
眼球運動
　　――失行　　56
　　――障害　　28, 34, 39
間質性肺疾患　　70
患者会　　138
肝腫大　　27
関節拘縮　　43

乾燥ろ紙血（DBS）	86	喉頭痙攣	27
肝脾腫	27, 33, 42	広汎性の不規則棘徐波	48
偽遺伝子	17, 78	ゴーシェ細胞	10, 26, 29, 68, 71
基質合成抑制療法（SRT）	3, 31, 37, 96	呼吸管理	124
キトトリオシダーゼ	36, 75, 93	骨壊死	122
急性神経型（2型）	27, 34, 68	骨クリーゼ	27, 66, 122
巨大体性感覚誘発電位（giant SEP）	47	骨症状	27
クラッベ病	7	骨髄移植	31, 37, 106
グルコシルスフィンゴシン	6, 13, 26	骨髄検査	70
グルコシルセラミド合成酵素	7, 13, 96	骨髄破壊的前処置（MAC）	107
グルコセレブロシダーゼ	2, 6, 13, 26, 74, 134	骨髄非破壊的前処置（RIC）	107
——遺伝子	17, 30, 36, 40, 49, 51	骨脆弱性	120
——活性	36, 40, 73, 77, 86	骨痛	122
グルコセレブロシド	2, 6, 13	骨病変	120
蛍光人工基質	74, 86	骨量減少	120
痙縮	70, 125	コロジオンベビー	28, 34, 42
痙攣	28		
血液学的異常	27	**さ**	
血液脳関門	37, 91, 101	臍帯血移植	107
結婚	140	サイトカイン	8
結晶構造	16	細胞死	8
血小板減少症	33	細網内皮系	7, 13, 27
血小板数減少	27, 70	サポシンC	14
検査施設	78	酸性フォスファターゼ（ACP）	67, 73, 74
検体	78, 135	次世代シーケンサー	136
酵素活性	49, 77	若年性パーキンソン病	51
——測定	73, 134	若年性ミオクロニーてんかん（JME）	47
酵素製剤	92	若年発症	53
酵素補充療法（ERT）	2, 31, 37, 77, 90, 106	シャペロン療法	37, 49, 77, 101
交通性水頭症	56	周産期致死型（新生児型）	28, 34, 42
		絨毛検査	84

酒石酸抵抗性 ACP（TRACP）　70, 73
出産　140
出生前診断　83, 131
常染色体劣性遺伝形式　2, 130
自立支援　140
神経症状　27, 47
神経毒性　9
神経内科　53
進行性ミオクローヌスてんかん（PME）
　　21, 28, 35, 39, 46
人工多能性幹細胞（iPS 細胞）　135
人工内耳埋め込み術　59
心症状　28
新生児型（周産期致死型）　28, 34, 42
診断施設　134
心毒性　97
心弁膜石灰化　28, 55
信頼関係　139
錐体路徴候　28, 43
スフィンゴシン-1-リン酸　7
生化学　13
　　——検査　70
　　——的診断　73
整形外科的治療　120
精神運動発達遅滞　28
世界ゴーシェの日　139
喘鳴　27
造血幹細胞移植　106

た

胎児水腫　42

対症療法　124
体動の低下　42
多棘徐波　48
多発性骨髄腫　23, 28, 32
単球・マクロファージ系細胞　26
中枢神経障害　10, 101
腸管粘膜固有層への浸潤　60
腸管粘膜肥厚　59
腸管浮腫　59
聴性脳幹反応（ABR）　40
治療満足度　139
てんかん　125
てんかん性脳症　46

な

難聴　59
ニーマンピック細胞　71
ニーマンピック病　7
日本ゴーシェ病の会　138
日本ゴーシェ病の日　139

は

パーキンソン症状　28
パーキンソン病　23, 51
　　——発症リスク　52
バイオマーカー　31
肺高血圧　70
肺症状　28
バクロフェン髄腔内投与療法（ITB）　126
白血球減少症　70
晩期合併症　10

脾腫（大）　27, 30
脾臓摘出術　113
ヒト白血球型抗原（HLA）　106
病的骨折　121
貧血　27, 33, 70
フォールディング（折り畳み）　101
腹腔内リンパ節の腫大と石灰化　58
副腎白質ジストロフィー（ALD）　118
不随意運動　125
分子生物学的病態　23
ベラグルセラーゼアルファ　3, 31, 91, 92
保因者診断　131
ボツリヌス療法　126

ま

マクロファージ　10
マクロファージマンノース受容体（MMR）
　63
マススクリーニング　86, 136
末梢血幹細胞移植　106
稀な症状　58
慢性非神経型（1型）　27, 29, 33, 68
マンノース受容体　90

ミオクローヌス　28, 39, 56
ミグルスタット　31, 96
ミクログリア　10, 106
ミスフォールディング（折り畳み異常）
　102
無腐性骨壊死　122
免疫異常　28
薬理学的シャペロン　101

や

羊水検査　84

ら

リポ蛋白リパーゼ（LPL）　117
臨床遺伝専門医　83
臨床検査　31, 70
臨床症状　27, 70
臨床診断　66
臨床病型　26
歴史　2
レビー小体型認知症　53
レボドパ製剤　53

欧文 - 数字索引

A

α-シヌクレイン　16, 51
ACE（アンジオテンシン変換酵素）　67, 70, 73
ACP（酸性フォスファターゼ）　67, 73, 74
adenosinedeaminase（ADA）　117
adrenoleukodystrophy（ALD）　118
akinesia　42
alglucerase　90
ambroxol　37, 41, 104
apotosis　8
auditory brainstem response（ABR）　40

C

chaperone therapy　37, 49, 77, 101
chemical chaperone therapy　101, 136
chemokine（C-C motif）ligand 18（CCL18）　75, 93
chitotriosidase　36, 75, 93
collodion baby　28, 34, 42
common mutation　17, 78
CYP2D6 阻害薬　97
CYP3A 阻害薬　97

D

D409H 変異　21
dried blood spots（DBS）　86

E

eliglustat　3, 31, 96
enzyme replacement therapy（ERT）　2, 31, 37, 77, 90, 106
ex vivo 法　115

G

giant somatosensory evoked potentials（giant SEP）　47
glucocerebrosidase　2, 6, 13, 26, 73, 134
glucocerebroside　2, 6, 13
glucosylsphingosine　6, 13, 26
graft-versus-host disease（GVHD）　107

H

hereditary spastic paraplegia（HSP）　6
human leukocyte antigen（HLA）　106

I

imiglucerase　31, 91, 92, 98
in vivo 法　115
intrathecal baclofen therapy（ITB）　126
iPS 細胞（人工多能性幹細胞）　135

J

juvenile myoclonic epilepsy（JME）　47

K

Krabbe disease　7
Kupffer 細胞　10, 27, 106

L

L444P 変異　20, 62
LC-MS/MS（液体クロマトグラフ - タンデム質量分析計）　87
lipoprotein lipase（LPL）　117
lysosomal integral membrane protein-2（LIMP-2）　16

M

M_1/M_2 型マクロファージ　63
macrophage mannose receptor（MMR）　63
metachromatic leukodystrophy（MLD）　118
miglustat　31, 96
myeloablative conditioning（MAC）　107

N

N188S 変異　21
N370S 変異　21
Niemann-Pick disease　7

P

Parkinson disease　23, 51
pharmacological chaperone　101
Phillippe Gaucher　2
progressive myoclonus epilepsy（PME）　21, 28, 35, 39, 46

R

reduced intensity conditioning（RIC）　107

S

substrate reduction therapy（SRT）　3, 31, 37, 96

T

taliglucerase alfa　91
TRACP（酒石酸抵抗性 ACP）　70, 73

V

velaglucerase alfa　3, 31, 91, 92

数字

1 型（慢性非神経型）　27, 29, 33, 68
2 型（急性神経型）　27, 34, 68
3 型（亜急性神経型）　27, 38, 46, 69
3c 型　55

- **JCOPY** 〈(社)出版者著作権管理機構 委託出版物〉
  本書の無断複写は著作権法上での例外を除き禁じられています．
  複写される場合は，そのつど事前に，(社)出版者著作権管理機構（TEL：
  03-3513-6969，FAX：03-3513-6979，E-mail：info@jcopy.or.jp）の
  許諾を得てください．
- 本書を無断で複製（複写・スキャン・デジタルデータ化を含み
  ます）する行為は，著作権法上での限られた例外（「私的使用の
  ための複製」など）を除き禁じられています．大学・病院・企業
  などにおいて内部的に業務上使用する目的で上記行為を行うこと
  も，私的使用には該当せず違法です．また，私的使用のためで
  あっても，代行業者等の第三者に依頼して上記行為を行うことは
  違法です．

ゴーシェ病 UpDate
ISBN978-4-7878-2246-8
2016 年 8 月 1 日　初版第 1 刷発行

責任編集	衛藤義勝，井田博幸	
編　　集	大橋十也，奥山虎之，酒井規夫，髙柳正樹，成田 綾，難波栄二	
発 行 者	藤実彰一	
発 行 所	株式会社　診断と治療社	
	〒 100-0014　東京都千代田区永田町 2-14-2　山王グランドビル 4 階	
	TEL：03-3580-2750（編集）	
	03-3580-2770（営業）	
	FAX：03-3580-2776	
	E-mail：hen@shindan.co.jp（編集）	
	eigyobu@shindan.co.jp（営業）	
	URL：http://www.shindan.co.jp/	
装　　丁	株式会社ジェイアイ	
印刷・製本	三報社印刷株式会社	

©Yoshikatsu ETO, Hiroyuki IDA, 2016. Printed in Japan.　　　　　　　　　　　　　［検印省略］
乱丁・落丁の場合はお取り替えいたします．